肠胃病饮食营养一本通

求医不如求己 养生别养病

于雅婷◎编著

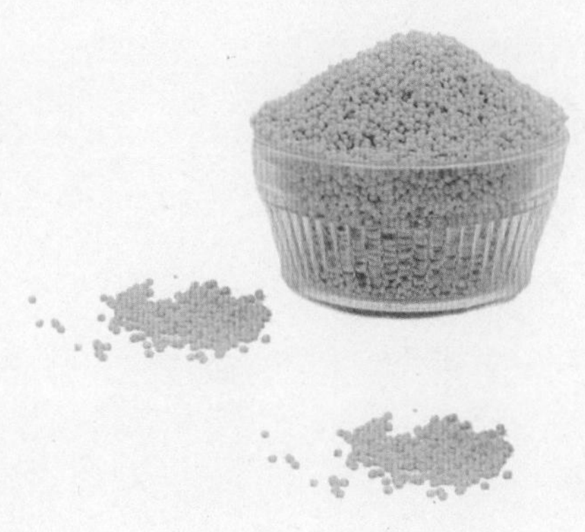

天津出版传媒集团
天津科学技术出版社

图书在版编目（CIP）数据

肠胃病饮食营养一本通 / 于雅婷编著 . -- 天津 : 天津科学技术出版社 , 2022.7
ISBN 978-7-5742-0146-0

Ⅰ . ①肠… Ⅱ . ①于… Ⅲ . ①胃肠病－食物疗法 Ⅳ . ① R247.1

中国版本图书馆 CIP 数据核字 (2022) 第 112363 号

肠胃病饮食营养一本通
CHANGWEIBING YINSHI YINGYANG YIBENTONG

责任编辑：孟祥刚
责任印制：兰　毅
出　　版：天津出版传媒集团 / 天津科学技术出版社
地　　址：天津市西康路 35 号
邮　　编：300051
电　　话：（022）2332490
网　　址：www.tjkjcbs.com.cn
发　　行：新华书店经销
印　　刷：三河市同力彩印有限公司

开本 710 × 1000　1/16　印张 16　字数 200 000
2022 年 8 月第 1 版　第 1 次印刷
定价：48.00 元

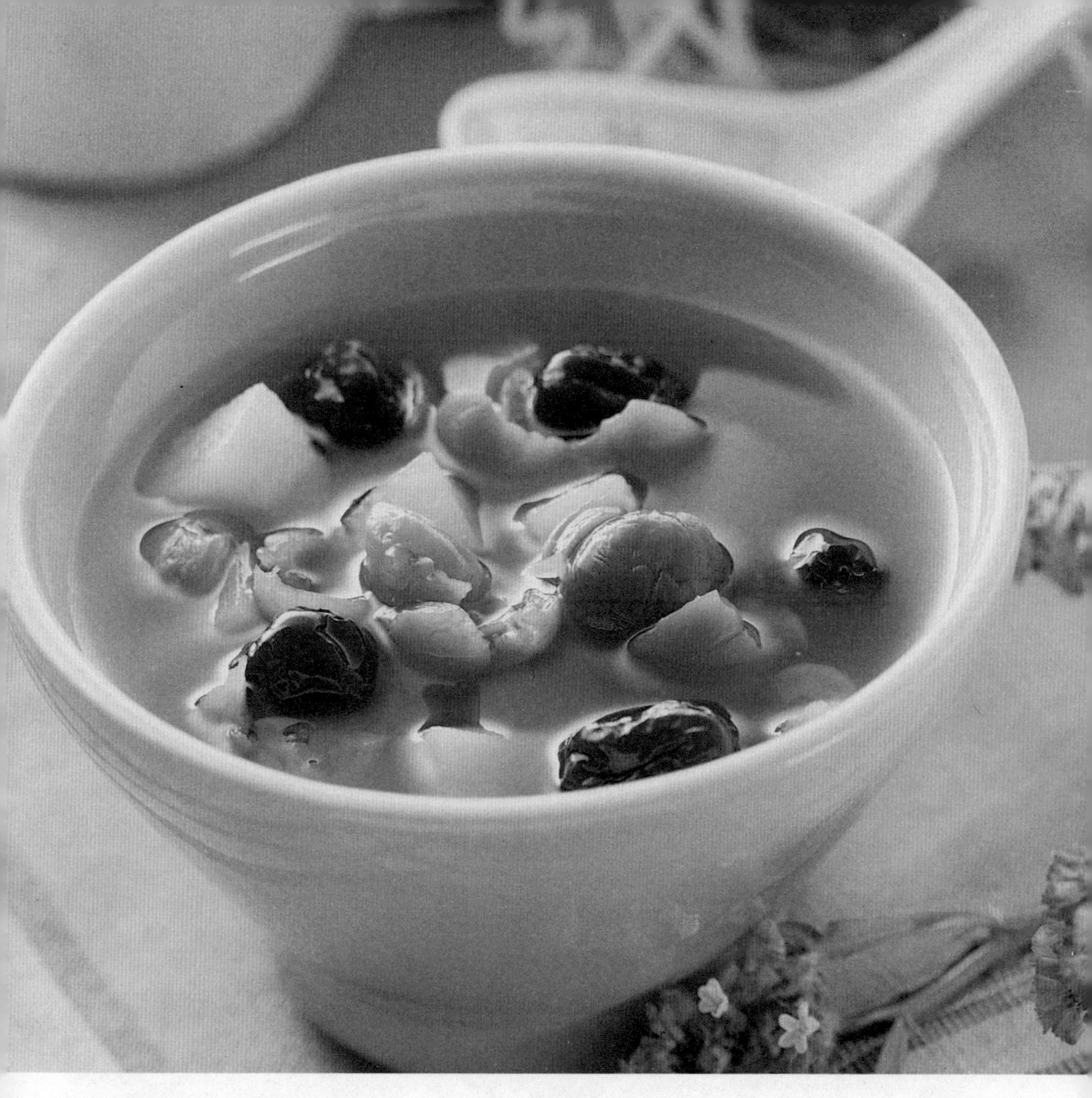

序言 Preface

俗语有“十人九胃病”之说，慢性结肠炎、胃痛、腹泻、消瘦、食欲不振、消化性溃疡等肠胃疾病，严重危害着人们的健康。据世界卫生组织统计，仅中国就有1.2亿肠胃病患者，其中中老年人占70%以上。世界上每年死于肠胃病的人数都在1000万以上，仅因腹泻死亡的人就高达400多万。肠胃病如果长期得不到有效治疗或久治不愈，会引起肠胃黏膜糜烂、溃疡、穿孔，甚至癌变。同时，作为一种常见病、高发病，肠胃病不仅使人承受机体痛苦，而且还会在体内堆积毒素，阻断人体营养来源，使人体免疫力下降，并造成严重的并发症，如心脑血管病、肝胆疾病、贫血、糖尿病、性功能减退等，可谓“肠胃有病，百病丛生”。

肠胃健康与饮食更是息息相关。不同的食物由于营养成分不同，食用方法不同，食疗效果也是不同的，所以说预防和治疗肠胃病，选对食物是关键。

中医讲究辨证论治，食疗也以中医理论为基础，对症用膳才能取得良好的食疗效果。本书选取了急性胃炎、慢性胃炎、胃及十二指肠溃疡、胃下垂、胃癌、便秘、肛裂、痔疮、急性肠炎、慢性肠炎等多种常见的肠胃病症，每一种病症均根据其不同的中医证型做了详尽的介绍，包括其病因、症状、治疗原则、对症药材、对症食材，以及饮食禁忌等。每一种病症还分别列举了宜吃和忌吃的食物。在宜吃的食物中，我们详细地介绍了食物的性味归经、食疗功效，并且针对每一种食物，推荐了一例对症药膳。而在忌吃的食物中，则以忌吃关键词和不宜吃的原因两种形式向读者解说这些食物为何不利于病情，让读者朋友们真正做到选择“对”的食物，远离肠胃病的困扰。

本书编委会参考了《本草纲目》《本草经疏》等大量的中医典籍资料，编著完成本书，为读者如何选对食物，摒弃不该吃的食物，提供重要的参考。通过正确食疗，拥有健康好肠胃不是梦！衷心祝愿所有的肠胃病患者能够早日康复。

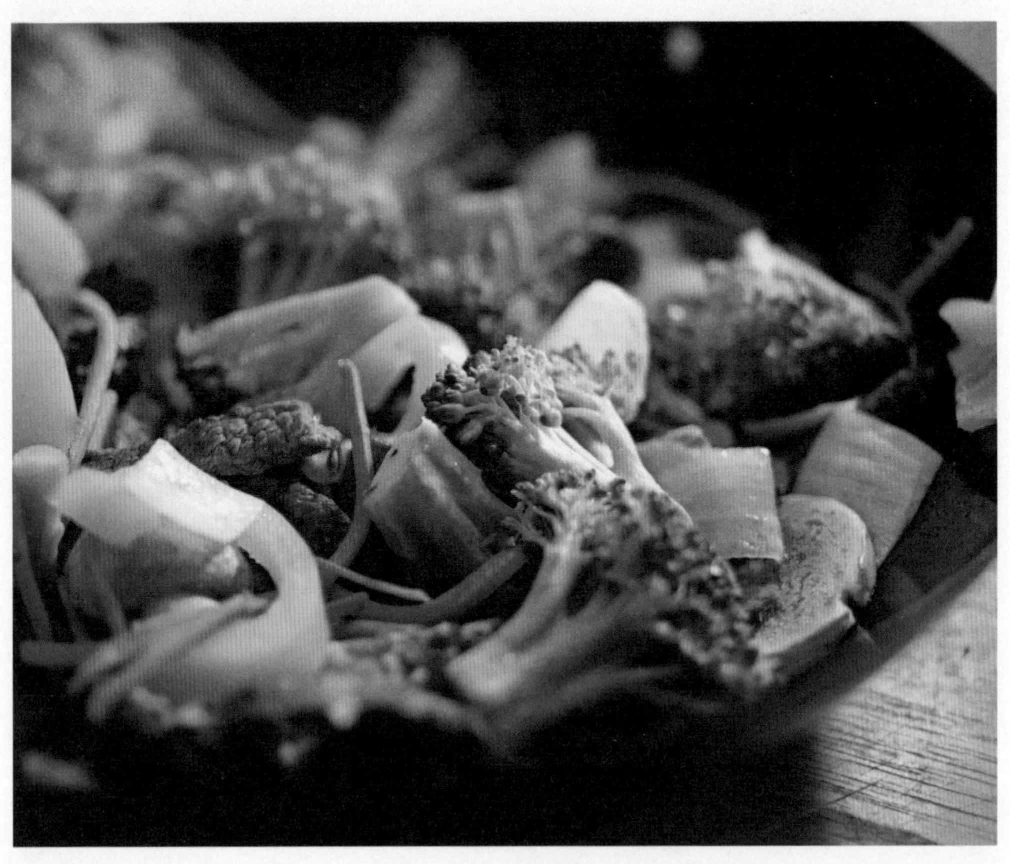

目录 Contents

第一章 急性胃炎吃什么？禁什么？

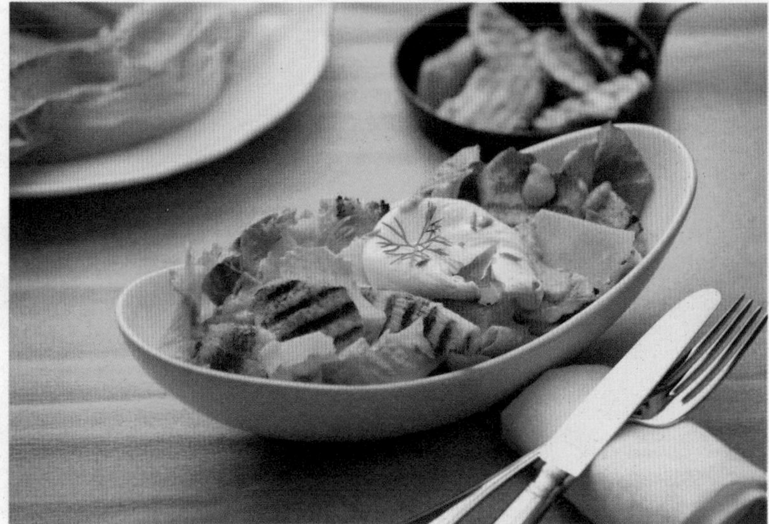

第二章　慢性胃炎吃什么？禁什么？

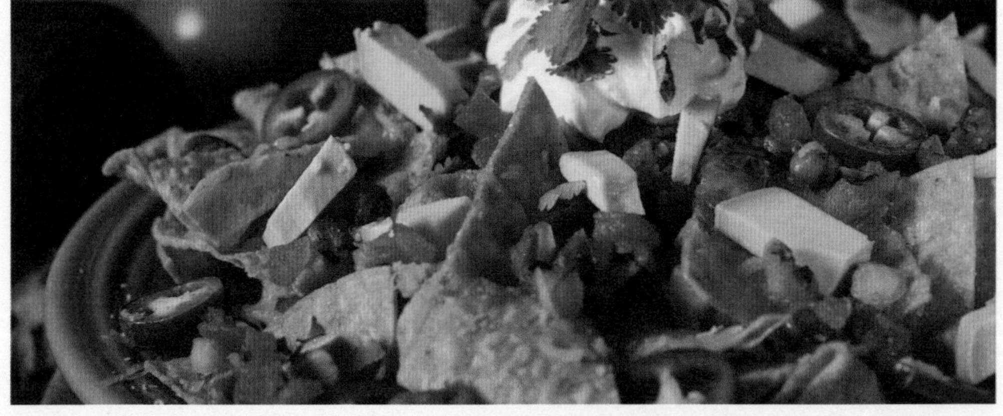

第三章 胃及十二指肠溃疡吃什么？禁什么？

第四章 胃下垂吃什么？禁什么？

胃下垂患者忌吃食物及忌吃原因

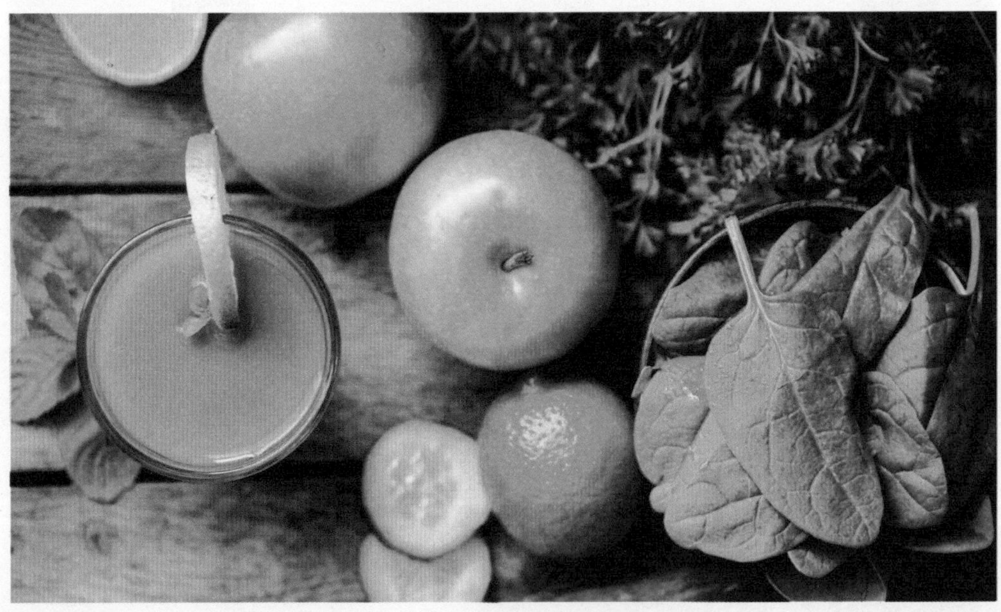

第五章　胃癌吃什么？禁什么？

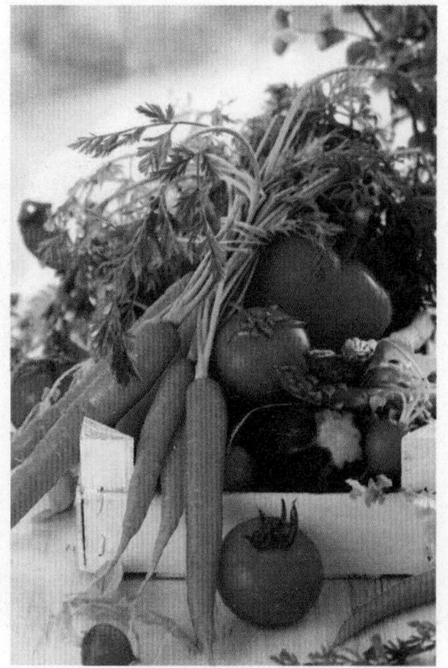

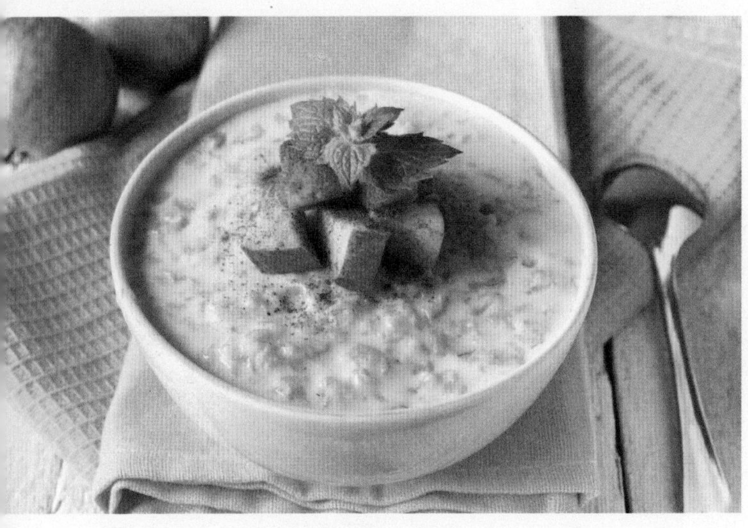

第六章 便秘吃什么？禁什么？

便秘患者忌吃食物及忌吃原因

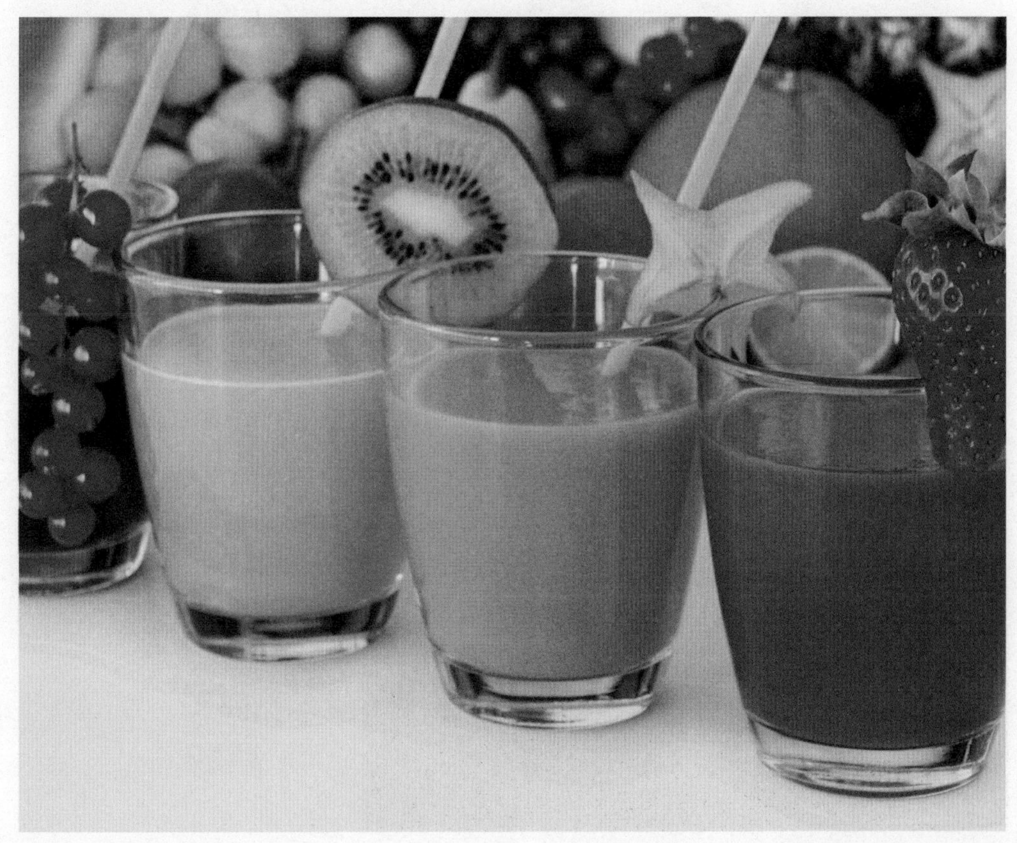

第七章　肛裂吃什么？禁什么？

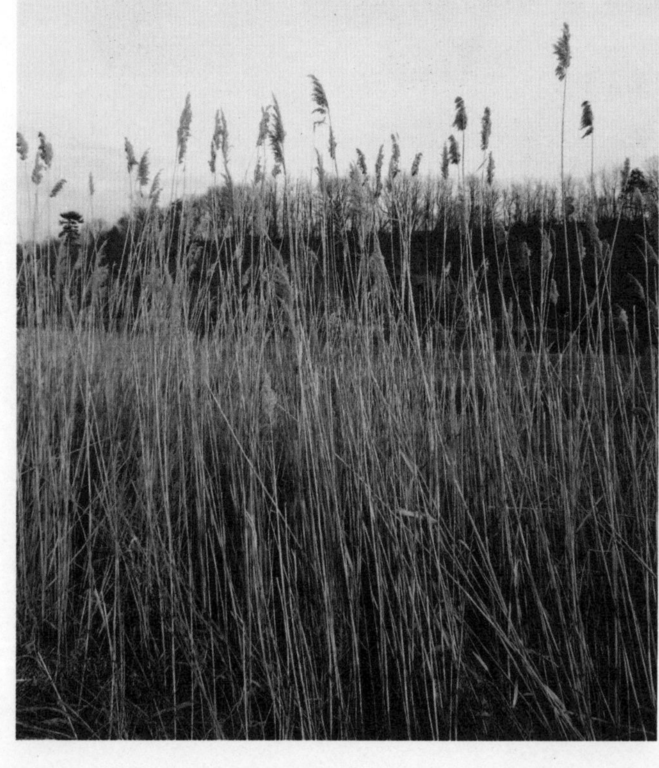

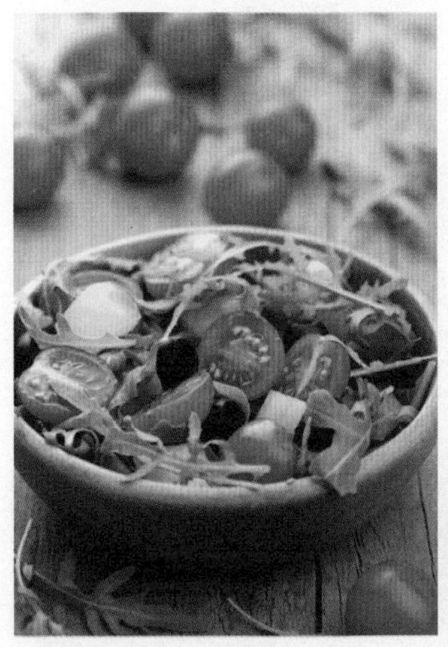

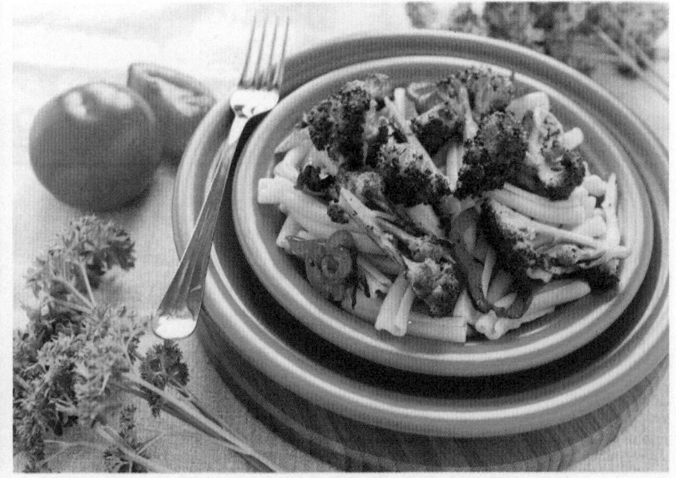

第八章　痔疮吃什么？禁什么？

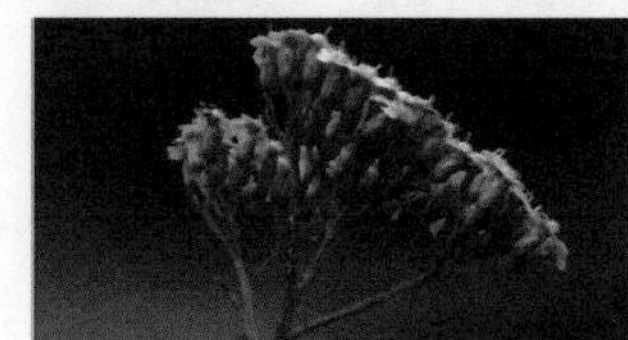

第九章 急性肠炎吃什么？禁什么？

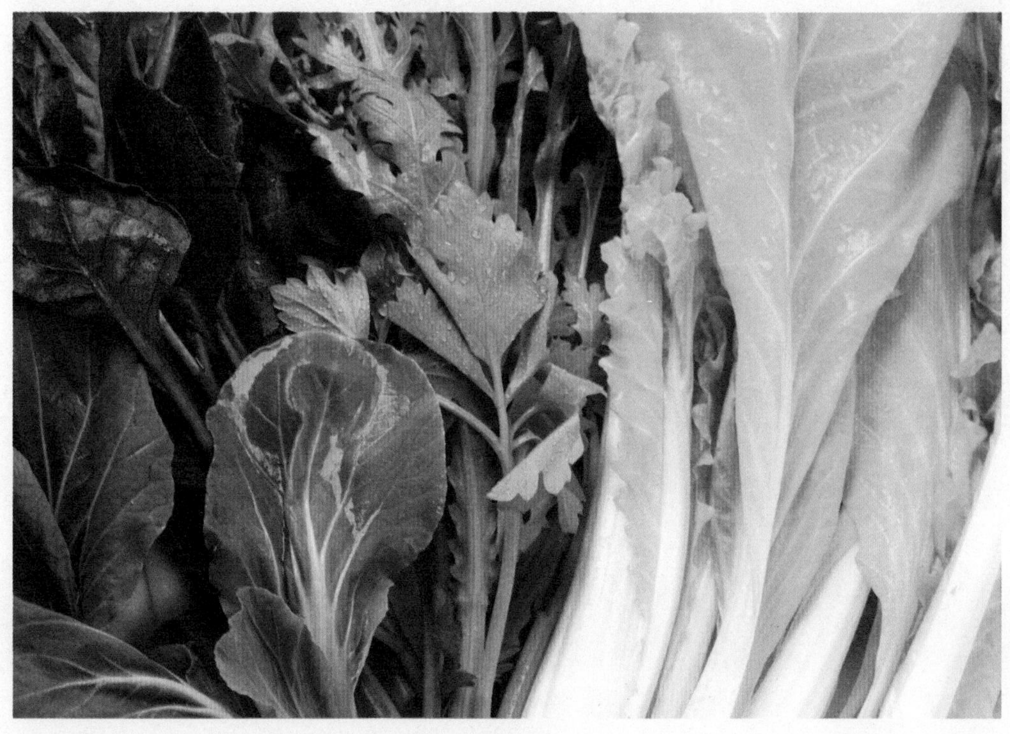

第十章　慢性肠炎吃什么？禁什么？

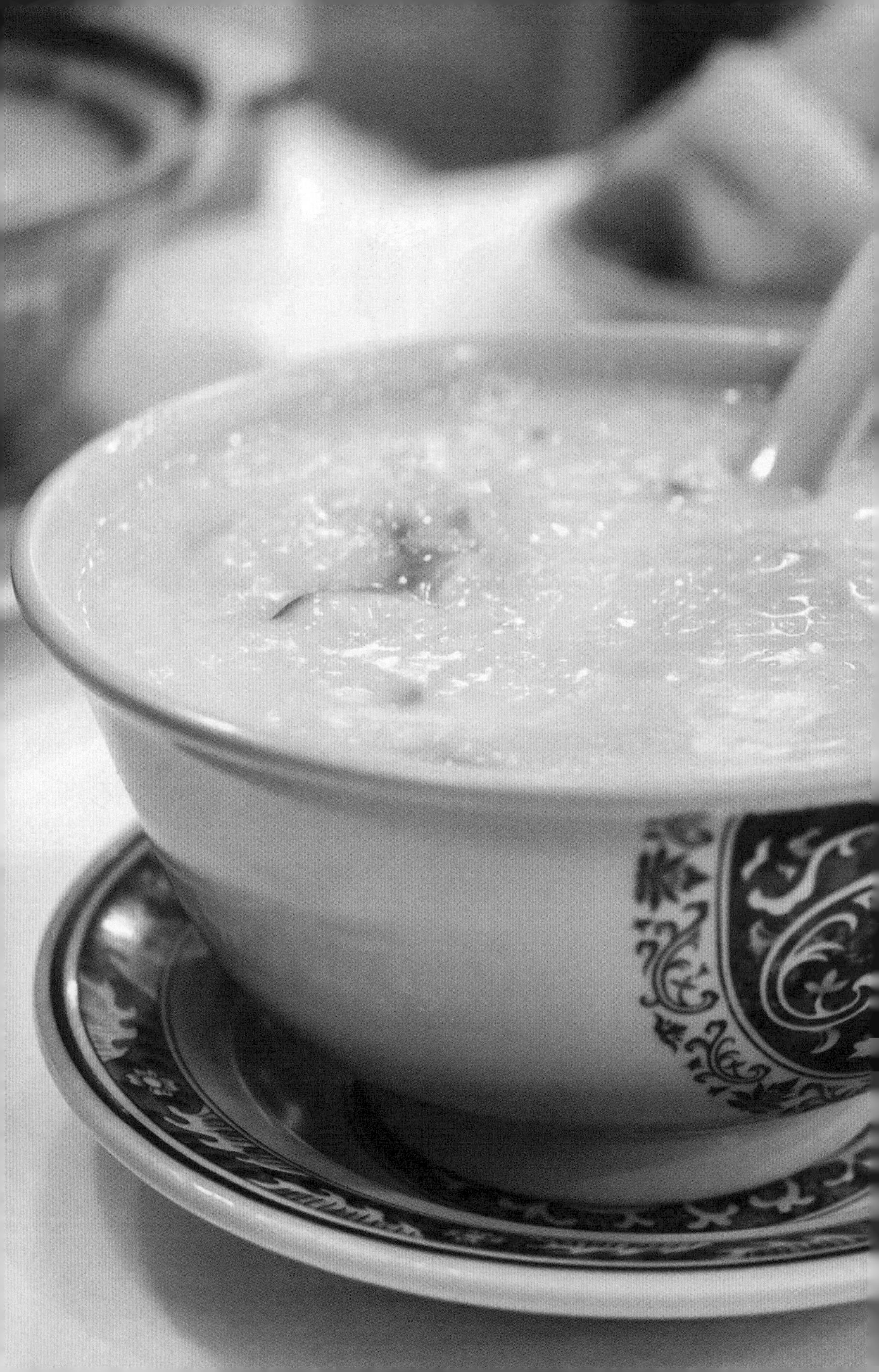

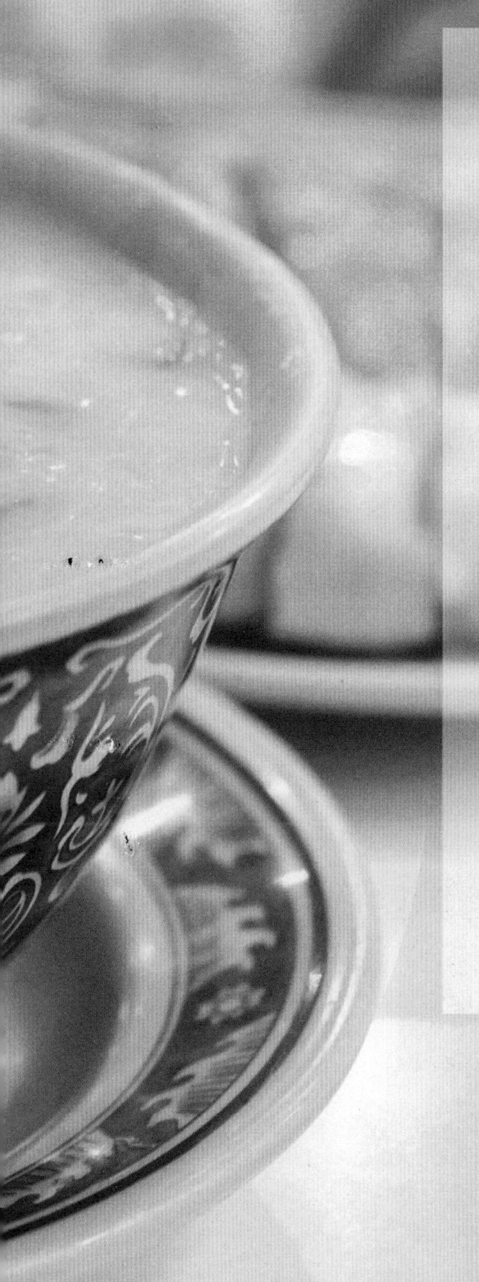

第一章

急性胃炎吃什么？禁什么？

急性胃炎多由细菌或病毒感染、用药不当、食用过热或过冷食物等因素诱发。起病较急，患者出现上腹饱胀、隐痛、嗳气吞酸、恶心呕吐、食欲减退等症状，严重者伴有呕血和黑便。若感染细菌还会出现腹泻症状。胃镜检查可见胃黏膜充血、水肿、糜烂、出血等症。

中医将急性胃炎大致分为寒邪客胃、饮食停滞、肝气犯胃、湿热中阻等证型，我们根据每种证型的病症特点，配制了科学合理的对症药膳，患者可结合自身的症状，选择相应的药膳进行调理，对疾病的治疗能起到积极的作用。

中医分型

寒邪客胃型

对症药材

·吴茱萸·姜·丁香

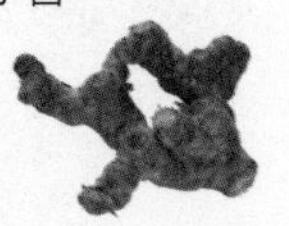

对症食材

·羊肉·荔枝·刀豆·洋葱

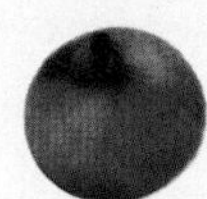

症状剖析

感受寒邪或进食生冷的食物所致。胃脘部突然疼痛，恶寒喜暖，用热水袋暖敷疼痛可减轻，遇寒则疼痛加重，还伴有恶心呕吐、嗳气吞酸、饮食减少、口淡不渴、舌苔薄白等症。

治疗原则 温胃散寒、缓急止痛。

饮食禁忌 忌食寒凉生冷食物。

饮食停滞型

对症药材

·山楂·神曲·炒麦芽

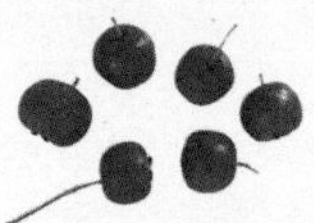

对症食材

·猪肚·扁豆·金针菇

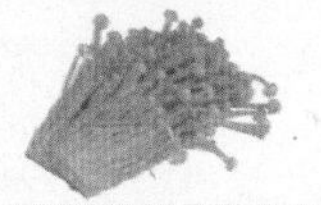

症状剖析

暴饮暴食或饮食不节所致。发病急速，胃脘部突然胀满疼痛，恶心呕吐，吐后上腹胀痛减轻，嗳气反酸，不欲饮食，大便稀溏，舌苔厚腻等。

治疗原则 消食导滞、除胀止痛。

饮食禁忌 忌暴饮暴食，忌食易产气腹胀的食物。

肝气犯胃型

对症药材

·木香·川楝子·陈皮

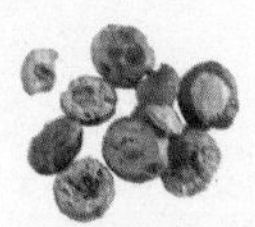

对症食材

·小米·猪肚·鸽肉·荞麦·大麦

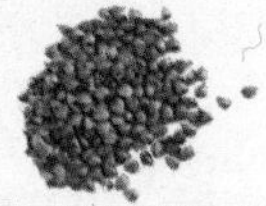

症状剖析

情绪失常、动怒，精神、神经功能失调，各种急重症的危急状态以及机体的变态反应，均可引起胃黏膜的急性炎症。胃脘部胀闷隐痛，并伴有两胁肋疼痛、嗳气频繁，每因心情不畅而突然发作，舌苔薄白。

治疗原则 疏肝理气、和胃止痛。

饮食禁忌 忌酸辣及生冷难消化的食物。

湿热中阻型

对症药材

·砂仁·茯苓

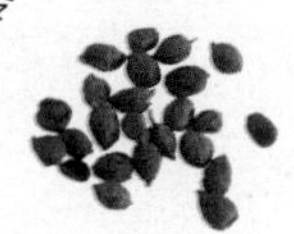

对症食材

·兔肉·石斑鱼·白扁豆

·薏米·红豆

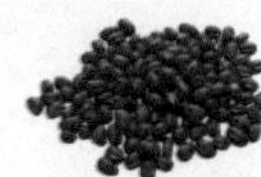

症状剖析

多由饮食不洁，食入热性、刺激性食物所致。胃脘突然疼痛，病势急迫，口苦口干、口渴却不想饮水，小便色黄，大便不畅，里急后重，或便后肛门灼痛，舌色红，苔黄腻。

治疗原则 清热解毒、利湿止痛。

饮食禁忌 忌食热性食物，如羊肉、狗肉、辣椒等；肠胃敏感者忌食海鲜等过敏性食物。

- ✓ 平时饮食要清淡，营养要均衡。
- ✓ 停止一切对胃有刺激的饮食和药物，短期禁食1~2餐，然后给予易消化、清淡、少渣的流质食物，这样有利于胃的休息和损伤的愈合。
- ✓ 由于呕吐腹泻失水过多，患者在可能情况下要尽量多饮水，以补充流失的水分。饮用水以糖盐水为佳，但不要喝含糖多的饮料，以免胃酸分泌过多加重腹痛。
- ✓ 呕吐频繁的患者可在一次呕吐完毕后少量饮水（50毫升左右），多次饮入，这样才不至于呕出。

红豆	荔枝	山楂

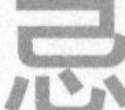

- ✗ 节制饮酒，勿暴饮暴食，慎用或不用易损伤胃黏膜的药物。
- ✗ 勿进食病死牲畜的肉和内脏，忌食用没有煮熟的肉类、禽类、蛋类等食物。

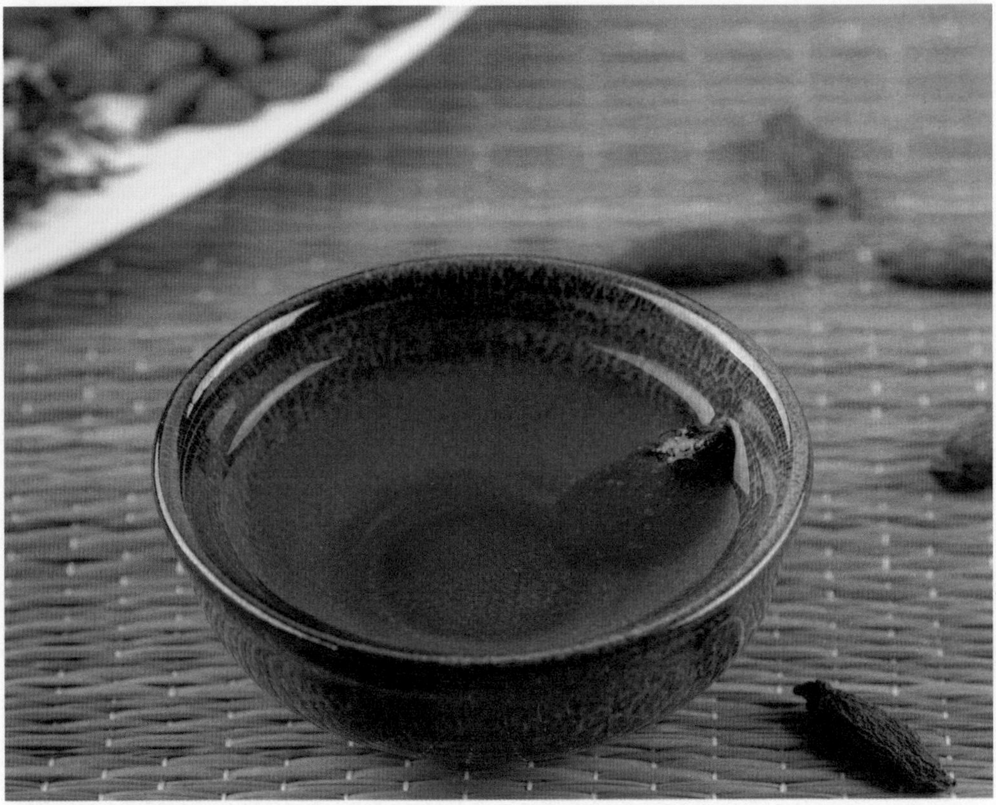

民间秘方

❶ 将100克鲜马鞭草与50克鲜鱼腥草洗干净，捣烂备用，加入适量冷开水搅匀，取药汁服用，每日1次，能起到清热、消炎的作用。

❷ 将10克木香与5克丁香洗净后放入瓷杯内，加入料酒，上笼蒸10分钟即成。每日1次，热饮，具有暖胃、行气、止痛的功效。但阴虚内热者忌服。

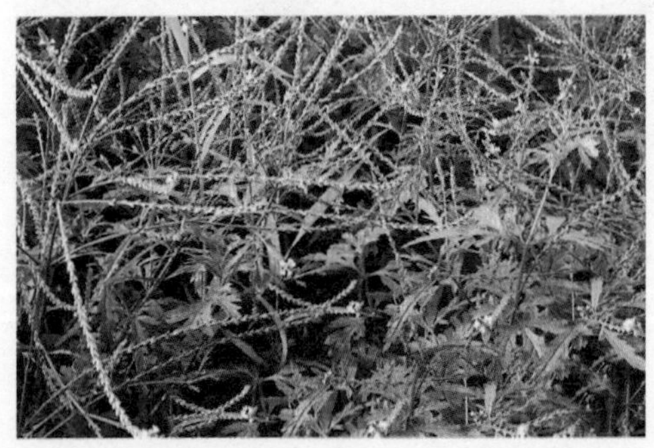

生活保健

- 注意厨房卫生以及食品制作时的卫生，防止食品被污染。
- 做好水源保护、饮水管理和消毒工作。
- 急性单纯性胃炎要及时治疗，愈后要防止复发，以免转为慢性胃炎，久治不愈。
- 急性胃炎患者发病后要多饮淡盐水，以补充吐泻所损失的水分和盐。
- 加强锻炼，增强体质，使脾胃不易受伤。
- 心情舒畅，保持肠胃功能平衡。
- 节制饮食，以利脾胃受纳吸收功能。
- 慎起居，避风寒。

忌饮食不洁、暴饮暴食，食用生冷食物、烈酒及其他辛辣刺激性食物，尤其是肠胃敏感的患者更应注意。

急性胃炎患者
宜吃的食物及其简易食疗方

我们根据急性胃炎的中医分型，贴心地为每一种证型的患者挑选了宜吃的食物，分析每一种食物的性味归经及其对不同证型的食疗功效，并推荐了合适的调养食疗方，详解其材料、做法，以及功效。食疗方的材料均简单易得，做法清晰明了。患者可根据自身症状判断自己属于哪一证型，然后根据证型选择适合自己的食疗方法及菜例，于日常饮食中轻松达到调理的目的。

羊肉	洋葱	小米

小米 谷物粮豆类

桂圆小米粥

材料： 桂圆肉30克，红糖20克，小米100克。

制作：

1. 将桂圆去壳取肉，与淘洗干净的小米一起入锅。
2. 加水800毫升，用大火烧开后转用小火。
3. 熬煮成粥，调入红糖即成。

功效： 本品具有疏肝理气的功效，适合肝气犯胃型的急性胃炎患者。

性味归经： 小米性凉，味甘、咸。陈小米性寒，味苦。归脾、肾经。

食疗机理： 小米能健脾和胃、疏肝解郁，对体虚、脾胃虚弱、反胃呕吐、食欲不振、肝气郁结等症有很好的食疗效果。此外，它还能缓解精神压力和紧张情绪，有较好的安眠作用。小米中还富含人体必需的氨基酸，是体弱多病者的滋补保健佳品。

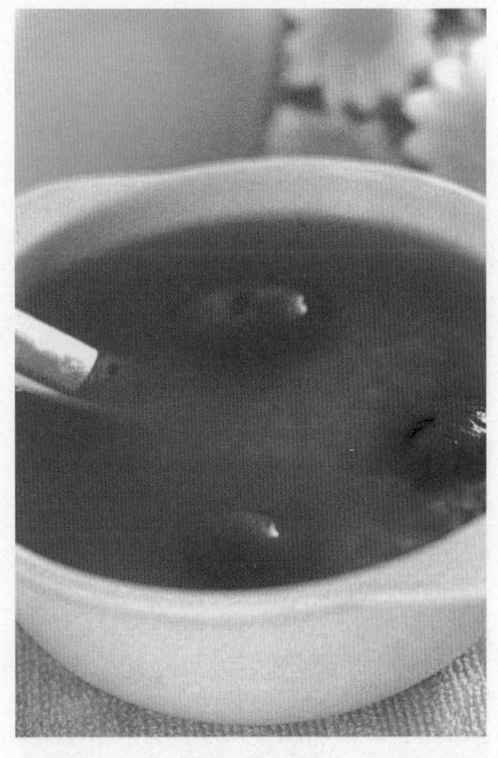

荞麦 谷物粮豆类

牛奶煮荞麦

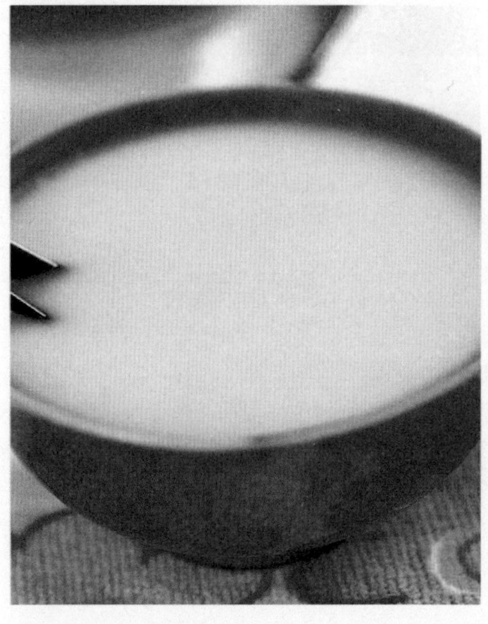

材料： 鸡蛋2个，荞麦200克，牛奶、白糖各适量。

制作：

1. 将荞麦洗净，放入锅中炒香后盛出，再放入搅拌机中打成碎末。
2. 将鸡蛋打入杯中，冲入开水。
3. 把用开水冲好的鸡蛋倒入牛奶中，倒入荞麦粉、白糖煮至入味即可。

功效： 本品具有消食导滞的功效，适合饮食停滞型的急性胃炎患者。

性味归经： 荞麦性寒，味甘。归脾、胃、大肠经。

食疗机理： 荞麦有健脾益气、开胃消食的作用，能有效改善急性胃炎患者胃痛腹胀、饮食积滞、腹泻脱水等症状，缓解患者病后食欲不振、消化不良现象。同时，荞麦还能帮助人体代谢葡萄糖，是防治糖尿病的天然食品；还可预防高血压引起的脑溢血。此外，荞麦所含的纤维素可使人的大便恢复正常。

薏米 谷物粮豆类

绿豆薏米粥

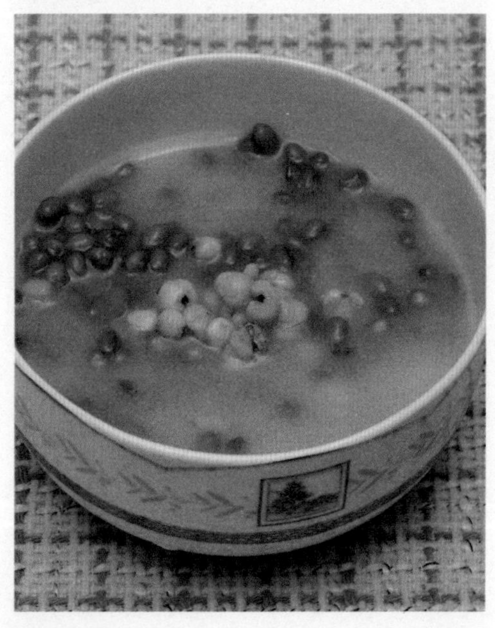

材料： 绿豆、薏米各10克，低脂奶粉25克。

制作：

1. 先将绿豆与薏米洗净、泡水，大约2小时即可泡发。
2. 砂锅洗净，加入绿豆、薏米和适量水蒸煮，水煮开后转小火，将绿豆煮至熟透，汤汁呈黏稠状。
3. 滤出绿豆、薏米中的水，加入低脂奶粉搅拌均匀后，再倒入绿豆、薏米中即可。

功效： 本品具有健脾益胃、清热解毒的功效，适合湿热中阻型的急性胃炎患者。

性味归经： 薏米性凉，味甘、淡。归脾、胃、肺经。

食疗机理： 薏米健脾益胃、清热渗湿、排脓止泻，对湿热中阻型的急性胃炎有很好的食疗作用。此外，薏米还有祛风湿、镇静镇痛、抑制骨骼肌收缩、增强人体免疫功能、抗菌抗癌的作用。薏米可入药，常用来治疗脾虚泄泻、水肿、脚气，也可用于肺痈、肠痈等病的治疗。

扁豆 谷物粮豆类

扁豆玉米红枣粥

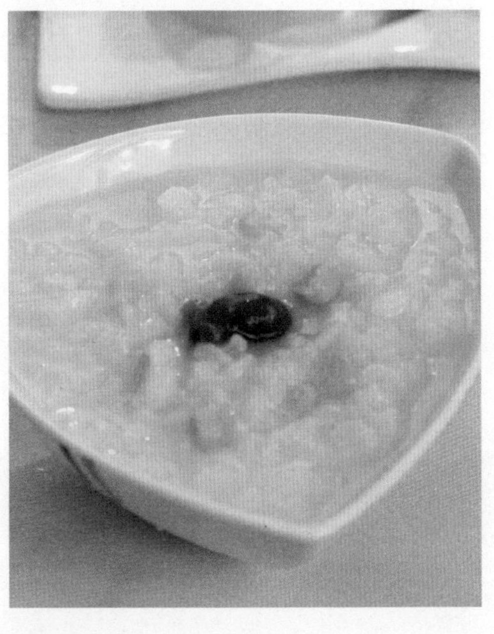

材料：大米110克，玉米、白扁豆、红枣各15克，白糖适量。

制作：

❶ 玉米、白扁豆洗净；红枣去核洗净；大米泡发洗净。

❷ 锅置火上，注入清水后，放入大米、玉米、白扁豆、红枣，用大火煮至米粒绽开。

❸ 再用小火煮至粥成，调入白糖入味即可。

功效：本品具有清热、利湿的功效，适合湿热中阻型的急性胃炎患者。

性味归经：扁豆性平，味甘。归脾、胃经。

食疗机理：扁豆甘淡温和，能健脾和胃、消暑化湿、解毒消肿、除湿止泻，适用于脾胃虚弱、便溏腹泻、体倦乏力、水肿、白带异常，以及夏季暑湿引起的呕吐、腹泻、胸闷等病症，适合湿热中阻型的急性胃炎患者食用。扁豆还能保护心脑血管，调节血压。

红豆 谷物粮豆类

红豆麦片粥

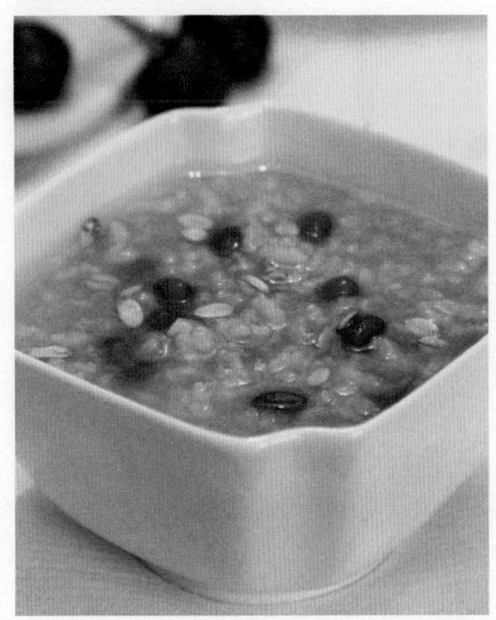

材料：红豆30克，燕麦片20克，大米70克，白糖适量。

制作：

❶ 大米、红豆均泡发洗净；燕麦片洗净。

❷ 锅置火上，倒入清水，放入大米、红豆煮开。

❸ 加入燕麦片同煮至浓稠状，调入白糖拌匀即可。

功效：本品具有健脾养胃、利湿解毒的功效，适合湿热中阻型的急性胃炎患者。

性味归经：红豆性平，味甘、酸。归心、小肠经。

食疗机理：红豆具有利水除湿、和血排脓、消肿解毒、滋补强壮、健脾养胃等功效，可用来辅助治疗湿热中阻型急性肠胃炎，以及水肿、黄疸、泻痢、便血、痈肿等病症。红豆还能增进食欲，促进肠胃消化吸收。

刀豆 蔬菜菌菇类

清炒刀豆

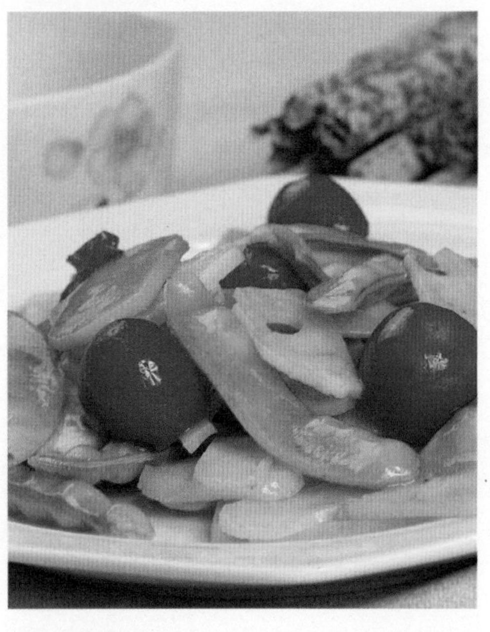

材料： 刀豆、山药、藕、南瓜各100克，马蹄4个，圣女果3颗，食用油、葱丝、姜丝、盐、味精各适量。

制作：

1. 刀豆除去两头及老筋，洗净；山药、藕、马蹄、南瓜去皮洗净，切片；圣女果洗净，切成两半。
2. 油锅上火加热，爆香葱丝和姜丝，放入所有原材料，用大火炒熟，调入盐和味精即成。

功效： 本品具有温胃散寒的功效，适合寒邪客胃型的急性胃炎患者。

性味归经： 刀豆性温，味甘，无毒。归胃、肾经。

食疗机理： 刀豆具有温中下气、利肠胃、止呕吐、益肾、补元气等功效，对寒邪客胃的急性胃炎患者有一定的食疗作用。刀豆含有皂苷、尿毒酶和多种球蛋白等独特成分，能提高人体自身的免疫力，增强抗病能力；刀豆还能激活淋巴T细胞，对肿瘤细胞的发展有抑制作用。

腐竹 其他类

韭黄腐竹

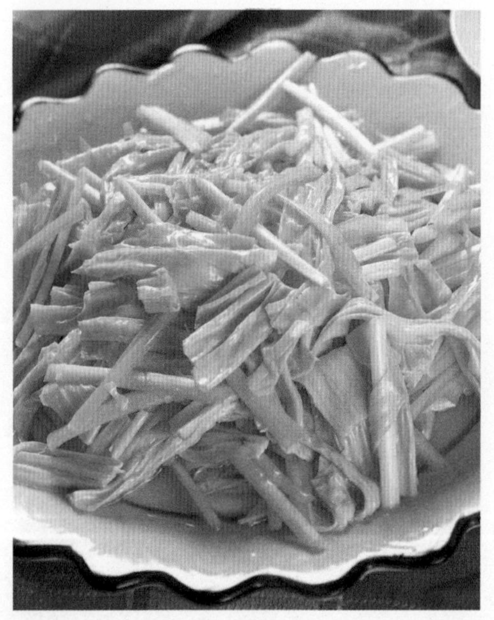

材料： 腐竹、韭黄各200克，食用油、鸡精、蚝油、盐、蒜片各适量。

制作：

1. 腐竹、韭黄分别洗净，切段。
2. 锅中加水煮沸后，下入腐竹再煮沸，捞起沥干水分。
3. 锅中放油烧热后，爆香蒜片，下入韭黄炒熟，加入腐竹，调入鸡精、蚝油、盐炒匀即可。

功效： 本品具有抗菌消炎、温胃散寒的功效，适合寒邪客胃型的急性胃炎患者。

性味归经： 腐竹性平，味甘。归肺、胃经。

食疗机理： 腐竹富含大豆皂苷，有抗炎、抗溃疡等作用，对急慢性胃炎、消化性溃疡等有一定的食疗作用。腐竹还具有良好的健脑作用，能预防阿尔茨海默病的发生，还能降低血液中胆固醇的含量，预防高脂血症、动脉硬化。

豆浆 其他类

杏仁豆奶饮

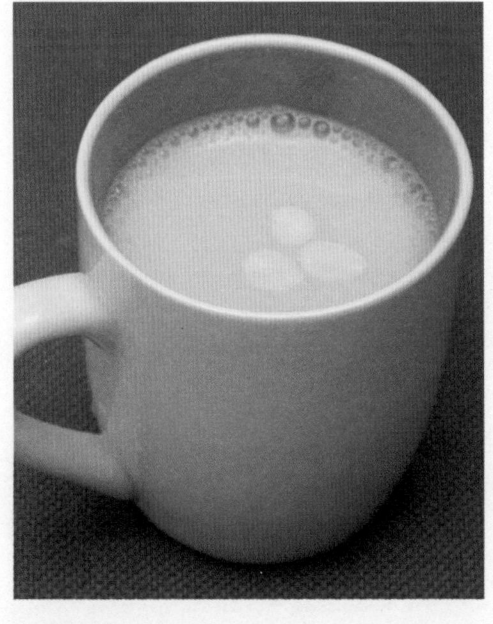

材料：胡萝卜100克，南杏仁粉25克，北杏仁粉10克，热豆浆200毫升，蜂蜜适量。

制作：

❶ 北杏仁粉用棉布袋包起；胡萝卜洗净切圆片，备用。

❷ 锅中加水800毫升，加入北杏仁粉包与胡萝卜一起煮，直至胡萝卜熟软，滤去残渣，取汁250毫升备用。

❸ 将作法2中汤汁、南杏仁粉、豆浆、蜂蜜一起拌匀，趁热饮用即可。

功效：本品具有健脾和胃、消食除胀的功效，适合饮食停滞型的急性胃炎患者。

性味归经：豆浆性平，味甘。归心、脾、肾经。

食疗机理：豆浆具有健脾和胃、润肠通便、化痰补虚、防病抗癌、增强免疫力的功效，是急性胃炎患者缓解期的食疗佳品。豆浆易消化又能增强体质，对病后脾胃虚弱的患者有很好的改善作用。常饮鲜豆浆还对高血压、糖尿病、冠心病、便秘等患者大有益处。

羊肉 肉禽水产类

白萝卜煲羊肉

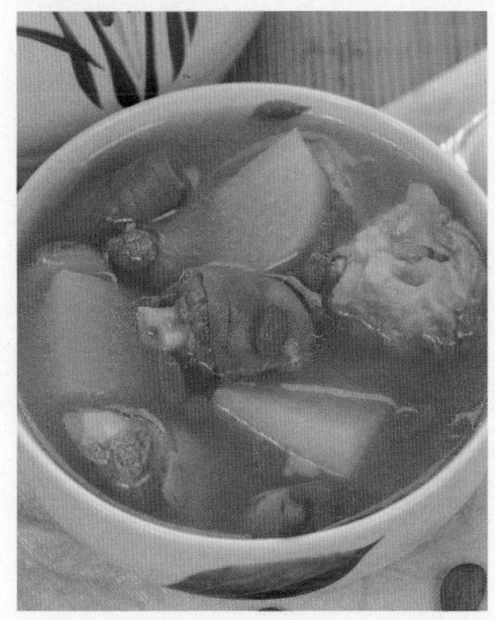

材料：羊肉350克，白萝卜100克，姜、枸杞子各10克，盐、鸡精各适量。

制作：

❶ 羊肉洗净，切件，焯水；白萝卜洗净，去皮，切块；姜洗净，切片；枸杞子洗净，浸泡。

❷ 炖锅中注水，烧沸后放入羊肉、白萝卜、姜、枸杞子以小火炖。

❸ 2小时后，转大火，调入盐、鸡精，稍炖出锅即可。

功效：本品具有温胃散寒、补虚益气的功效，适合寒邪客胃型的急性胃炎患者。

性味归经：羊肉性热，味甘。归脾、胃、肾、心经。

食疗机理：羊肉可温胃散寒、益气补虚，适合寒邪客胃型的急性胃炎患者食用。羊肉还可增加消化酶，保护胃壁，帮助消化。脾胃虚寒的人寒冬可常吃羊肉，能促进血液循环，使皮肤红润，增强御寒能力。中医认为，羊肉还有补肾壮阳的作用。

兔肉 肉禽水产类

红枣炖兔肉

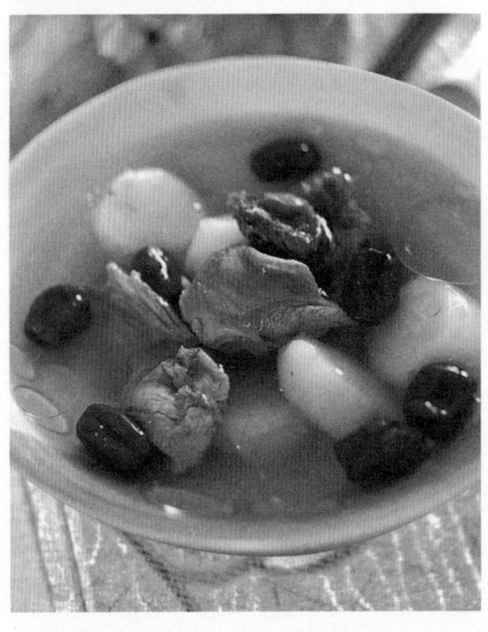

材料： 兔肉500克，红枣25克，马蹄50克，姜1片，盐适量。

制作：

1. 兔肉洗净，切块；红枣、马蹄、姜洗净。
2. 把以上全部用料放入炖盅内，加滚水适量，盖好。
3. 隔滚水炖1~2小时，加盐调味即可。

功效： 本品具有清热凉血、养血益气的功效，适合湿热中阻型的急性胃炎患者。

性味归经： 兔肉性凉，味甘。归肝、脾、大肠经。

食疗机理： 兔肉可清热凉血、益气润肤、解毒消痈，对湿热中阻型的急性胃炎患者有很好的食疗作用。兔肉还含有丰富的卵磷脂，能抑制血小板凝聚和防止血栓形成，可以保护血管壁，防止动脉硬化，还能提高记忆力，防止脑功能衰退。

猪肚 肉禽水产类

车前草猪肚汤

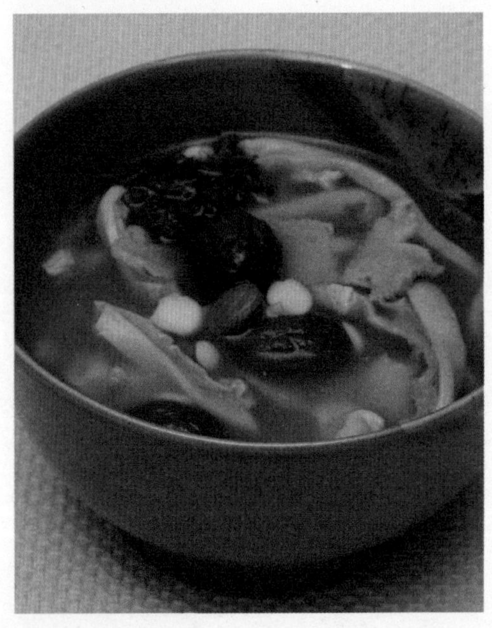

材料： 红豆30克，猪肚2个，猪肉250克，蜜枣3颗，鲜车前草150克，薏米30克，南杏、北杏各10克，枸杞子5克，盐、食用油、淀粉各适量。

制作：

1. 猪肚用食用油、淀粉反复搓擦，以去除黏液和异味，洗净，飞水后，切块。
2. 鲜车前草、薏米、红豆、南杏、北杏等分别洗净。
3. 瓦煲内放入1600毫升清水，煮沸后加入所有原材料，大火煲滚后改用小火煲2小时，加盐调味即可。

功效： 本品具有健脾、补虚、利湿的功效，适合湿热中阻型的急性胃炎患者。

性味归经： 猪肚味甘，性微温。归脾、胃经。

食疗机理： 猪肚有补虚损、健脾胃的功效，对脾胃虚弱、经常因饮食不节造成急性胃炎的患者有很好的食疗作用，可改善脾胃功能。此外，猪肚对脾虚腹泻、虚劳瘦弱、营养不良等症状均有较好的食疗功效。

鸽肉 肉禽水产类

四宝炖乳鸽

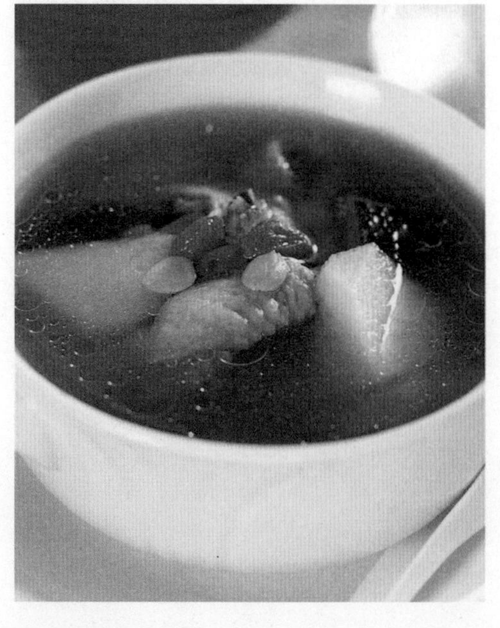

材料：乳鸽1只，山药、白果各130克，香菇40克，枸杞子13克，清汤700毫升，葱段、姜片、料酒、盐、味精各适量。

制作：

❶ 将乳鸽去毛杂、脚、翼尖，洗净剁成小块。

❷ 山药去皮洗净，切成小滚刀块，与乳鸽块一起飞水；香菇泡开洗净；白果、枸杞子洗净。

❸ 取清汤700毫升，置锅中，放入白果、山药、香菇、枸杞子、乳鸽及葱段，姜片、料酒、盐、味精等调料，入笼中蒸约2小时，去葱、姜即成。

功效：本品具有疏肝理气、益精补虚的功效，适合肝气犯胃型的急性胃炎患者。

性味归经：鸽肉性平，味咸。归肝、肾经。

食疗机理：鸽肉具有疏肝理气、补肾壮阳、益气养血之功效，对肝气犯胃的急性胃炎患者有较好的食疗作用。女性常食鸽肉，可调补气血、提高性欲。此外，鸽肉含有丰富的软骨素，经常食用可使皮肤变得白嫩、细腻。

青鱼 肉禽水产类

大芥菜青鱼汤

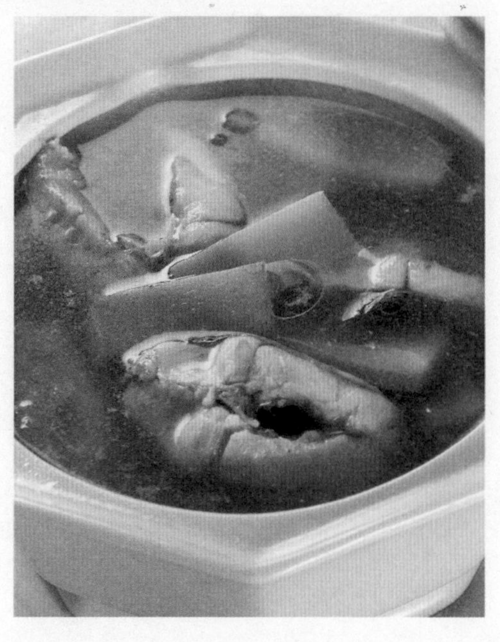

材料：青鱼1条，大芥菜200克，姜10克，食用油、葱、盐、鸡精、香油各适量。

制作：

❶ 鱼去鳞、内脏，洗净，切块；姜去皮，切片；大芥菜洗净，切片；葱去根，洗净，切花。

❷ 锅上火，放入食用油烧热，爆香姜片，放入生鱼块，煎至两面呈金黄色。

❸ 锅中加入清水，待汤煮沸，放入芥菜和鱼一起熬煮，至芥菜熟烂，调入盐、鸡精，撒上葱花，淋入少许香油即可。

功效：本品具有健脾、利湿、补虚的功效，适合湿热中阻型的急性胃炎患者。

性味归经：青鱼性平，味甘。归脾、胃经。

食疗机理：青鱼具有补气、健脾、养胃、化湿、祛风、利水等功效，对急性胃炎、胃痛等患者有很好的食疗作用，还能辅助治疗疟疾、血淋等症。青鱼还含丰富的硒、碘等微量元素，有抗衰老、防癌作用。

石斑鱼 肉禽水产类

清蒸石斑鱼

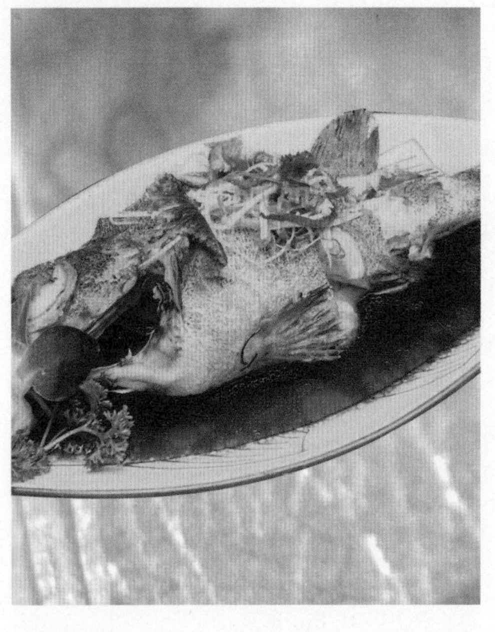

材料： 石斑鱼350克，红椒、食用油、盐、辣椒面、料酒、酱油、葱丝、姜丝、香菜段各适量。

制作：

1. 石斑鱼收拾干净，加盐、料酒腌渍；红椒洗净，切丝。
2. 将石斑鱼放入盘内，放上葱丝、姜丝，入蒸笼蒸熟后取出。
3. 油锅烧热，调入辣椒面、酱油，加清汤烧沸，浇在鱼上，撒上香菜即可。

功效： 本品具有消食除胀的功效，适合饮食停滞型的急性胃炎患者。

性味归经： 石斑鱼性平，味甘。归脾、胃、大肠经。

食疗机理： 石斑鱼具有健脾益气、消食除胀、活血通络、解毒杀虫的作用，主治消化不良、痢疾、消渴、痞积、脱肛、小肠痈，对饮食停滞型急性胃炎有较好的食疗作用。另外，石斑鱼还有延缓器官和组织衰老的作用，能达到美容护肤的效果。

洋葱 蔬菜菌菇类

洋葱牛肉丝

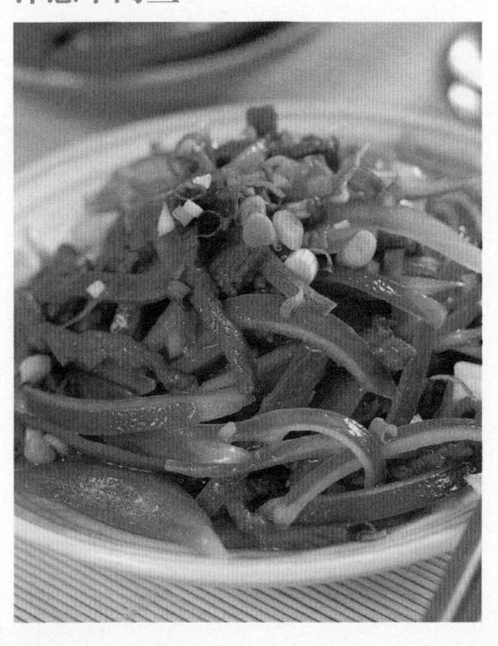

材料： 洋葱、牛肉各150克，姜丝、蒜片、料酒、盐、食用油、味精各适量。

制作：

1. 牛肉洗净去筋切丝；洋葱洗净切丝。
2. 将牛肉丝用料酒、盐腌渍。
3. 锅上火，加油烧热，放入牛肉丝快火煸炒，再放入蒜片、姜丝，待牛肉炒出香味后加入剩余调味料，放入洋葱丝略炒即可。

功效： 本品具有温胃散寒的功效，适合寒邪客胃型的急性胃炎患者。

性味归经： 洋葱性温，味甘、微辛。归肝、脾、胃经。

食疗机理： 洋葱具有散寒健胃、杀菌消炎的功效，对寒邪客胃型急性胃炎的患者有较好的食疗作用。洋葱还有发汗、祛痰、降血脂、降血压、降血糖、抗癌之功效，常食可稳定血压、降低血糖、保护人体动脉血管，还有助于防治流行性感冒。

金针菇 蔬菜菌菇类

金针菇鱼头汤

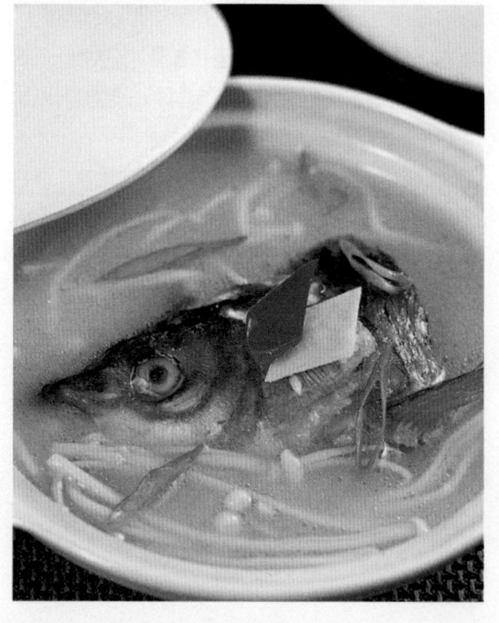

材料：鱼头1个，金针菇150克，高汤1000毫升，食用油、姜、葱、味精、盐、鸡精各适量。

制作：

❶ 鱼头洗净去鳃，对切；金针菇洗净，切去根部；葱洗净切成葱花；姜洗净切片。

❷ 鱼头、姜片入锅，用高油温煎黄。

❸ 另锅下入高汤，加入鱼头、金针菇，煮至汤汁变成奶白色时，加入盐、味精、鸡精稍煮，撒上葱花即可。

功效：本品具有补肝益气、补益肠胃的功效，适合急性胃炎等肠胃道炎症患者。

性味归经：金针菇性凉，味甘滑。归脾、大肠经。

食疗机理：金针菇具有补肝、益肠胃、抗癌之功效，对肝病、肠胃道炎症、溃疡、肿瘤等病症有食疗作用。此外，金针菇含锌较高，对预防男性前列腺疾病较有助益。

马齿苋 蔬菜菌菇类

五味粥

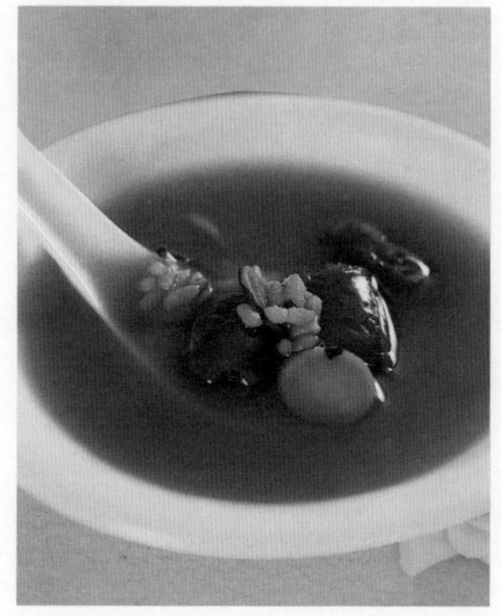

材料：马齿苋30克，赤芍、延胡索、红枣、山楂各10克，大米60克，冰糖适量。

制作：

❶ 马齿苋、赤芍、延胡索洗净后放入锅中，加水1000毫升。

❷ 用大火烧开后转小火煮30分钟，去渣留汁。

❸ 以药汁煮洗净的大米、红枣至粥熟，加山楂、冰糖调匀。

功效：本品能清热除湿、化瘀止痛，适用于湿热中阻所致的胃痛、有烧灼感、腹胀、嗳气吞酸等症。

性味归经：马齿苋性寒，味甘酸。归心、肝、脾、大肠经。

食疗机理：马齿苋具有清热解毒、消肿止痛、消炎杀菌、止泻止痢的功效，对湿热型急性胃炎、肠炎、痢疾等肠胃道急性病症有独特的食疗作用。马齿苋还有消除尘毒、防止吞噬细胞变形和坏死、杜绝硅结节形成、预防硅肺病发生的作用。

荔枝 水果干果类

荔枝桂圆汁

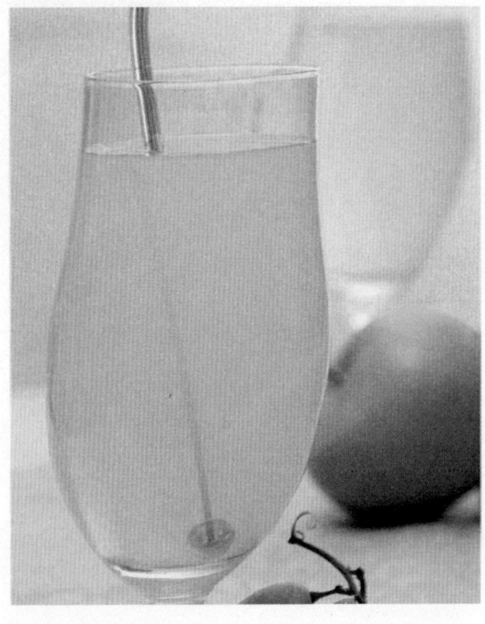

材料：新鲜荔枝200克，干桂圆肉50克，鲜奶200毫升。

制作：

1. 将荔枝去壳、去核备用。
2. 将干桂圆肉洗净，用少量开水泡10分钟。
3. 将荔枝肉、泡好的桂圆肉、鲜奶一起放入榨汁机中，搅打均匀即可。

功效：本品具有温胃散寒、健脾益气的功效，适合寒邪客胃型的急性胃炎患者。

性味归经：鲜荔性热，味甘。归心、脾经。

食疗机理：鲜荔枝能生津止渴、和胃平逆；干荔枝有补肝肾、健脾胃、益气血的功效。本品适合寒邪客胃的急性胃炎患者食用，还可治疗脾胃虚寒型胃痛、呕吐等症。荔枝还富含铁元素及维生素C，能使人面色红润，使皮肤细腻富有弹性。

山楂 中药类

山楂麦芽猪腱汤

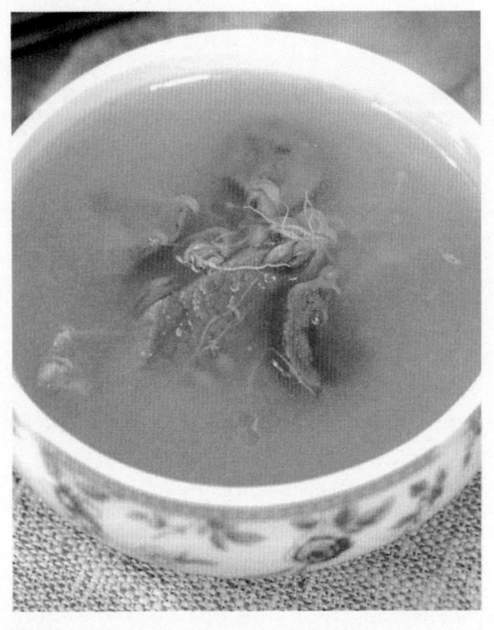

材料：猪腱、山楂、麦芽各适量，盐、鸡精各适量。

制作：

1. 山楂洗净，切开去核；麦芽洗净；猪腱洗净，斩块。
2. 锅中加入水烧开，放入猪腱焯去血水，取出洗净。
3. 瓦煲内注水，用大火烧开，下入猪腱、麦芽、山楂，改小火煲2.5小时，加盐、鸡精调味即可。

功效：本品具有消食导滞、疏肝理气的功效，适合饮食停滞型、肝气犯胃型的急性胃炎患者。

性味归经：山楂性微温，味酸、甘。归肝、胃、大肠经。

食疗机理：山楂具有消食化积、理气散瘀、收敛止泻、杀菌等功效；山楂所含的大量维生素C和酸类物质，可促进胃液分泌，增加胃消化酶类，从而帮助消化。山楂还有活血化瘀的功效，有助于消除局部瘀血，对跌打损伤也有辅助作用。

川楝子 中药类

川楝木香糖浆

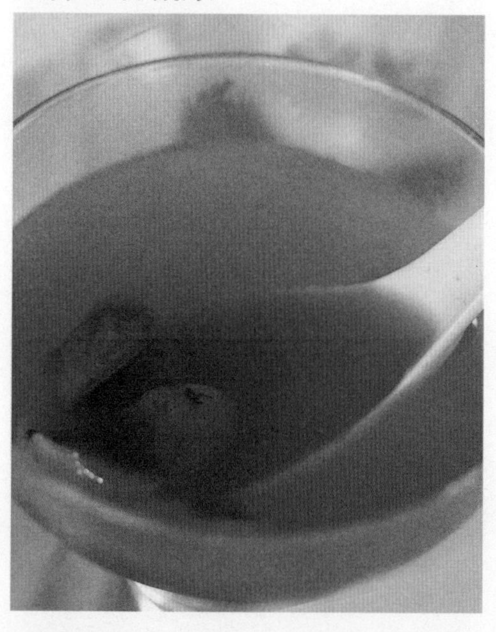

材料：郁金、广木香各15克，川楝子9克，冰糖适量。

制作：

1. 将郁金、广木香、川楝子洗净，放入砂锅中，加适量清水煎煮，去渣取汁。
2. 把去渣、滤好的药汁放入锅中再煎煮30分钟。
3. 加冰糖拌匀即可。

功效：本品有疏肝和胃、行气止痛的作用，可用于肝气犯胃型的急性胃炎患者。

性味归经：川楝子性寒，味苦。归肝、小肠、膀胱经。

食疗机理：川楝子具有行气止痛、除湿热、清肝火、杀虫等功效，可辅助治疗肝气犯胃引起的急性胃炎、胃痉挛等症，还可治厥心痛、胁痛、疝痛、虫积腹痛、肝经湿热等症。

木香 中药类

木香陈皮炒肉片

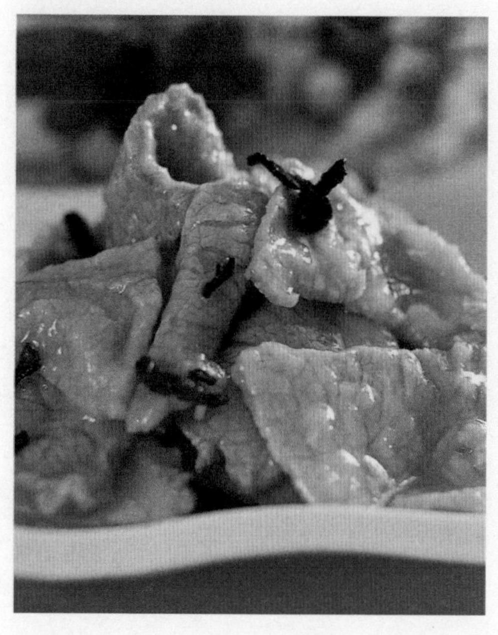

材料：木香、陈皮各3克，猪瘦肉200克，食用油、盐各适量。

制作：

1. 将木香、陈皮洗净，陈皮切丝备用；猪瘦肉洗净切片。
2. 在锅内放少许食用油，烧热后放入猪肉片炒片刻。
3. 加适量清水，待熟时放陈皮、木香及盐翻炒几下即可。

功效：本品具有疏肝理气、和胃止痛的功效，适合肝气犯胃型的急性胃炎患者。

性味归经：木香性温，味辛、苦。归脾、胃、肝、大肠经。

食疗机理：木香具有行气止痛、健脾消食的功效，常用于胸脘胀痛、泻痢后重、食积不消、不思饮食等症，为治疗胃痛、腹痛、泻痢的常用药。木香适合饮食停滞以及肝气犯胃的急性胃炎患者食用。

茯苓 中药类

茯苓豆腐

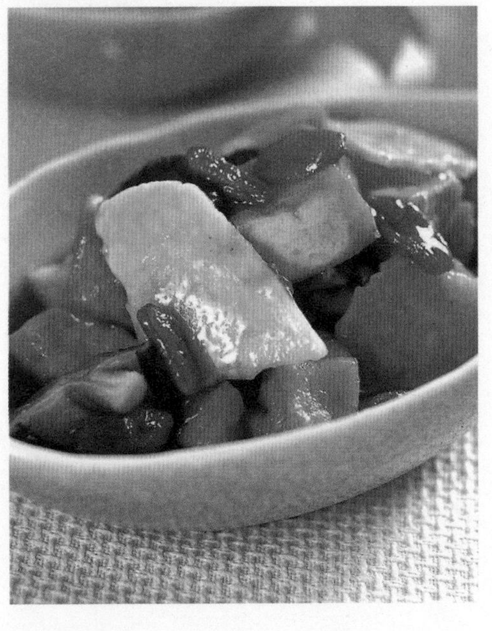

材料： 豆腐500克，茯苓30克，清汤、香菇、淀粉、枸杞子、盐、料酒各适量。

制作：

❶ 豆腐洗净，切成小方块，撒上盐；香菇洗净后切成片；茯苓、枸杞子洗净备用。

❷ 将豆腐块下入高温油中炸至金黄色，备用。

❸ 清汤、盐、料酒倒入锅内烧开，加淀粉勾成白汁芡，下入炸好的豆腐、茯苓、香菇片、枸杞子炒匀即成。

功效： 本品有健脾化湿、清热利水的作用，可用于湿热中阻型胃炎、肥胖症、高血压等症。

性味归经： 茯苓性平，味甘、淡。归心、肺、脾、肾经。

食疗机理： 茯苓具有益脾和胃、渗湿利水、宁心安神等功效，适合湿热中阻型的急性胃炎患者食用。茯苓还常用来治疗小便不利、水肿胀满、痰饮咳逆、呕吐、泄泻、遗精、小便混浊、心悸、健忘等症。

神曲 中药类

神曲粥

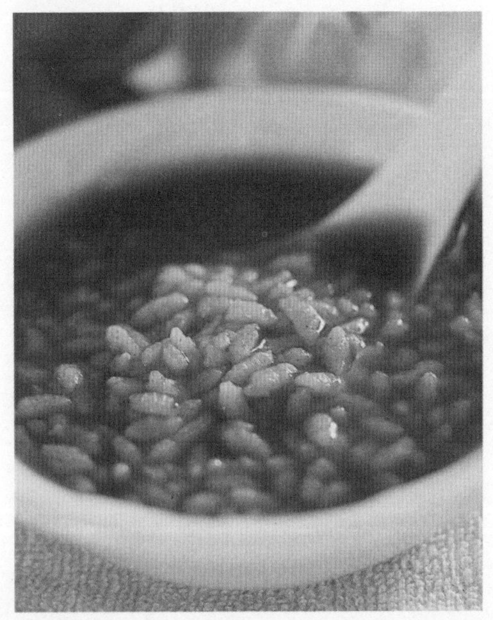

材料： 神曲、炒谷芽各15克，大米100克，姜片、盐各适量。

制作：

❶ 将神曲、谷芽加水煎煮半小时，去渣取汁。

❷ 放入洗净的大米和姜片，煮成粥，再加入盐调味即可，一日服2次。

功效： 本品具有消积除胀的功效，可用于饮食停滞型胃炎，以及饮食过量所致的胃痛、呕吐，或腹胀者。

性味归经： 神曲性温，味甘、辛。归脾、胃经。

食疗机理： 神曲具有健脾和胃、消食调中的作用，对暴饮暴食、饮食停滞引起的急性胃炎患者有较好的疗效，常用来治疗饮食停滞、胸痞腹胀、呕吐泻痢、产后瘀血腹痛、小儿腹大、食积腹胀等症。

吴茱萸 中药类

三味药茶

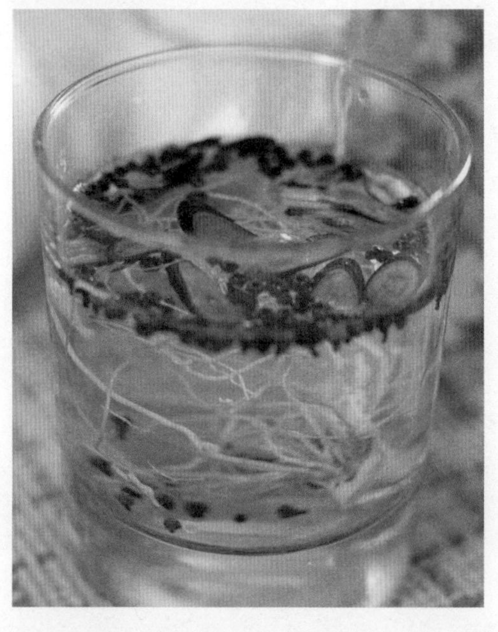

材料：吴茱萸15克，桂枝10克，葱白（连须）14根。

制作：

❶ 将吴茱萸、桂枝、葱白分别用清水洗净，备用。

❷ 将葱白、吴茱萸、桂枝一起放入杯中，冲入适量沸水，泡约15分钟，去渣即可饮用。

功效：本品具有温胃散寒的功效，适合寒邪客胃型的急性胃炎患者。

性味归经：吴茱萸性温，味辛、苦。归肝、脾、胃、肾经。

食疗机理：吴茱萸具有温中散寒、和胃止痛、理气燥湿的功效，对寒邪客胃的急性胃炎患者有较好的治疗作用。临床上常用它来治疗呕逆吞酸、厥阴头痛、脏寒吐泻、脘腹胀痛、经行腹痛、五更泄泻、高血压、疝气、口疮溃疡、齿痛、湿疹、黄水疮等症。

陈皮 中药类

陈皮冰糖汁

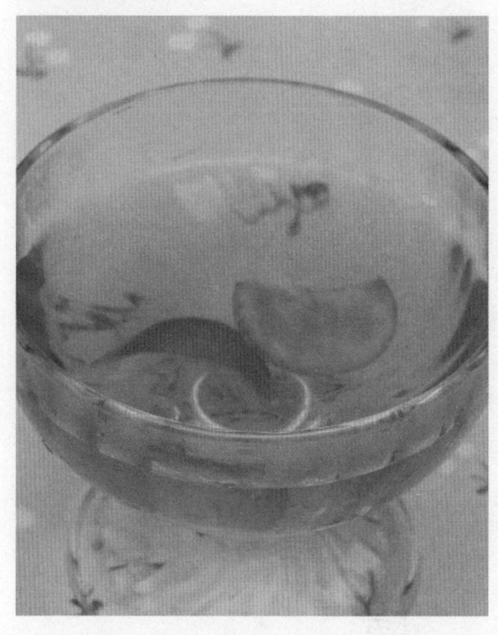

材料：新鲜陈皮1块，冰糖适量。

制作：

❶ 将陈皮洗净、刮掉内面白瓤，切小片。

❷ 砂锅洗净，将陈皮放入，加2碗水，以大火煮开，转小火煮5分钟，直至陈皮熬出香味。

❸ 待汤汁飘香时，加冰糖（事先可以将冰糖拍碎，能起到迅速溶解的作用）续煮3分钟，直到汤汁变稠亮时，即可熄火出锅。

功效：本品具有疏肝理气、健脾消食的功效，适合肝气犯胃以及饮食停滞型的急性胃炎患者。

性味归经：陈皮性温，味苦、辛。归脾、胃、肺经。

食疗机理：陈皮具有疏肝理气、健脾调中、燥湿化痰的功效，适合肝气犯胃以及饮食停滞的急性胃炎患者食用。主要用于治疗脾胃气滞之脘腹胀满或疼痛、消化不良；湿浊阻中之胸闷腹胀、纳呆便溏；痰湿壅肺之咳嗽气喘等病症。

急性胃炎患者
忌吃食物及忌吃原因

急性胃炎患者必须谨记饮食禁忌，节制饮酒，勿暴饮暴食，勿进食病死牲畜的肉和内脏，肉类、禽类、蛋类等要煮熟后方可食用。以下所列食物均为急性胃炎患者绝对禁吃的，患者应自觉遵守。

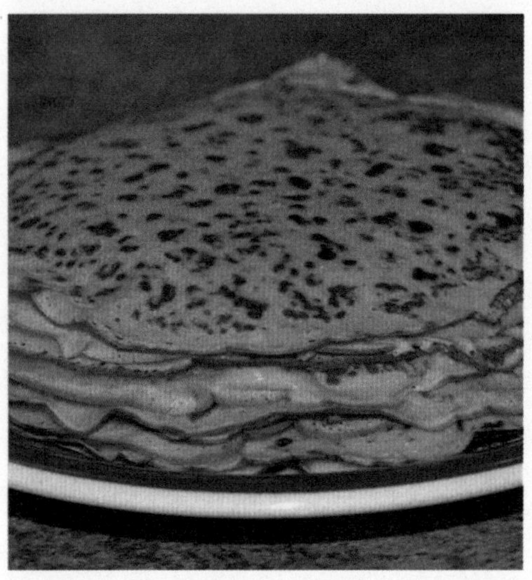

煎饼

忌吃关键词：
刺激性、性热。

忌吃煎饼的原因

❶ 急性胃炎患者不适宜食用过硬的食物，否则会使胃黏膜受到摩擦而造成损伤，加重黏膜的炎性病变。煎饼由粗粮烙制而成，其韧性和硬度较其他面食都要高，因此急性胃炎患者不宜食用。

❷ 煎饼的主要原料为面粉、玉米粉、高粱粉等，这些都是粗纤维食物，每100克中的粗纤维含量在2克以上，粗纤维很难被消化吸收，这些食物在胃中滞留时间过久，还有可能因为产气过多而引起腹胀，所以急性胃炎患者不宜食用煎饼。

韭菜

忌吃关键词：
刺激性、性热。

忌吃韭菜的原因

❶ 韭菜味辛，它含有挥发性的硫化丙烯，食用后能够促进胃液的分泌，对于一般人来说可以增进食欲，但是对于有胃黏膜炎症的急性胃炎患者来说并不适宜，甚至可加重病情。

❷ 韭菜性热，湿热中阻型的急性胃炎患者尤其不适合食用。

❸ 每100克韭菜中含有1.4克粗纤维，粗纤维难以被消化，急性胃炎等患有胃病的患者应慎食。

❹ 很多人喜欢生吃韭菜，但是由于韭菜常常有微生物、寄生虫附着，而且韭菜的分株较多，不易清洗干净，急性胃炎患者生食易感染疾病，加重病情。

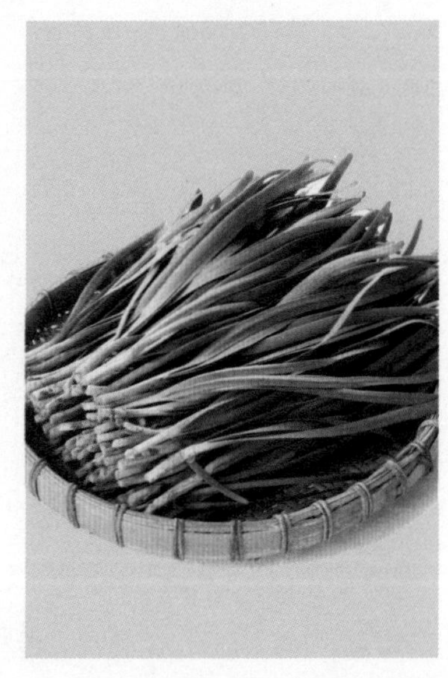

芹菜

忌吃关键词：
性凉、膳食纤维。

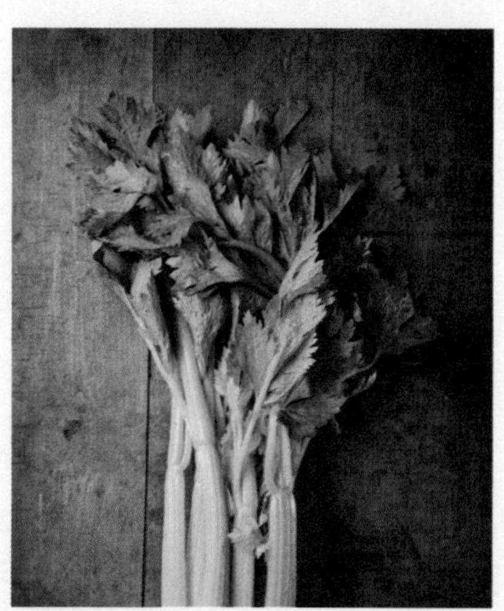

忌吃芹菜的原因

❶ 芹菜性凉，微寒，不适于肠胃功能较弱的急性胃炎患者食用，尤其是寒邪客胃型的急性胃炎患者，本身为寒邪入侵或过食生冷食物而致，再食用会加重其疼痛、恶心呕吐、嗳气吞酸、口淡不渴等症状。

❷ 芹菜属于高纤维食物，每100克中含有膳食纤维2.6克，食用后会加重急性胃炎患者的胃的消化负担，对病情不利。

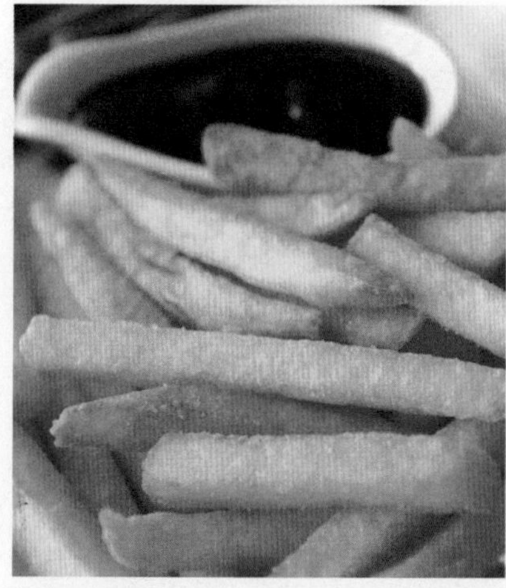

炸薯条

忌吃关键词：
油脂、脂肪、丙烯酰胺。

忌吃炸薯条的原因

❶ 由于制作过程的特殊性，炸薯条是富含油脂和脂肪的食物，它们不容易被消化，急性胃炎患者食用后，会加重胃的消化负担，不利于病情。

❷ 炸薯条的原料主要为土豆。土豆等含淀粉的食物在高温烹炸下会产生过量的丙烯酰胺，在炸薯条中检出的丙烯酰胺含量是饮水中允许的最大限量的500多倍，丙烯酰胺是一种致癌物质，对于急性胃炎患者的病情不利。

可可

忌吃关键词：
脂肪、可可碱、咖啡因。

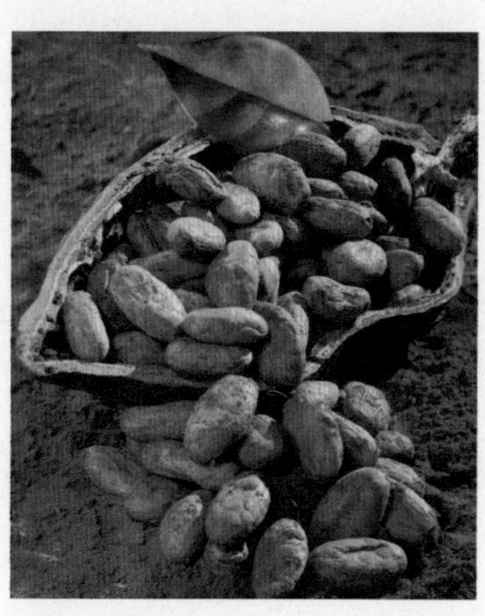

忌食可可的原因

❶ 急性胃炎患者肠胃功能较弱，过多的油脂摄入可能导致腹痛、腹泻，加重急性胃炎的病情，而可可的脂肪含量极高，每100克中含有脂肪超过50克，故急性胃炎患者应尽量不吃或少吃可可。

❷ 可可中含有可可碱和咖啡因，这两种中枢神经兴奋物质可刺激胃酸的分泌，使胃液中胃酸的含量增加，还可使心肌兴奋，胃黏膜充血，从而加重胃的炎症，所以急性胃炎患者应忌吃可可。

冰激凌

忌吃关键词：
生冷食物。

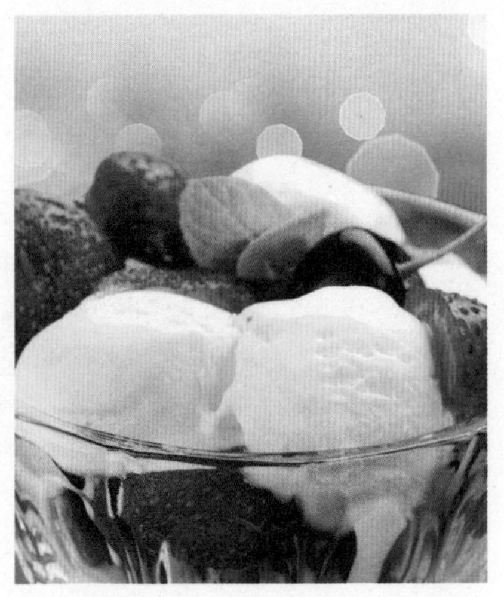

忌吃冰激凌的原因

❶ 一般人进食冰激凌若过多过快，会刺激内脏血管，使局部出现贫血，使肠胃道的消化能力和杀菌能力减弱，从而使肠胃道容易受感染而发生炎症病变，诱发急性胃炎、急性肠炎等疾病，而冷冻的刺激还会使肠胃道蠕动加快，引起腹泻。

❷ 中医认为，肠胃较弱的人不适宜食用太多生冷的食物，尤其是寒邪客胃型的急性胃炎患者，否则可加重其疼痛、恶心呕吐、嗳气吞酸、口淡不渴等症状。

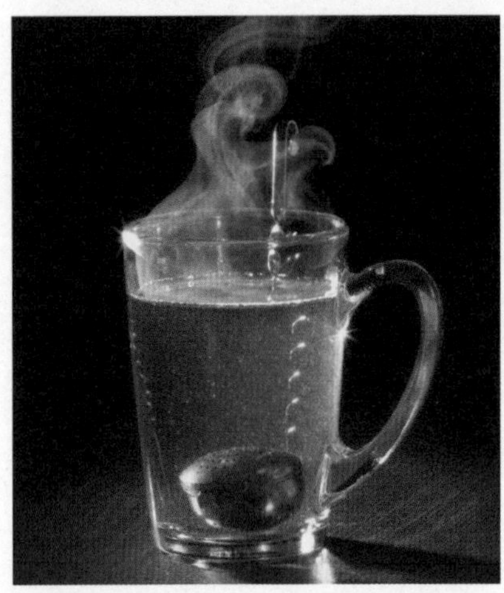

浓茶

忌吃关键词：
稀释胃液、茶碱、性凉。

忌喝浓茶的原因

❶ 饮用浓茶会稀释胃液，降低胃液的浓度，使胃的消化功能减弱，不能正常地消化食物，食物的滞留和消化不完全可能导致消化不良、腹痛、腹胀等症状，对于急性胃炎患者来说，这无疑加剧了其症状，使病情加重。

❷ 浓茶还可以刺激胃的腺体，使胃酸分泌增多，浓茶中的茶碱还会损伤胃黏膜屏障，使之出现炎症甚至发生溃疡性的改变，从而加重急性胃炎的病情。

咖啡

忌吃关键词：
咖啡因。

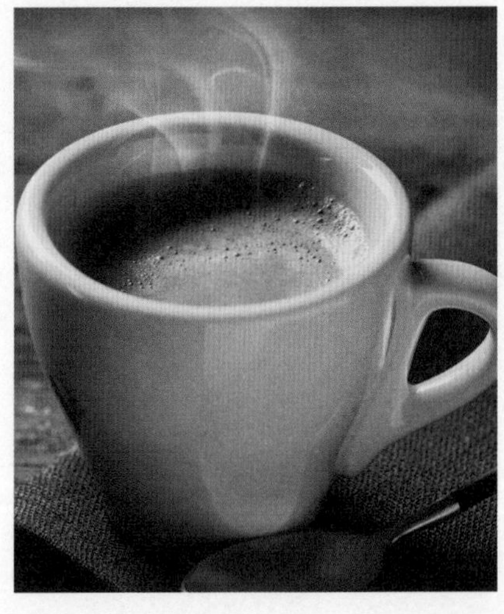

忌喝咖啡的原因

❶ 咖啡中含有咖啡因，它是一种黄嘌呤生物碱化合物，是一种中枢神经兴奋剂，也是一种新陈代谢的刺激剂。饮用咖啡有提神和恢复体力的作用，很多人长期靠咖啡提神，因咖啡因长期刺激胃黏膜，从而引发了急性胃炎、胃溃疡等疾病。

❷ 咖啡中的咖啡因会刺激胃的腺体，使胃酸和胃蛋白酶等消化液分泌增加，可直接加重急性胃炎患者的病情，降低胃药的疗效，不利于急性胃炎病情的恢复。

辣椒

忌吃关键词：
味辛、性热。

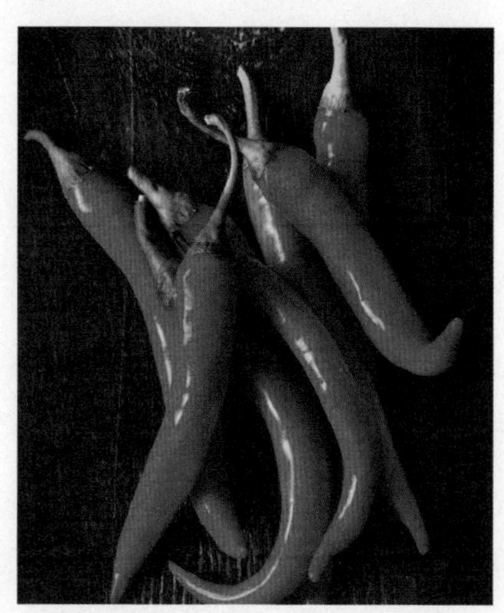

忌吃辣椒的原因

❶ 辣椒中含有特有的辣椒素等，对哺乳动物包括人类都有刺激性，并且在口腔中产生灼热感。人食用辣椒后，辣椒素会剧烈刺激胃黏膜，使胃黏膜高度充血，蠕动加快，引起胃疼、腹痛、腹泻等症状，大大地加重了急性胃炎患者的病情。

❷ 中医认为，湿热中阻型的急性胃炎多由食入热性、刺激性食物所致，而辣椒性热，且具有刺激性，急性胃炎患者不宜食用，否则可加重胃脘疼痛、口干等症状。

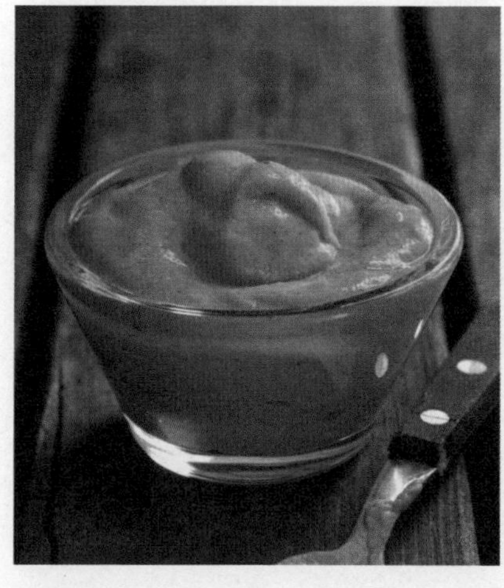

芥末

忌吃关键词：
芥子油、刺激性、性热。

❶ 芥末有很强的解毒功能，能解鱼蟹之毒，常用于搭配鱼生食用。吃过芥末的人都知道，其最大的特点是那催泪性的强烈刺激性辣味，这种辣味来源于它含有的芥子油，这种强烈刺激性辣味对于急性胃炎患者也是很不利的，它可刺激胃黏膜，使胃黏膜充血，加重炎症。

❷ 芥末性热，急性胃炎患者要慎食，特别是湿热中阻型的急性胃炎患者，食用后可加重其胃脘疼痛、口苦口干、大便不畅、里急后重等症状。

胡椒

忌吃关键词：
刺激性、性热。

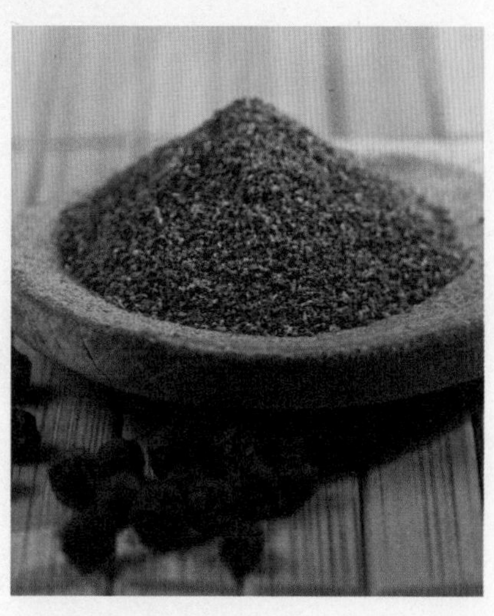

忌吃胡椒的原因

❶ 胡椒和辣椒一样，具有强烈的刺激性，可刺激胃黏膜，使胃黏膜高度充血，从而加重急性胃炎患者的症状，对病情不利。

❷ 胡椒性热，《本草纲目》中提到："热病人食之，动火伤气，阴受其害。"《本草经疏》也告诫说："性虽无毒，然辛温太甚，过服未免有害，气味俱厚，阳中之阳也。"由此可见，一般人都不适宜食用过多，而对于湿热中阻型的急性胃炎患者来说，更是要忌吃，以免加重病情。

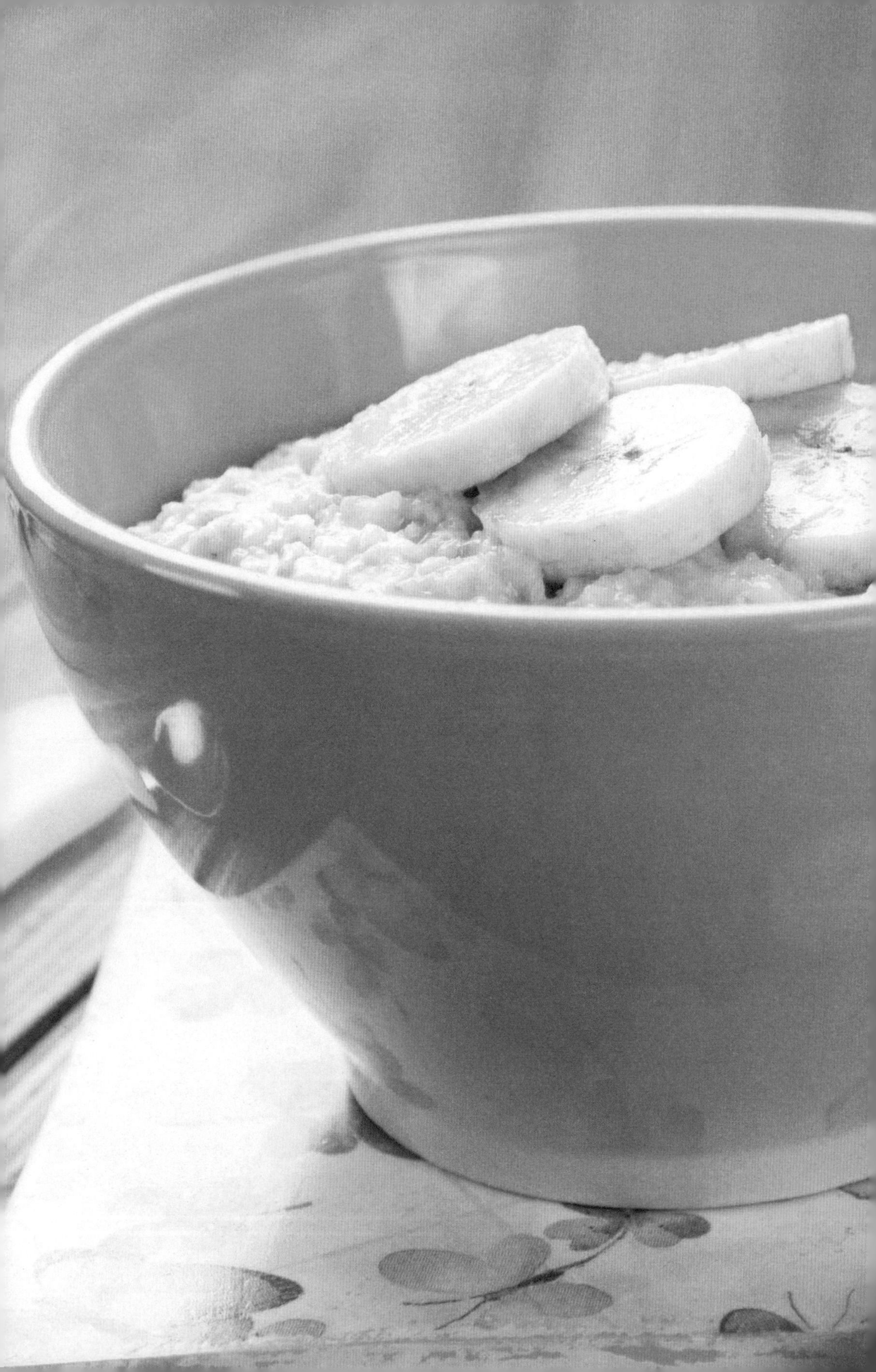

第二章

慢性胃炎吃什么？禁什么？

慢性胃炎多由感染幽门螺杆菌，胃酸分泌不足，长期饮用烈酒，过食生冷、燥热、粗糙等刺激性食物损伤胃黏膜，以及胆汁反流等因素所致。多数患者常无特殊症状，部分患者会出现上腹饱胀不适、隐痛、胃灼热、嗳气、反酸、食欲不振等消化不良症状。

中医将慢性胃炎大致分为脾胃气虚、肝胃不和、胃阴亏虚、脾胃虚寒、肝胃郁热五种证型，我们根据每种证型的病症特点，配制了科学合理的对症药膳，患者可结合自身的症状，选择相应的药膳进行调理，对疾病的治疗能起到积极的作用。

中医分型

脾胃气虚型

对症药材

·党参·黄芪·白术·山药·茯苓

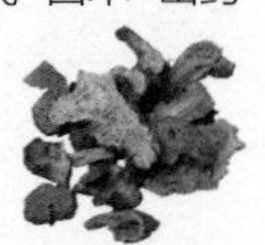

对症食材

·大米·小米·猪肚·银耳·红枣

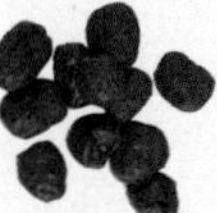

症状剖析

胃隐隐作痛，时轻时重，食欲差、神疲乏力、少气懒言、大便溏稀，伴有腹胀、恶心、呕吐，舌质淡，苔薄白。

治疗原则 益气健脾、补虚养胃。

饮食禁忌 忌食寒凉生冷食物，忌食滑肠食物。

肝胃不和型

对症药材

·佛手·枳实·陈皮

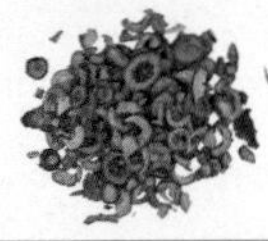

对症食材

·甲鱼·小米·黑米·香菇·金针菇·鸽肉

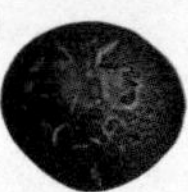

症状剖析

症见胃脘部闷痛伴胸胁疼痛、时轻时重，长期心烦易怒，腹胀、嗳气吞酸、食欲不振、大便不畅、舌苔薄白。

治疗原则 疏肝解郁、理气宽中。

饮食禁忌 忌食易产气、易腹胀的食物。

胃阴亏虚型

对症药材

·葛根·麦冬

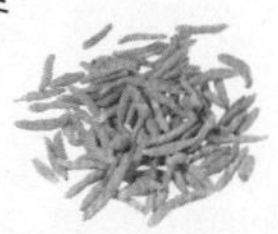

对症食材

·牛奶·冬瓜·甲鱼·银耳·杨梅·米醋

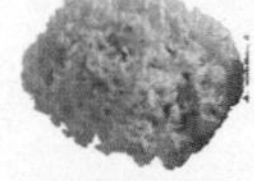

症状剖析

主要症状为胃隐隐作痛，偶有烧灼感，有饥饿感但不欲饮食、口干咽燥、饮水多，大便干结，舌质红、苔少或无苔。

治疗原则 滋阴润燥、养胃生津。

饮食禁忌 忌食燥热伤阴食物以及辛辣刺激性食物。

脾胃虚寒型

对症药材

·肉桂·附子·干姜

对症食材

·羊肉·狗肉·胡椒·板栗

·荔枝

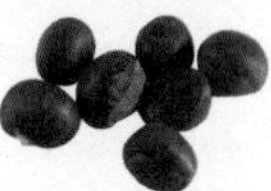

症状剖析

主要症状有胃隐隐作痛，喜温喜按，空腹时疼痛加重，饮食后疼痛减轻，泛吐清水，神疲乏力，食欲不振，手足冰凉怕冷，大便稀、小便清长，舌淡苔白。

治疗原则 益气健脾、补虚养胃。

饮食禁忌 忌食寒凉生冷食物，忌食滑肠食物。

肝胃郁热型

对症药材

·菊花·栀子

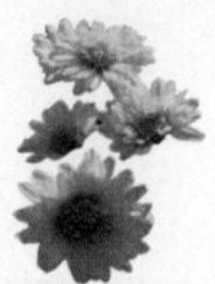

对症食材

·兔肉·鸭肉·冬瓜·阳桃·西瓜

·南瓜

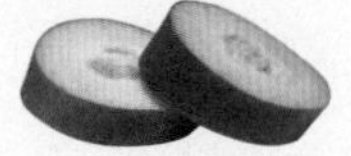

症状剖析

胃痛，偶有灼烧感，伴有胸胁疼痛，烦躁易怒，有胃灼热、反酸、口苦咽干症状，口渴喜冷饮，大便干燥，舌红苔薄黄。

治疗原则 清热泻火、调和肝胃。

饮食禁忌 忌食燥热性以及辛辣刺激性食物。

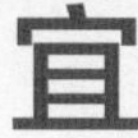

✔ 进食时要细嚼慢咽，使食物充分与唾液混合，有利于消化和减少胃部的刺激。

✔ 饮食宜按时定量、营养丰富，多食维生素含量丰富的食物。

✔ 饮食宜清淡，少吃刺激性食物，晚餐不宜过饱，待食物消化后再睡觉。

忌

✕ 忌服浓茶、浓咖啡等有刺激性的饮料。

✕ 戒烟忌酒，烟草中的有害成分能促使胃酸分泌增加，对胃黏膜产生有害的刺激作用。过量饮酒或长期饮用烈性酒会使胃黏膜充血、水肿甚至糜烂，导致慢性胃炎发生率明显增高。

民间秘方

❶ 将10克干姜洗净；400克羊肉洗净，切成薄片；15克葱洗净切段。一同放入锅中，加入料酒，加水适量，烧沸后用小火炖30分钟，加入盐、味精、胡椒粉调味即成。每日2次，佐餐食用。可补虚、散寒，适合脾胃虚寒型慢性胃炎患者食用，但胃热者忌食。

❷ 将15克山楂、6克白术、3克陈皮洗净，放入锅中，加600毫升水，煮沸即可关火。饭后当茶饮。可行气消食、宽中健脾，适合经常食后腹胀疼痛的胃炎患者食用。

生活保健

✔ 患者要保持精神愉快，因为精神抑郁或过度紧张疲劳，容易造成幽门括约肌功能紊乱、胆汁反流而发生慢性胃炎。

✔ 加强体育锻炼，增强体质，加强肠胃功能。

✔ 积极治疗口腔、鼻腔、咽部慢性感染灶，以防局部感染灶的细菌或毒素被长期吞食，造成胃黏膜炎症。

✖ 忌用或少用对胃黏膜有损害的药物，如阿司匹林、保泰松、吲哚美辛、利舍平、甲苯磺丁脲、激素等，如果必须应用这些药物，一定要饭后服用，或者同时服用抗酸剂及胃黏膜保护药，以减少它们对胃黏膜损害。

✖ 慢性浅表性胃炎患者禁服的药物：
①水杨酸类，阿司匹林、水杨酸钠。②苯胺类，对乙酰氨基酚、非那西丁。③比唑酮类，保泰松、氨基比林。④其他抗炎有机酸，吲哚美辛、布洛芬。⑤抗生素类，四环素。⑥糖皮质激素，泼尼松、地塞米松、可的松。

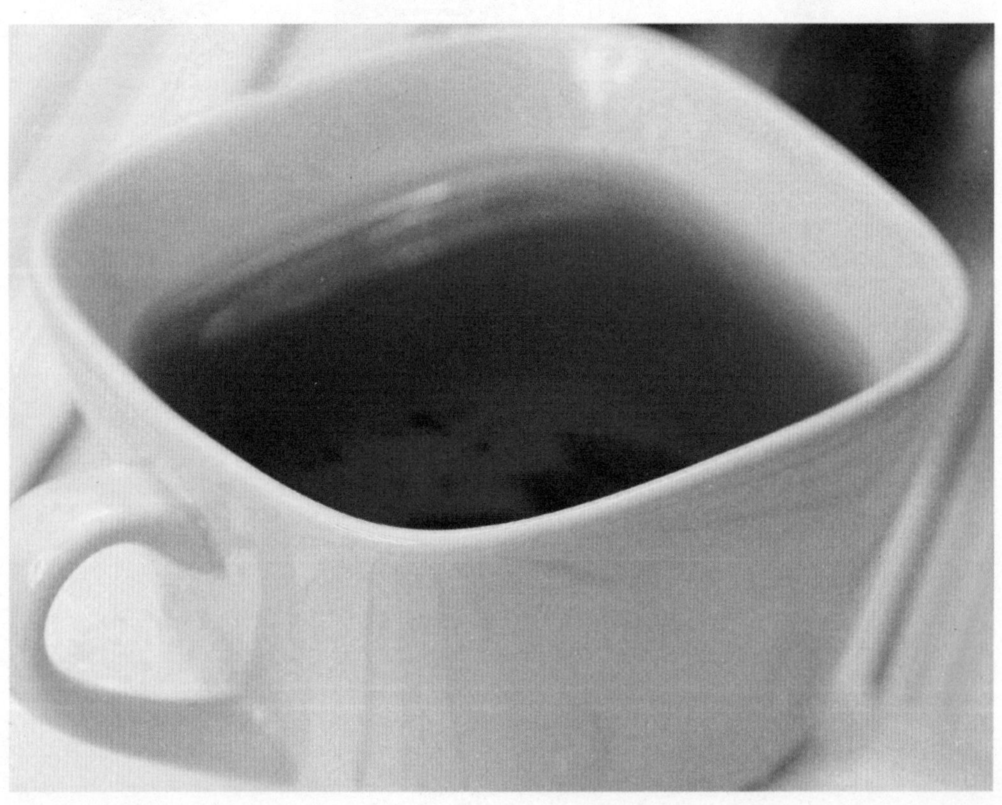

慢性胃炎患者
宜吃的食物及其简易食疗方

我们根据慢性胃炎的五种中医分型，贴心地为每一种证型的患者挑选了宜吃的食物，分析每一种食物的性味归经及其对每种证型的食疗功效，并推荐了合适的调养食疗方，详解其材料、做法，以及功效。食疗方的材料均简单易得，做法清晰明了。患者可根据自身症状判断自己属于哪一证型，然后根据证型选择适合自己的食疗方法及菜例，于日常饮食中轻松达到调理的目的。

狗肉	金针菇	冬瓜

小米 谷物粮豆类

小米粥

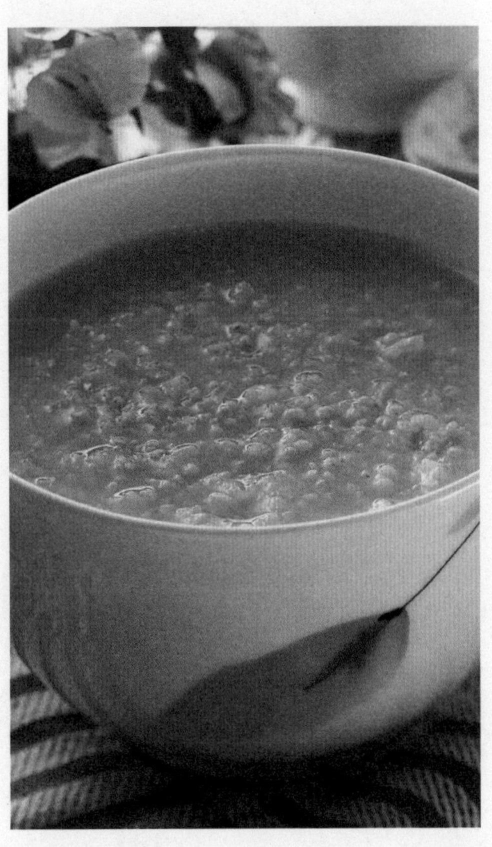

材料：小米1/2杯，干玉米碎粒1/4杯，糯米1/4杯，砂糖少许。

制作：

❶ 将小米、干玉米碎、糯米分别用清水洗净，备用。

❷ 所有材料放入电饭煲内，加清水后开始煲粥，煲至粥黏稠即可。

功效：本品具有疏肝解郁、理气宽中的功效，适合肝胃不和型的慢性胃炎患者。

性味归经：小米性凉，味甘、咸，陈者性寒，味苦。归脾、肾经。

食疗机理：小米能健脾和胃、疏肝解郁，适合脾胃虚弱以及肝胃不和的慢性胃炎患者食用，对体虚、脾胃虚弱、反胃呕吐、食欲不振、肝气郁结等症有很好的食疗效果。小米还能缓解精神压力和紧张情绪，有较好的安眠作用。

黑米 谷物粮豆类

黑米红豆茉莉粥

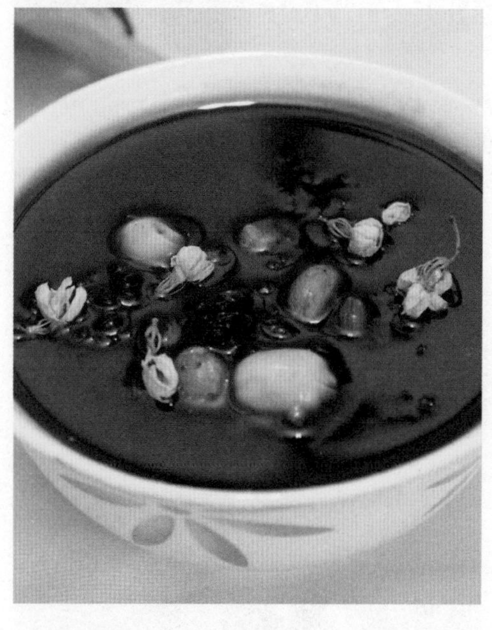

材料：黑米50克，红豆30克，茉莉花适量，莲子、花生仁各20克，白糖适量。

制作：

1. 黑米、红豆均泡发洗净；莲子、花生仁、茉莉花均洗净。
2. 锅置火上，倒入清水，放入黑米、红豆、莲子、花生仁煮开。
3. 加入茉莉花同煮至浓稠状，调入白糖拌匀即可。

功效：本品具有益气健脾、疏肝理气、养胃生津的功效，适合脾胃气虚、肝胃不和、胃阴亏虚的慢性胃炎患者。

性味归经：黑米性平，味甘。归脾、胃经。

食疗机理：黑米具有健脾开胃、补肝明目、滋阴补肾、益气强身、养精固精的功效，适合脾胃气虚、肝胃不和以及胃阴亏虚型的慢性胃炎患者食用，同时，黑米含B族维生素、蛋白质等，对于脱发、白发、贫血、流感、咳嗽、气管炎、肝病、肾病患者都有一定的食疗保健作用。

猪肚 肉禽水产类

四神沙参猪肚汤

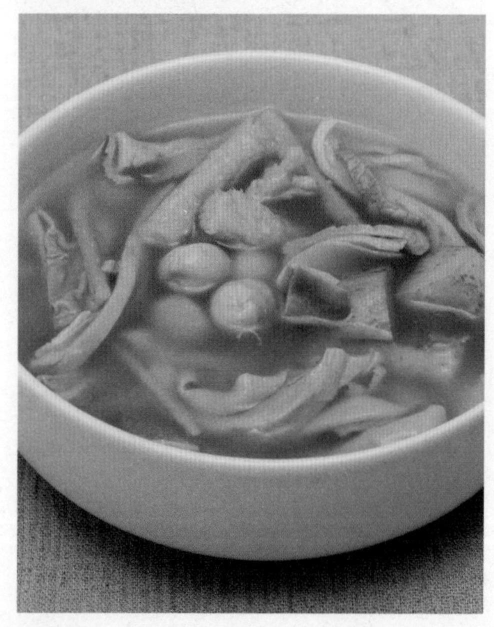

材料：猪肚半个，芡实、茯苓、薏米各100克，盐少许，沙参25克，莲子、新鲜山药各200克。

制作：

1. 猪肚洗净焯水，切成大块；芡实、薏米淘洗干净，用清水浸泡1小时，沥干；山药削皮、洗净、切块；莲子、沙参冲净。
2. 将除莲子和山药以外的药材和猪肚放入锅中，加水煮沸后，再转小火炖30分钟，加入莲子和山药，再续炖30分钟，煮熟烂后，加盐调味即可。

功效：本品具有益气健脾、补虚养胃的功效，适合脾胃气虚型的慢性胃炎患者。

性味归经：猪肚性微温，味甘。归脾、胃经。

食疗机理：猪肚有补虚损、健脾胃的功效，对脾胃气虚型胃炎、胃痛、消化性溃疡以及内脏下垂、脾虚腹泻、虚劳瘦弱、消渴、小儿疳积、尿频或遗尿都有很好的食疗作用。

羊肚 肉禽水产类

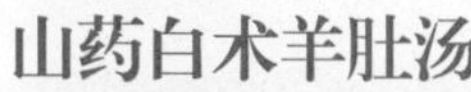

山药白术羊肚汤

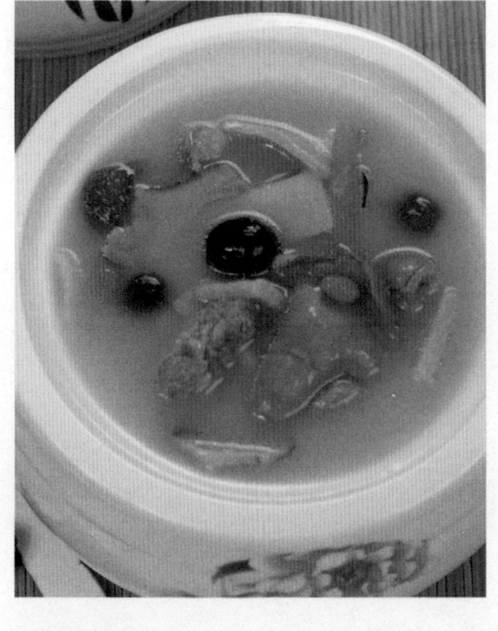

材料：羊肚250克，红枣、枸杞子各15克，山药、白术各10克，盐、鸡精各适量。

制作：

❶ 羊肚洗净，切块，焯水；山药洗净，去皮，切块；白术洗净，切段；红枣、枸杞子洗净，浸泡。

❷ 锅中烧水，放入羊肚、山药、白术、红枣、枸杞子，加盖。

❸ 炖2小时后，调入盐和鸡精即可。

功效：本品具有益气健脾、补虚养胃、温胃散寒的功效，适合脾胃气虚以及脾胃虚寒型的慢性胃炎患者。

性味归经：羊肚性温，味甘。归脾、胃经。

食疗机理：羊肚有健脾补虚、益气健胃、固表止汗之功效，适合脾胃气虚以及脾胃虚寒型慢性胃炎患者食用。此外，羊肚对虚劳羸瘦、食欲不振、神疲乏力、消渴、自汗、盗汗、尿频、脾虚腹泻等症也有一定的食疗效果。

羊肉 肉禽水产类

当归姜羊肉汤

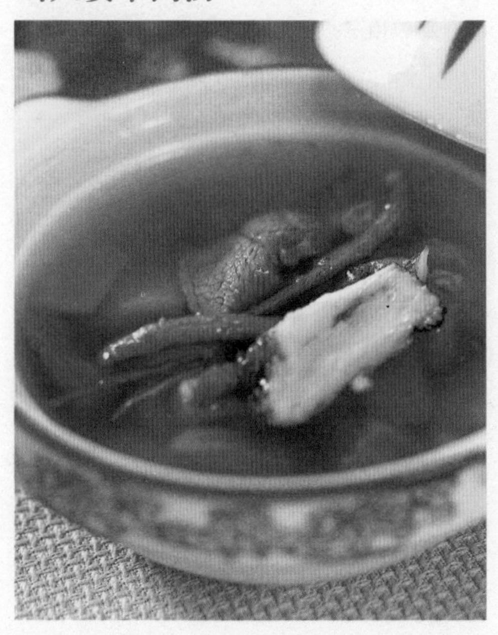

材料：当归10克，姜20克，羊肉100克，盐适量。

制作：

❶ 将羊肉洗净后切成方块；当归、姜洗净备用。

❷ 羊肉入锅，加适量水、当归、姜同炖至羊肉熟透。

❸ 加入盐调味即可。

功效：本品具有温胃散寒、益气补虚的功效，适合脾胃虚寒以及脾胃气虚型的慢性胃炎患者。

性味归经：羊肉性热，味甘。归脾、胃、肾、心经。

食疗机理：羊肉可温胃散寒、益气补虚，还可增加消化酶，保护胃壁，帮助消化，适合脾胃虚寒型的慢性胃炎患者食用。寒冬常吃羊肉，能促进血液循环，使皮肤红润，增强御寒能力。中医认为，羊肉还有补肾壮阳的作用。

狗肉 肉禽水产类

狗肉黑豆汤

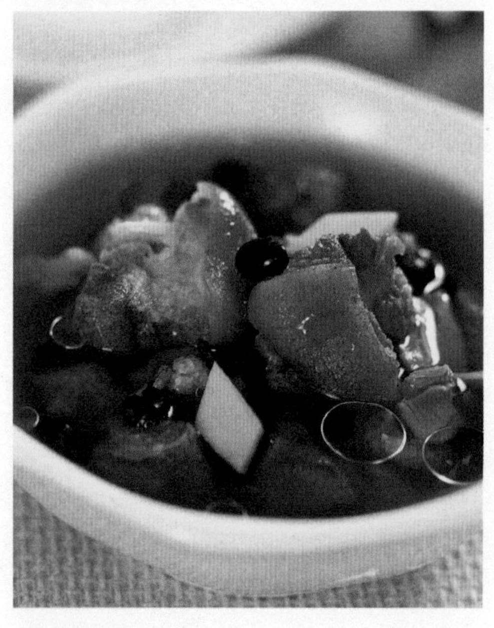

材料： 狗肉300克，黑豆100克，姜、葱、盐各适量。

制作：

❶ 将狗肉洗净，切成小块；黑豆洗净泡发；姜洗净切片；葱洗净切葱花。

❷ 将切好的狗肉下入沸水中焯去血水。

❸ 锅中加适量水，放入狗肉、黑豆，再加入姜片炖至狗肉熟烂，加盐调味，撒上葱花即可。

功效： 本品具有温胃散寒的功效，适合脾胃虚寒型的慢性胃炎患者。

性味归经： 狗肉性温，味咸、酸。归胃、肾经。

食疗机理： 狗肉有温胃散寒、补肾益精等功效，适合脾胃虚寒型的慢性胃炎患者食用。狗肉还可用于老年人的虚弱症，如尿溺不尽、四肢厥冷、精神不振等。现代医学研究证明，狗肉中含有少量稀有元素，对治疗心脑缺血性疾病，调整高血压有一定益处。

鸽肉 肉禽水产类

银耳炖乳鸽

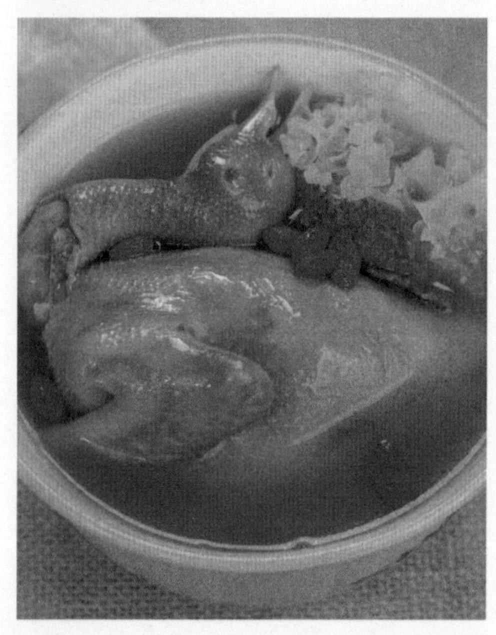

材料： 乳鸽1只，银耳15克，盐、枸杞子、陈皮各适量。

制作：

❶ 乳鸽收拾干净；银耳、枸杞子、陈皮均洗净泡发。

❷ 净锅上水烧沸，下入乳鸽焯去血水，捞起。

❸ 将乳鸽、枸杞子、陈皮放入瓦煲，注入适量水，大火烧开，放入银耳，改用小火煲炖2小时，加盐调味即可。

功效： 本品具有疏肝理气、益气健脾的功效，适合肝胃不和、脾胃气虚型的慢性胃炎患者。

性味归经： 鸽肉性平，味咸。归肝、肾经。

食疗机理： 鸽肉具有疏肝理气、补肾壮阳、益气养血之功效，对肝胃不和以及脾胃气虚型的慢性胃炎患者有较好的食疗作用。女性常食鸽肉，可调补气血、提高性欲。此外，乳鸽肉含有丰富的软骨素，经常食用可使皮肤变得白嫩、细腻。

鸭肉 肉禽水产类

白菜老鸭汤

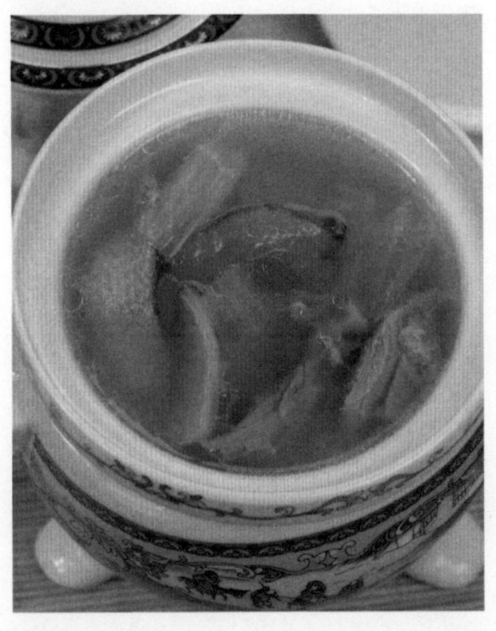

材料： 老鸭肉350克，白菜150克，姜、枸杞子各15克，盐、鸡精各适量。

制作：

❶ 老鸭肉洗净，切件，焯水；白菜洗净，切段；姜洗净，切片；枸杞子洗净，浸泡。

❷ 锅中注水，烧沸后放入老鸭肉、姜、枸杞子以小火炖1.5小时。

❸ 放入白菜，大火炖30分钟后，调入盐、鸡精即可食用。

功效： 本品具有益气健脾、清热泻火、养阴生津的功效，适合脾胃气虚、肝胃郁热以及胃阴亏虚型的慢性胃炎患者。

性味归经： 鸭肉性寒，味甘、咸。归脾、胃、肺、肾经。

食疗机理： 鸭肉具有养胃滋阴、清肺解热、大补虚劳、利水消肿之功效，适合脾胃气虚、肝胃郁热以及胃阴亏虚型的慢性胃炎患者食用。鸭肉还可用于治疗咳嗽痰少、咽喉干燥、阴虚阳亢之头晕头痛、水肿、小便不利等症。

兔肉 肉禽水产类

北沙参玉竹兔肉汤

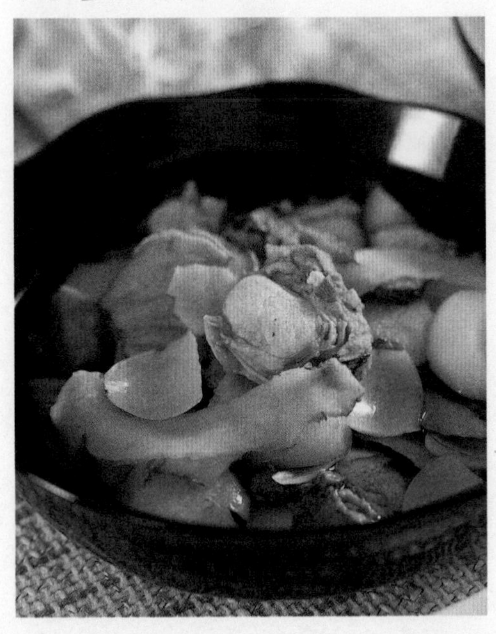

材料： 北沙参、玉竹、百合各30克，马蹄100克，兔肉600克，盐适量。

制作：

❶ 北沙参、玉竹、百合洗净，浸泡1小时。

❷ 马蹄去皮洗净；兔肉斩件，洗净，入沸水锅中焯去血水。

❸ 瓦煲内放入2000毫升清水，煮沸后加入北沙参、玉竹、百合、马蹄和兔肉，大火煲开后，改用小火煮3小时，加盐调味即可。

功效： 此汤有滋阴润燥、养胃生津的功效，可用于胃阴亏虚所引起的胃炎胃痛、胃灼热、口干咽燥等症。

性味归经： 兔肉性凉，味甘。归肝、脾、大肠经。

食疗机理： 兔肉可清热凉血、滋阴益气、解毒消痈，对肝胃不和、胃阴亏虚、肝胃郁热以及脾胃气虚型的慢性胃炎患者均有一定的食疗作用。兔肉还含有丰富的卵磷脂，能抑制血小板凝聚和预防血栓形成，保护血管壁，预防动脉硬化，还能提高记忆力，减缓脑功能衰退。

甲鱼 肉禽水产类

金针菇甲鱼汤

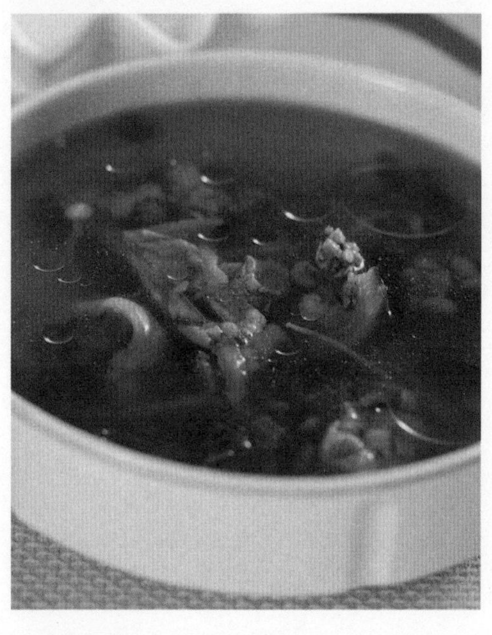

材料： 甲鱼1只，金针菇150克，枸杞子少许，盐、味精各适量。

制作：

❶ 甲鱼宰杀洗净，切成小块；金针菇、枸杞子洗净备用。

❷ 锅中加水烧沸，下入甲鱼块焯去血水后，捞出。

❸ 将甲鱼块、金针菇、枸杞子放入锅中，加适量清水煮40分钟后，调入盐、味精即可。

功效： 本品具有益气补虚、理气宽中、滋阴养胃、理气解痛、调和肝胃的功效，适合各种证型的慢性胃炎患者。

性味归经： 甲鱼性平，味甘。归肝经。

食疗机理： 甲鱼具有益气补虚、滋阴壮阳、益肾健体、净血散结等功效，适合各种证型的慢性胃炎患者食用。甲鱼对预防和抑制胃癌、肝癌、急性淋巴性白血病，以及防治因放疗、化疗引起的贫血、虚弱、白细胞减少等症功效显著，还能降低血胆固醇，预防高血压、冠心病等症。

香菇 蔬菜菌菇类

香菇冬瓜

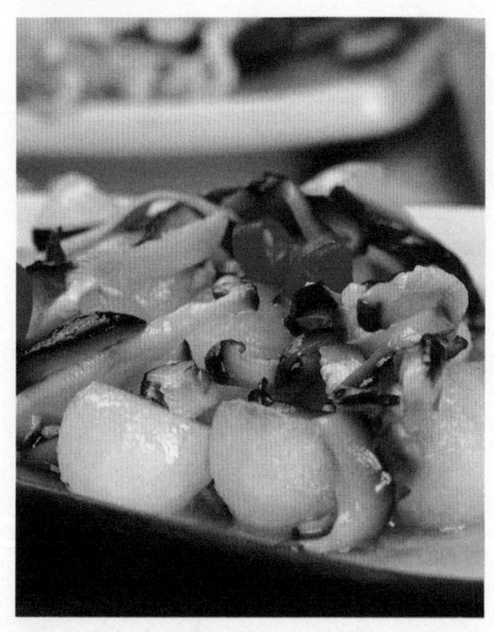

材料： 干香菇10朵，冬瓜500克，食用油、海米、姜丝、盐、辣椒粒、味精、水淀粉、香油各适量。

制作：

❶ 香菇泡发，洗净切丝；冬瓜去皮、去子，洗净挖成球状。

❷ 锅中倒油烧热，爆香姜丝和辣椒粒后放入香菇丝，倒入清水，放入洗净的海米煮开。

❸ 放入冬瓜球煮熟，加盐、味精调味，勾芡，淋上香油即可。

功效： 本品具有疏肝理气的功效，适合肝胃不和的慢性胃炎患者。

性味归经： 香菇性平，味甘。归脾、胃经。

食疗机理： 香菇具有疏肝理气、益胃和中、化痰抗癌、透疹解毒之功效，适合肝胃不和的慢性胃炎患者食用，对食欲不振、身体虚弱、肝气郁结、小便失禁、大便秘结、形体肥胖等病症也有一定的食疗功效。

金针菇 蔬菜菌菇类

金针菇牛肉卷

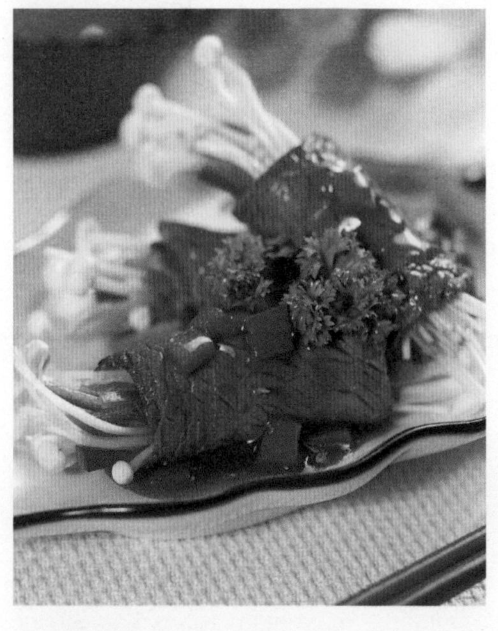

材料： 金针菇250克，牛肉100克，青椒、红椒各10克，食用油、特色烧烤汁各适量。

制作：

❶ 牛肉洗净，切成长薄片；青椒、红椒洗净，切丝；金针菇洗净备用。

❷ 将金针菇、辣椒丝卷入牛肉片。

❸ 锅中注油烧热，放入牛肉卷煎熟，淋上特色烧烤汁即可。

功效： 本品有健脾益胃、理气宽中、养胃生津的功效，适合肝胃不和、肝胃郁热以及胃阴亏虚型慢性胃炎患者。

性味归经： 金针菇性凉，味甘滑。归脾、大肠经。

食疗机理： 金针菇具有补肝、益肠胃、抗癌之功效，对肝胃不和、肝胃郁热以及胃阴亏虚型慢性胃炎患者皆有很好的食疗作用，对肝病、肠胃道炎症、溃疡、肿瘤等病症也有较好的食疗功效。此外，金针菇含锌较高，对预防男性前列腺疾病较有助益。

冬瓜 蔬菜菌菇类

冬瓜红豆汤

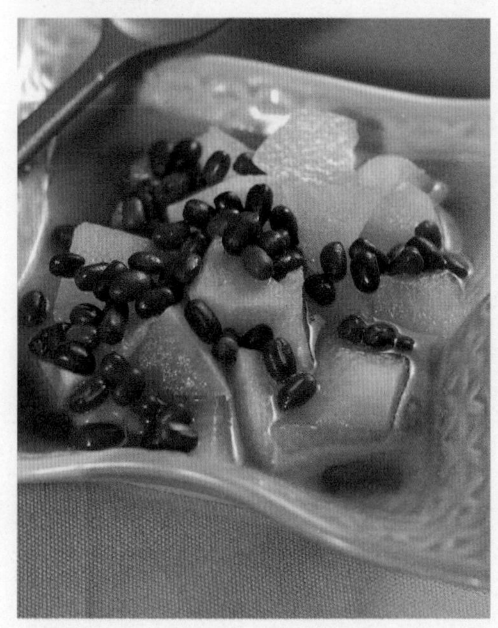

材料： 冬瓜200克，红豆100克，食用油、盐、鸡精各适量。

制作：

❶ 冬瓜去皮洗净，切块；红豆泡发洗净，备用。

❷ 锅入水烧开，放入红豆汆至八成熟，捞出沥干水分备用。

❸ 锅下油烧热，放入冬瓜略炒，加入清水，放入红豆，加盐、鸡精调味，煮熟装盘即可。

功效： 本品具有清热泻火、养胃生津的功效，适合肝胃郁热以及胃阴亏虚型的慢性胃炎患者。

性味归经： 冬瓜性凉，味甘。归肺、大肠、小肠、膀胱经。

食疗机理： 冬瓜具有清热解毒、益胃生津、利水消肿、减肥美容的功效，对胃阴亏虚、肝胃郁热型慢性胃炎患者有较好的食疗作用。冬瓜还能美容减肥，对慢性支气管炎、肠炎、肺炎等感染性疾病有一定的食疗作用。

南瓜 蔬菜菌菇类

南瓜百合

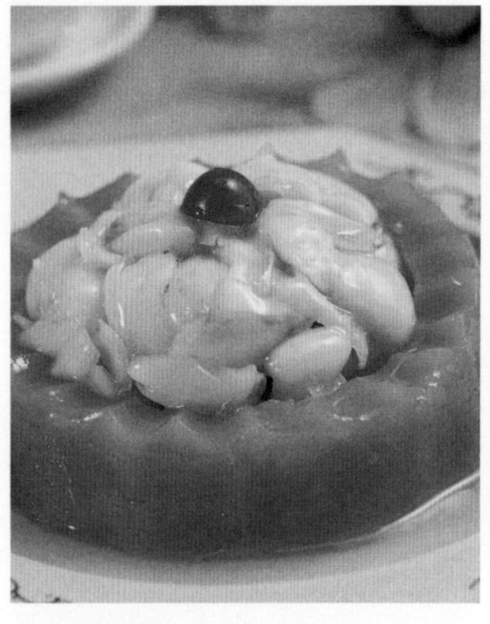

材料： 南瓜250克，百合200克，白糖、蜜汁各适量。

制作：

❶ 南瓜洗净，表面切锯齿花刀。

❷ 百合洗净，用白糖拌匀，放入南瓜中，上火蒸8分钟。

❸ 取出，淋上蜜汁即可。

功效： 本品具有益气健脾、滋阴养胃、消炎止痛的功效，适合脾胃气虚、胃阴亏虚型的慢性胃炎患者。

性味归经： 南瓜性温，味甘。归脾、胃经。

食疗机理： 南瓜具有消炎止痛、润肺益气、止喘化痰、降低血糖等功效，对胃阴亏虚型以及脾胃气虚型慢性胃炎患者有很好的食疗作用。南瓜还可减少粪便中毒素对人体的危害，对高血压及肝脏的一些病变也有一定的预防和食疗作用。另外，南瓜中胡萝卜素含量较高，可保护眼睛。

板栗 水果干果类

板栗小米豆浆

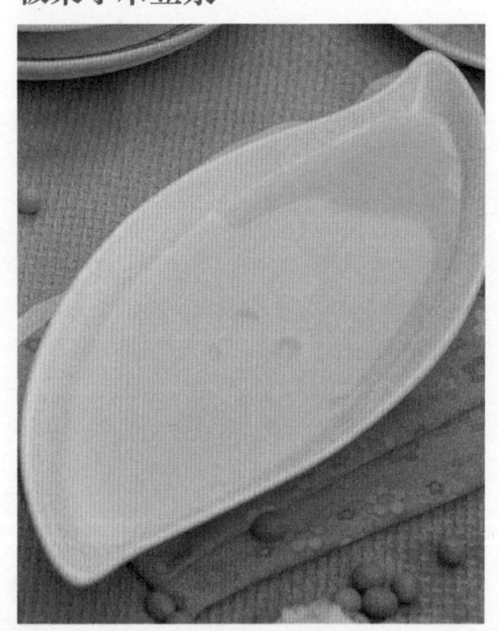

材料： 黄豆、板栗肉各40克，小米20克。

制作：

❶ 黄豆用清水泡软，捞出洗净；板栗肉洗净；小米淘洗干净。

❷ 将上述材料放入豆浆机中，加适量水搅打成豆浆，烧沸后滤出即可。

功效： 本品具有温胃散寒、益气健脾的功效，适合脾胃虚寒、脾胃气虚型的慢性胃炎患者。

性味归经： 板栗性温，味甘、平。归脾、胃、肾经。

食疗机理： 板栗具有养胃健脾、补肾强腰之功效，适合脾胃虚寒型慢性胃炎患者食用。常食板栗还可防治高血压、冠心病、动脉硬化、骨质疏松等疾病，是抗衰老、延年益寿的滋补佳品。此外，板栗还能辅助治疗日久难愈的小儿口舌生疮和成人口腔溃疡。

红枣 水果干果类

糖饯红枣花生

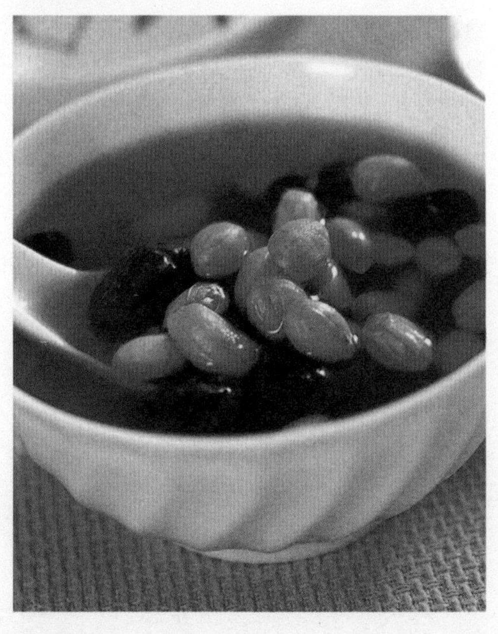

材料：干红枣、红砂糖各50克，花生仁100克。

制作：

1. 花生仁略煮一下放冷，去皮，与泡发的红枣一同放入煮花生仁的水中。
2. 再加适量冷水，用小火煮半小时左右。
3. 加入红砂糖，待糖溶化后，收汁即可。

功效：本品具有益气健脾、补虚养胃的功效，适合脾胃气虚型的慢性胃炎患者。

性味归经：红枣性温，味甘。归心、脾、肝经。

食疗机理：红枣具有益气补血、健脾和胃之功效，适合脾胃气虚的慢性胃炎患者食用。红枣对于治疗过敏性紫癜、贫血、高血压和肝硬化患者的血清转氨酶增高以及预防输血反应等有辅助作用。红枣中的黄酮类化合物，还有镇静降血压作用。

荔枝 水果干果类

荔枝柠檬汁

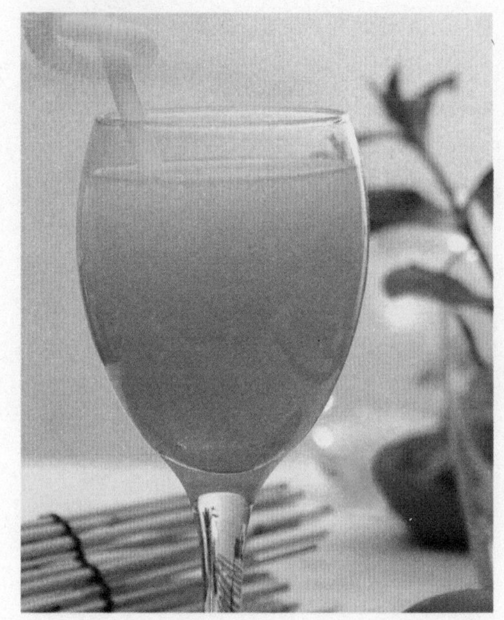

材料：荔枝400克，柠檬1/4个，冷开水适量。

制作：

1. 将荔枝去皮及核，用清水洗净，备用；柠檬用清水洗净，备用。
2. 将准备好的荔枝、柠檬一起放入榨汁机中，再放入冷开水，榨成汁即可。

功效：本品具有益气健脾、温胃散寒的功效，适合脾胃气虚、脾胃虚寒型的慢性胃炎患者。

性味归经：荔枝性热，味甘。归心、脾经。

食疗机理：鲜荔枝能生津止渴、和胃平逆；干荔枝有补肝肾、健脾胃、益气血的功效，适合脾胃虚寒、脾胃气虚型的慢性胃炎患者食用，还可缓解虚寒性胃痛、呕吐等症。荔枝富含铁元素及维生素C，能使人面色红润，使皮肤细腻富有弹性。

杨梅 水果干果类

桑葚杨梅汁

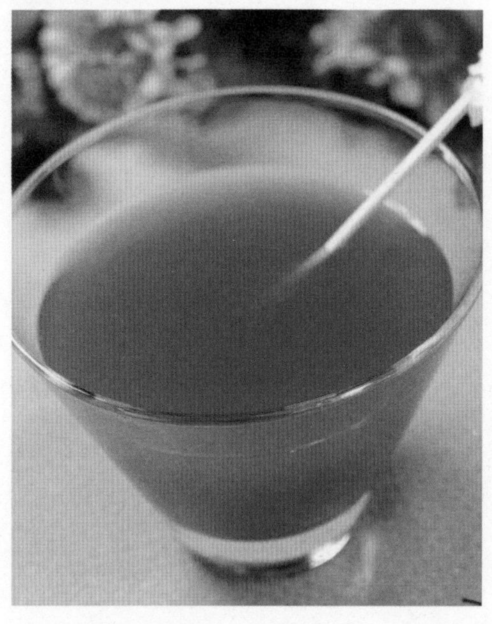

材料：桑葚80克，青梅40克，杨梅5克，凉开水、冰块各适量。

制作：

1. 将桑葚洗净；青梅洗净，去皮。
2. 杨梅洗净后切块。
3. 将桑葚、青梅、杨梅、凉开水放入果汁机中搅打成汁，加入冰块即可。

功效：本品具有滋阴润燥、养胃生津的功效，适合胃阴亏虚型的慢性胃炎患者。

性味归经：杨梅性温，味甘、酸。归肝、胃经。

食疗机理：杨梅具有生津止渴、和胃消食的功效，适合胃阴亏虚的慢性胃炎患者食用。杨梅中还含有一定的抗癌物质，对肿瘤细胞的生长有抑制作用；杨梅含大量的维生素C，能增强毛细血管的通透性，还有降血脂的功效。

西瓜 水果干果类

西瓜木瓜汁

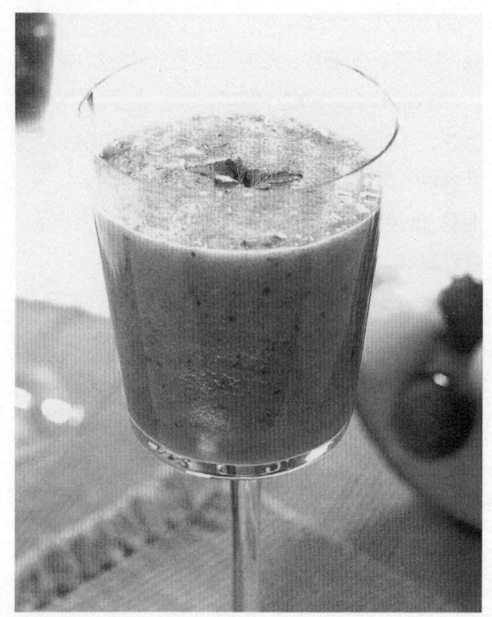

材料：西瓜100克，木瓜1/4个，柠檬1/8个，冰水200毫升，姜、低聚糖各适量。

制作：

1. 将木瓜与西瓜去皮去子，姜、柠檬洗净后去皮，将这几种原料均切成适当大小的块。
2. 将所有材料放入榨汁机搅打成汁，滤出果肉即可。

功效：本品具有清热泻火、养胃生津的功效，适合肝胃郁热、胃阴亏虚型的慢性胃炎患者。

性味归经：西瓜性寒，味甘。归心、胃、膀胱经。

食疗机理：西瓜具有清热止渴、解暑除烦、降压美容、利水消肿等功效，适合肝胃郁热以及胃阴亏虚型的慢性胃炎患者食用。西瓜富含多种维生素，具有平衡血压、调节心脏功能、软化及扩张血管的作用，还可以促进新陈代谢。

阳桃 水果干果类

阳桃柳橙汁

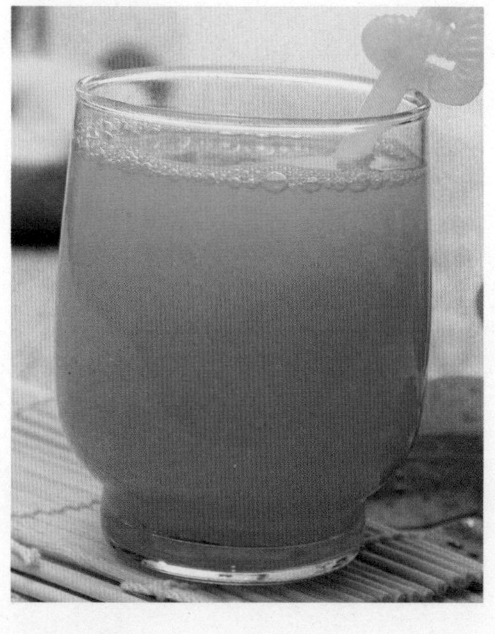

材料：阳桃2个，柳橙1个，柠檬汁、蜂蜜各适量。

制作：

❶ 将阳桃洗净，切块，放入半锅水中，煮开后转小火熬煮4分钟，放凉；柳橙洗净，切块，榨汁，备用。

❷ 将阳桃倒入杯中，加入柳橙汁和辅料一起调匀即可。

功效：本品具有清热泻火、养胃生津的功效，适合肝胃郁热、胃阴亏虚型的慢性胃炎患者。

性味归经：阳桃性寒，味甘、酸。归肺、胃、膀胱经。

食疗机理：阳桃具有清热、生津、止咳、利水、解酒等功效，可提高胃液的酸度，促进食物的消化，对胃酸分泌过少引起的慢性胃炎有较好的食疗作用。阳桃还能保护肝脏，降低血糖、血脂、胆固醇，消除咽喉炎症、口腔溃疡，防治风火牙痛，使体内的热毒随小便排出体外。

胡椒 其他类

胡椒煲猪肚

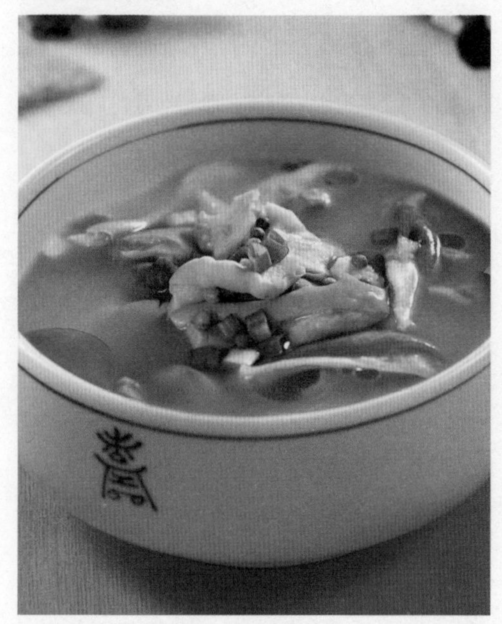

材料：猪肚300克，胡椒20克，盐、味精、料酒、姜、葱各适量。

制作：

❶ 猪肚洗净切片；葱择洗净切段；姜洗净去皮切片。

❷ 锅中注水烧开，放入猪肚片煮至八成熟，捞出沥水。

❸ 煲中注入适量水，放入猪肚、胡椒、姜片煲至猪肚熟烂，加入盐、味精、料酒，撒上葱段即可。

功效：本品具有温胃散寒、理气止痛的功效，适合脾胃虚寒型的慢性胃炎患者。

性味归经：胡椒性热，味辛。归胃、大肠经。

食疗机理：胡椒有温中、下气、消痰、解毒的功效，对脘腹冷痛、反胃、呕吐清水、泄泻、冷痢等有食疗作用，适合脾胃虚寒型胃炎患者食用。

牛奶 其他类

肉桂奶茶

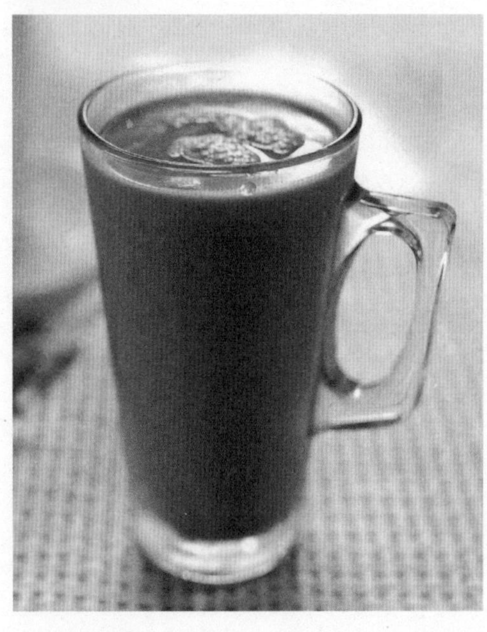

材料： 鲜奶300毫升，肉桂棒2根，红糖适量。

制作：

1. 将鲜奶倒入杯中，放入微波炉加热后取出。
2. 以肉桂棒搅拌10分钟，致肉桂香渗入奶中。
3. 加入红糖搅拌至溶化即成。

功效： 本品具有益气健脾、散寒止痛的功效，适合脾胃气虚、脾胃虚寒型的慢性胃炎患者。

性味归经： 牛奶性平，味甘。归心、肺、肾、胃经。

食疗机理： 牛奶具有补肺养胃、生津润肠之功效，适合脾胃气虚以及脾胃虚寒型慢性胃炎患者食用。睡前喝1杯牛奶，能促进睡眠安稳。牛奶中含有碘、镁、锌和卵磷脂，能大大提高大脑的工作效率，还能促进心脏和中枢神经系统的耐疲劳性，常喝牛奶还能润泽美白肌肤。

米醋 其他类

姜米醋炖木瓜

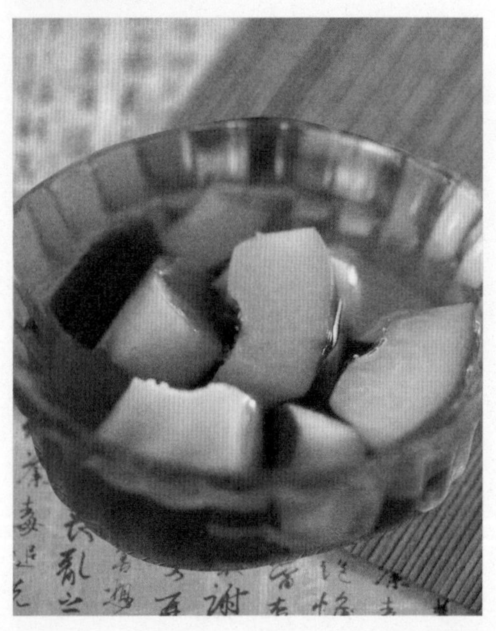

材料： 姜5克，木瓜100克，米醋少许。

制作：

1. 木瓜洗净，切块；姜洗净，切片。
2. 木瓜、姜片一同放入砂锅。
3. 加米醋和水，用小火炖至木瓜熟即可。

功效： 本品具有疏肝解郁、温胃散寒的功效，适合肝胃不和、脾胃虚寒型的慢性胃炎患者。

性味归经： 米醋性温，微酸、苦。归肝、胃经。

食疗机理： 醋具有活血散瘀、消食化积、解毒的功效，适合胃酸缺乏引起的慢性胃炎患者食用。适当饮醋既可杀菌，又可促进肠胃消化功能，还可降低血压，预防动脉硬化。此外，食醋能滋润皮肤、改善皮肤的供血、对抗衰老。用醋熏空气可以预防流感、上呼吸道感染。

白术 中药类

猪肚白术粥

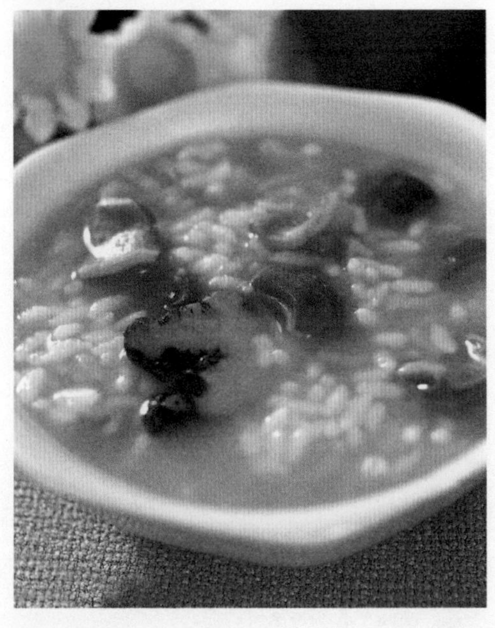

材料：猪肚500克，白术30克，黄芪15克，大米150克，姜、盐各适量。

制作：

❶ 将猪肚翻洗干净，煮熟后切成小块；姜洗净切片。

❷ 白术、黄芪洗净，一并放入锅中，加清水适量，用大火烧沸后再改用小火煎煮。

❸ 约煮1小时后，加入洗净的大米、姜片、猪肚煮粥，至粥熟后调入盐即可。

功效：本品具有健脾益气的功效，适合脾胃气虚型的慢性胃炎患者。

性味归经：白术性温，味苦、甘。归脾、胃经。

食疗机理：白术有健脾益气、燥湿利水、止汗、安胎的功效，适合脾胃气虚型慢性胃炎患者食用。常用于脾胃虚弱引起的倦怠少气、食少腹胀、虚胀腹泻、水肿、黄疸、小便不利、气虚自汗、胎气不安等病症的治疗。

佛手 中药类

佛手元胡猪肝汤

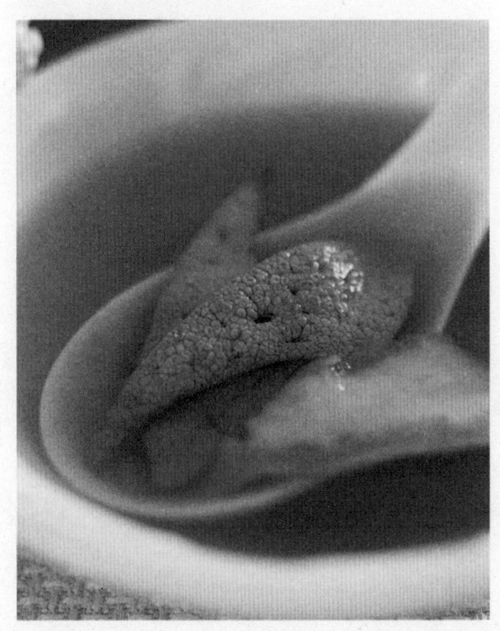

材料：佛手、元胡各9克，制香附6克，猪肝100克，盐、姜丝、葱花各适量。

制作：

❶ 猪肝洗净，切片备用。

❷ 将佛手、元胡、制香附洗净，放入锅中，加适量水煮沸，再用小火煮15分钟左右。

❸ 加入猪肝片，放适量盐、姜丝、葱花调味，熟后即可食用。

功效：本品具有疏肝解郁、行气止痛的功效，适合肝胃不和型的慢性胃炎患者。

性味归经：佛手性温，味辛。归肝、脾、胃经。

食疗机理：佛手芳香行散，具有疏肝理气、和中止痛、化痰止咳的功效，适合肝胃不和型慢性胃炎患者食用。主要用于治疗肝郁气滞、胸闷胁痛、肝胃不和、脘痛胀痛、嗳气呕吐、泻痢后重、咳嗽痰多等常见病症。

党参 中药类

党参黄芪排骨

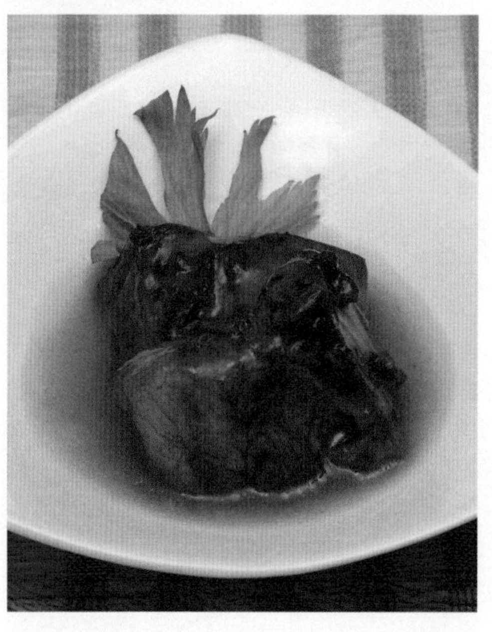

材料：小排骨120克，葱5克，酒糟豆腐乳、姜片、党参、黄芪各3克，八角2克，水淀粉、食用油各适量。

制作：

1. 小排骨洗净，入油锅炸至金黄色。
2. 党参、黄芪、八角放入锅中，加1碗水以小火煎煮20分钟，再加入豆腐乳、姜片等转入大火煮沸。
3. 在蒸锅里铺上葱段，加入排骨和做法2中的汤汁，放入蒸笼蒸1小时；倒出汤汁，入水淀粉勾芡，淋在小排骨上即可。

功效：本品具有益气补虚的功效，适合脾胃气虚型的慢性胃炎患者。

性味归经：党参性平，味甘。归脾、肺经。

食疗机理：党参具有补中益气、和胃益肺的功效，适合脾胃气虚的慢性胃炎患者食用。党参还可用于治疗气血不足、脾肺虚弱、体倦乏力、气短心悸、食少便溏、虚喘咳嗽、内热消渴、血虚萎黄、便血、崩漏等常见病症。

黄芪 中药类

黄芪猪肝汤

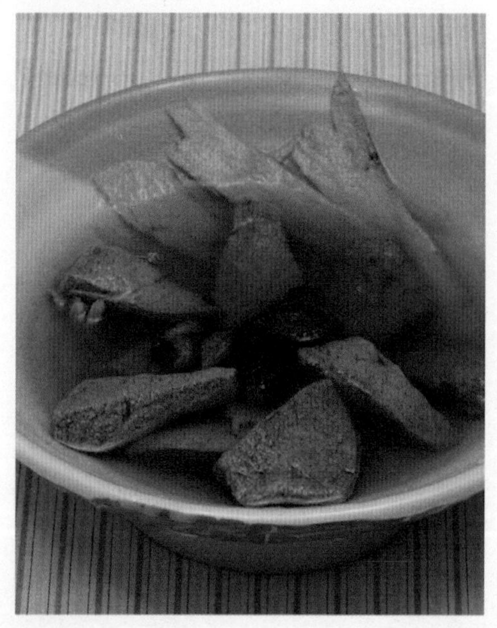

材料：猪肝200克，当归1片，黄芪15克，丹参、生地黄各8克，姜5片，米酒半碗，香油、盐各适量。

制作：

1. 将当归、黄芪、丹参、生地黄洗净，加3碗水，熬取药汁备用。
2. 香油加姜爆香后，入猪肝炒至半熟，盛起备用。
3. 将米酒、药汁入锅煮开，入猪肝煮开，加入盐调味即可。

功效：本品具有益气健脾的功效，适合脾胃气虚型的慢性胃炎患者。

性味归经：黄芪性温、味甘。归肺、脾、肝、肾经。

食疗机理：黄芪具有补气健脾、利尿消肿、托毒排脓、固表止汗、敛疮生肌的功效，适合脾胃气虚型慢性胃炎患者食用。临床上，黄芪还常用于治疗中气下陷所致的胃下垂、脱肛、子宫脱垂、崩漏带下等病症，还可用于表虚自汗及消渴（糖尿病）的治疗。

栀子 中药类

栀子菊花茶

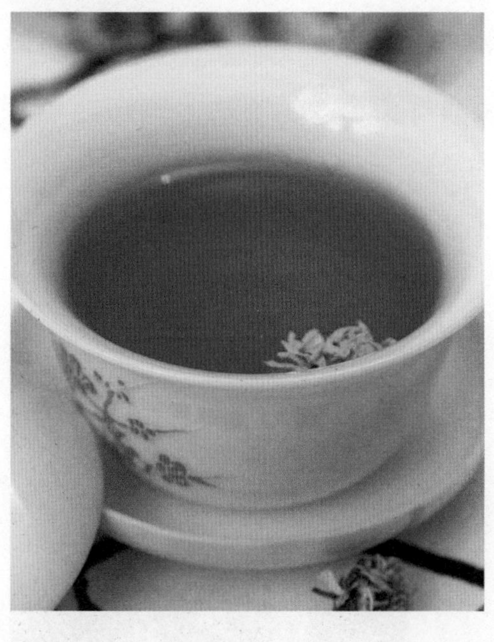

材料： 栀子、枸杞子、白菊花各适量。

制作：

❶ 将枸杞子、栀子、白菊花洗净备用。

❷ 将枸杞子、栀子与白菊花均加入杯中，加沸水冲泡，盖上盖。

❸ 待10分钟后即可饮用。

功效： 本品具有清热泻火、调和肝胃的功效，适合肝胃郁热型的慢性胃炎患者。

性味归经： 栀子性寒、味苦。归心、肝、肺、胃、三焦经。

食疗机理： 栀子具有泻火除烦、清热利湿、凉血解毒等功效，适合肝胃郁热型慢性胃炎患者食用。常用于治疗热病虚烦不眠、胃热呕吐、黄疸、淋病、消渴、目赤、咽痛、吐血、衄血、血痢、尿血、热毒疮疡、扭伤肿痛等病症。

葛根 中药类

粉葛红枣猪骨汤

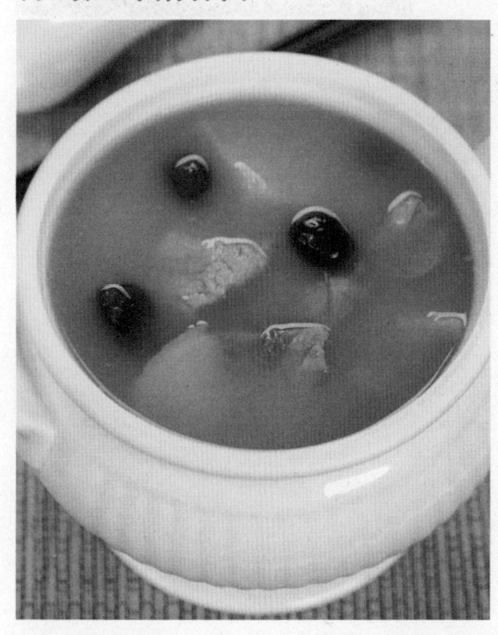

材料： 猪骨200克，盐、姜片、粉葛、红枣各适量。

制作：

❶ 粉葛洗净，切成块；红枣洗净，泡发；猪骨洗净，斩块。

❷ 净锅上水烧开，下猪骨焯去血水，捞出洗净。

❸ 将粉葛、红枣、猪骨、姜片放入炖盅，注入清水，大火烧沸后改小火炖煮2.5小时，加盐调味即可。

功效： 本品具有清热泻火、养阴生津的功效，适合肝胃郁热、胃阴亏虚型的慢性胃炎患者。

性味归经： 葛根性凉，味甘、辛。归脾、胃经。

食疗机理： 葛根具有清热泻火、除烦止渴、升阳解肌、透疹止泻等功效，适合肝胃郁热以及胃阴亏虚型的慢性胃炎患者食用。临床还常用于治疗伤寒、发热头痛、项强、烦热消渴、泄泻、痢疾、麻疹不透、高血压、心绞痛等病症。

慢性胃炎患者忌吃食物及忌吃原因

慢性胃炎患者应忌服浓茶、浓咖啡等有刺激性的饮料，戒烟忌酒。以下所列食物均为慢性胃炎患者绝对禁吃的，患者应自觉遵守。

烈酒

忌吃关键词：
胃黏膜屏障、前列腺素E。

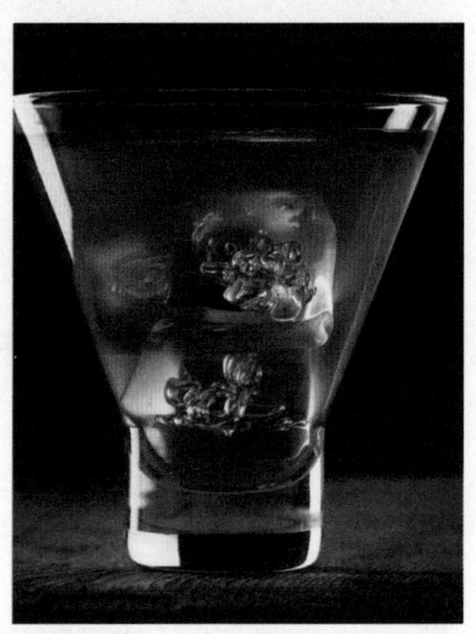

忌喝烈酒的原因

1. 烈酒能够直接破坏胃黏膜屏障，使胃腔内的氢离子反弥散进入胃黏膜，从而导致胃黏膜发生充血、水肿，甚至可导致胃黏膜糜烂，严重影响慢性胃炎患者的病情。
2. 胃黏膜会合成一种叫作前列腺素E的物质，这种物质可以抑制胃酸分泌，保护胃黏膜，反之，如果前列腺素E的分泌缺乏，就可造成胃黏膜的损害。而现代研究表明，饮用一定量的酒，特别是饮用烈酒，可以抑制或减少胃黏膜合成前列腺素E，损害胃黏膜，使慢性胃炎患者的病情加重。

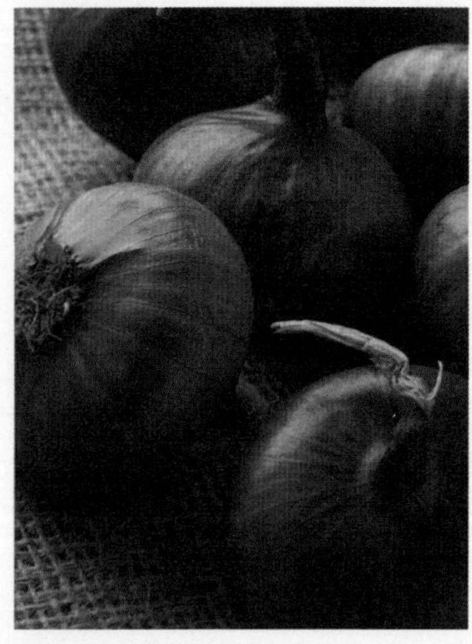

洋葱

忌吃关键词：
刺激性、产气、性温。

忌吃洋葱的原因

1. 洋葱的鳞茎和叶子中含有一种称为硫化丙烯的油脂性挥发物，具有辛辣味和一定的刺激性，可刺激胃的腺体，使胃酸分泌增多，加重慢性胃炎患者的病情。
2. 洋葱在体内的消化吸收过程中，容易产生过量的气体，导致腹胀症状，不利于慢性胃炎患者的病情。
3. 洋葱性温，多食可积温成热，肝胃郁热型的慢性胃炎患者食用后，可加重其胸胁疼痛、烦躁易怒、胃灼热、反酸、口苦咽干、大便干燥等症状。

四季豆

忌吃关键词：
产气、毒蛋白。

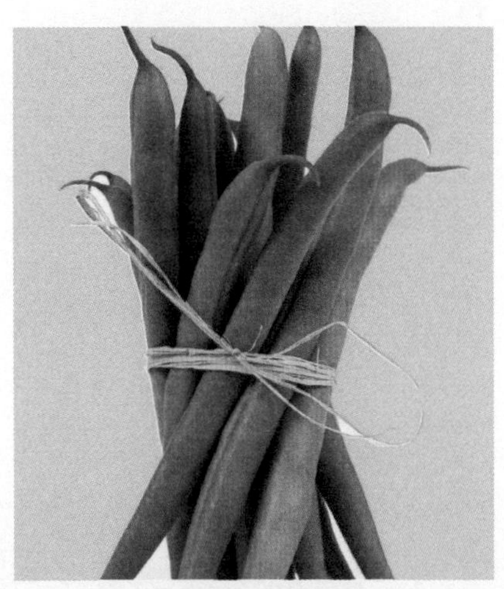

忌吃四季豆的原因

❶ 四季豆营养丰富，蛋白质、钙、铁、B族维生素的含量都很高，但是四季豆在消化吸收的过程中会产生过多的气体，引起腹胀，不利于慢性胃炎患者的病情。

❷ 四季豆的籽粒中含有一种毒蛋白，生吃或夹生吃都会导致腹泻、呕吐等现象，加重慢性胃炎患者的病情。在高温的作用下可把毒素完全破坏掉，所以在烹煮四季豆时，最好在100℃的温度下，焖炒30分钟以上。

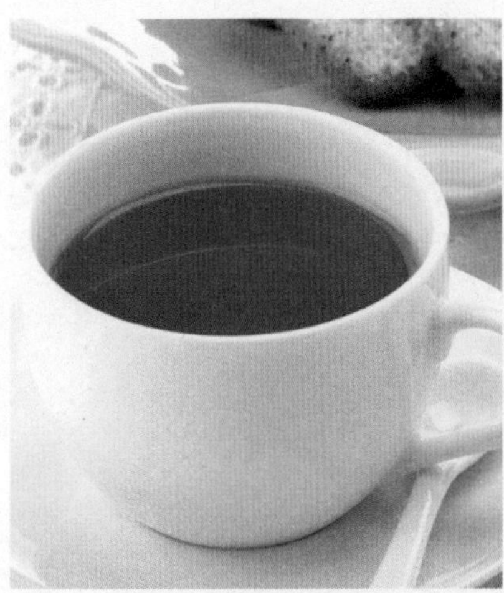

浓茶

忌吃关键词：
刺激性、鞣酸、咖啡因。

忌喝浓茶的原因

❶ 浓茶会稀释胃液，降低胃液的浓度，影响胃的正常消化功能，从而引起消化不良、腹痛、腹胀等症状，加重慢性胃炎患者的病情。

❷ 浓茶会刺激胃的腺体分泌胃酸，使胃酸浓度增加，进而破坏胃黏膜屏障，加重溃疡症状，这对于慢性胃炎患者十分不利。

❸ 慢性胃炎患者由于病程长，病情反复，精神状态调节很重要，而浓茶中含有兴奋神经的茶碱，会影响患者的睡眠质量。

浓咖啡

忌吃关键词：
咖啡因。

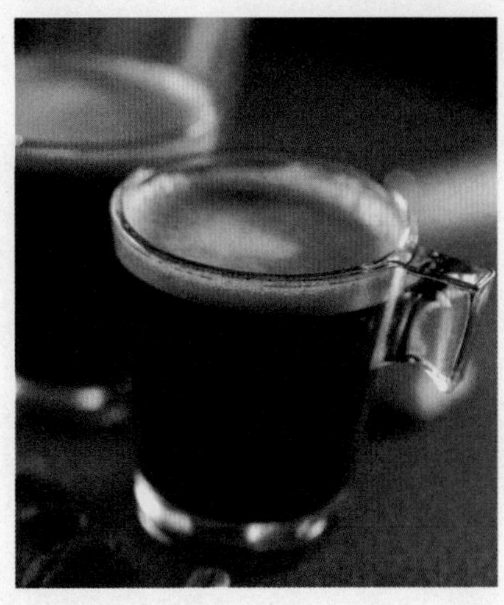

忌喝浓咖啡的原因

❶ 咖啡中含有一种黄嘌呤生物碱化合物——咖啡因，这是一种中枢神经兴奋剂，可兴奋人的中枢神经，兴奋心肌，人们常把它作为提神醒脑之品，但是慢性胃炎患者多伴有精神状况不佳，多饮咖啡会影响睡眠质量，久之还可引起神经衰弱。

❷ 咖啡中的咖啡因成分可刺激胃的腺体分泌胃酸，使胃酸浓度增加，破坏胃黏膜屏障，直接加重慢性胃炎患者的病情。

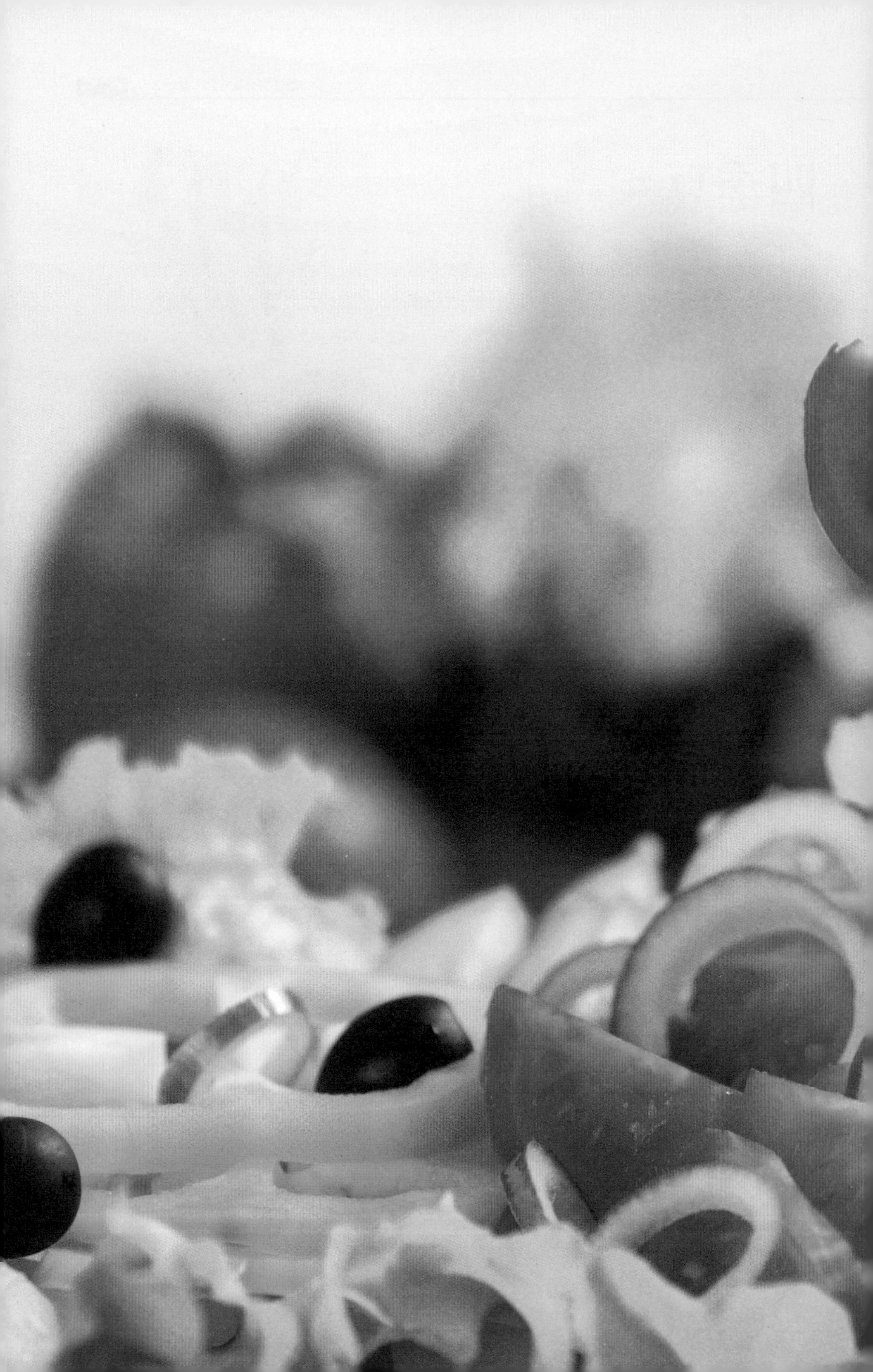

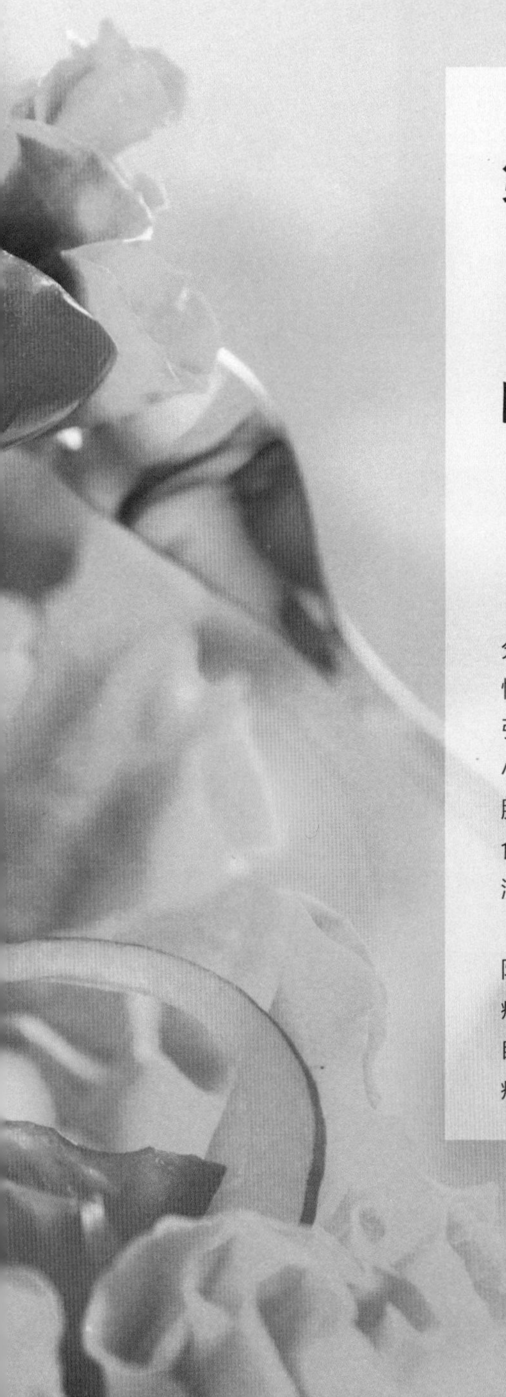

第三章

胃及十二指肠溃疡吃什么？禁什么？

胃及十二指肠溃疡又称为消化性溃疡，多由胃酸分泌过多、感染幽门螺杆菌、胃黏膜屏障受损、精神情志因素影响，以及长期服用非甾体类抗感染药物所引起。症状主要为中上腹部疼痛，胃溃疡常在餐后1小时内发生，疼痛持续数天或数月可缓解，而十二指肠溃疡多在饥饿时、两餐之间、午夜时疼痛发作，进食后可缓解。可伴嗳气、吞酸、恶心反胃、胃灼热，溃疡面出血者还可能出现黑便等症状。

中医将消化性溃疡大致分为肝郁气滞、脾胃虚寒、阴虚胃热、瘀血阻滞四种证型，我们根据每种证型的病症特点，配制了科学合理的对症药膳，患者可结合自身的症状，选择相应的药膳进行调理，对疾病的治疗能起到积极的作用。

中医分型

肝郁气滞型

对症药材

·白芍·香附·延胡索

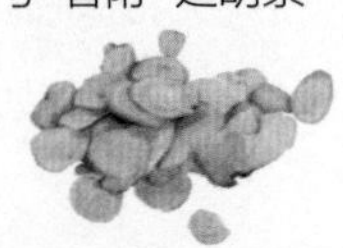

对症食材

·茼蒿·猕猴桃·佛手瓜

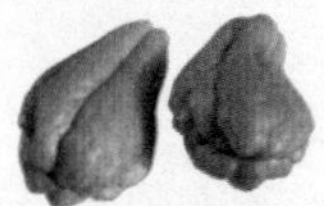

症状剖析

胃脘灼热疼痛，伴胁肋满闷隐痛，口干口苦，心烦易怒，嗳气频繁、吐酸，反胃、胃灼热，受情绪刺激时疼痛发作或加重，舌苔薄白。

治疗原则 疏肝解郁、理气止痛。

饮食禁忌 忌食辛辣刺激食物、酸性食物、肥腻食物等。

脾胃虚寒型

对症药材

·桂枝·吴茱萸

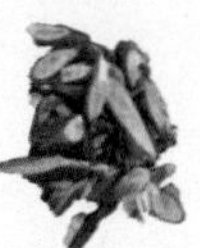

对症食材

·羊肉·狗肉·茼蒿·荔枝

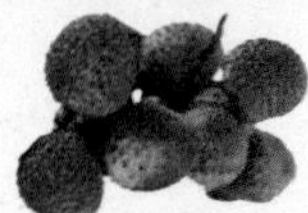

症状剖析

胃脘部隐隐作痛，喜温喜按，空腹时疼痛加重，进食后会缓解，泛吐清水，神疲乏力，不思饮食，摄食量少，手脚冰凉，大便溏稀，舌淡苔白。

治疗原则 温胃散寒、健脾止痛。

饮食禁忌 忌食寒凉生冷食物、冷饮，以及酸性食物等。

阴虚胃热型

对症药材

·沙参·麦冬·百合

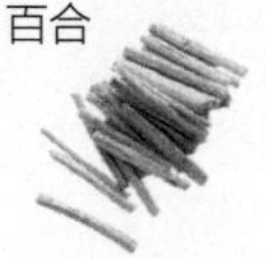

对症食材

·田螺·干贝·鸭肉·兔肉·海带·哈密瓜·猕猴桃

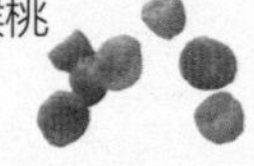

症状剖析

胃脘部隐隐作痛，有饥饿感但不欲饮食，恶心反胃、干呕、咽干口燥，小便黄、大便干结，舌色红、苔黄。

治疗原则 清热泻火、滋阴益胃。

饮食禁忌 忌食燥热性食物，忌烈酒等。

瘀血阻滞型

对症药材

· 田七 · 白及

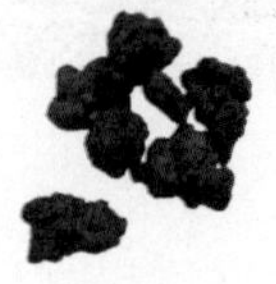

对症食材

· 油菜 · 鳕鱼 · 黑木耳 · 茄子

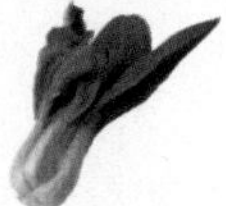

症状剖析

胃脘部疼痛有针刺感，且疼痛固定拒按，进食后疼痛加重，夜间较明显。或伴有呕血、黑便，舌质暗或有瘀斑。

治疗原则 活血化瘀、止血止痛。

饮食禁忌 忌食辛辣刺激性食物，忌烟酒，忌粗糙干硬食物。

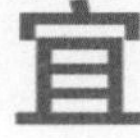

宜

✓ 消化性溃疡患者应选择吃一些不会促进胃酸分泌或者能中和胃酸且热量较多的食物，主食宜吃软米饭、燕麦粥、面条，以及含碱的面包或馒头等。

✓ 饮食宜清淡，少吃刺激性食物，晚餐不宜过饱，待食物消化后再睡觉。

忌

✗ 忌食浓茶、浓咖啡，以及辛辣、油腻食物。

✗ 忌食过硬、粗糙的食物，因为此类食物易反复摩擦胃黏膜，加重溃疡面的损伤，而且不利于消化。

✗ 戒烟忌酒，烟草中的有害成分不仅能促使胃酸分泌增加，刺激胃黏膜，还易使溃疡面癌变。长期饮酒会使胃黏膜反复充血、糜烂，加重溃疡面出血，导致病情恶化。

茄子	猕猴桃	哈密瓜

民间秘方

❶ 将10克田七、15克核桃仁一起研成粉末，放入杯中，加入白开水250毫升，加盖闷5分钟，再加入适量蜂蜜搅拌均匀即可饮用。可当茶饮用。可健脾润肠、止血化瘀，适合消化性溃疡出血者食用。

❷ 将15克高良姜研成细粉备用，再将100克大米淘洗干净，放入锅中，加水适量，煮至粥成后，加入高良姜粉，再煮3分钟即可。当正餐食用，每日1次。可暖脾胃、止疼痛，适合脾胃虚寒的溃疡患者食用。

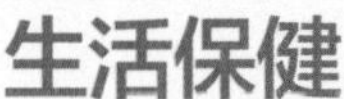

生活保健

✔ 由于精神因素也是引起溃疡病的一个重要原因，所以溃疡病患者要保持良好的心态和心情，避免受情绪刺激，切忌长期抑郁或烦躁。

✔ 饮食上要注意细嚼慢咽，避免急食，咀嚼可增加唾液分泌，后者能稀释和中和胃酸，并具有提高黏膜屏障的作用。

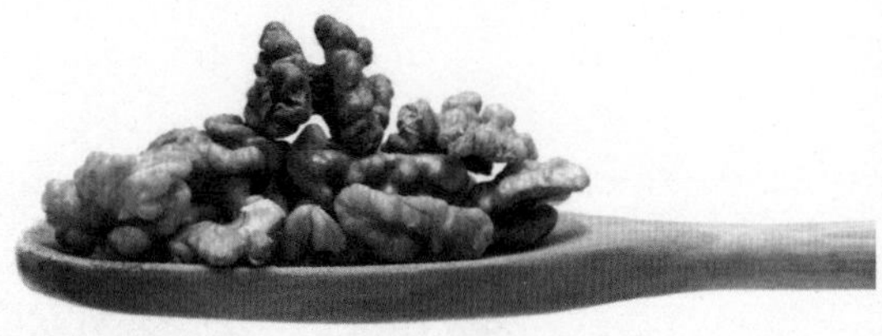

✔ 急性溃疡活动期以少吃多餐为宜，每天进食4~5次即可，一旦症状得到控制，应较快恢复到平时的一日三餐。

✔ 常食后腹胀的患者，饭后可平躺休息，双手按顺时针方向轻揉腹部，可加速肠胃蠕动，缓解腹胀。

✔ 有胃癌家族遗传史的消化性溃疡患者要定期去医院检查，必要时做胃镜检查，并坚持服药，遇有症状加重、消瘦、厌食、黑便等情况时，应及时到医院检查。

✖ 由于消化性溃疡的形成与胃液中的胃酸和胃蛋白酶的消化作用有关，故切忌空腹上班和空腹就寝。

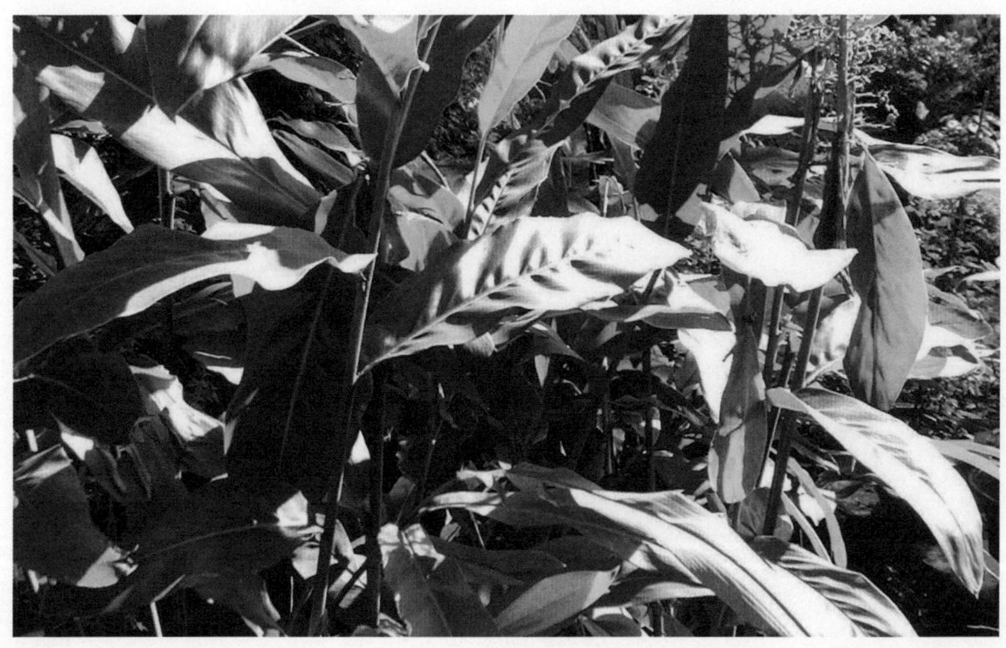

胃及十二指肠溃疡患者宜吃的食物及其简易食疗方

我们根据胃及十二指肠溃疡的四种中医分型，贴心地为每一种证型的患者挑选了宜吃的食物，分析每一种食物的性味归经及其对每种证型的食疗功效，并推荐了合适的调养食疗方，详解其材料、做法，以及功效。食疗方的材料均简单易得，做法清晰明了。患者可根据自身症状判断自己属于哪一证型，然后根据证型选择适合自己的食疗方法及菜例，于日常饮食中轻松达到调理的目的。

羊肉	茼蒿	百合

小米 谷物粮豆类

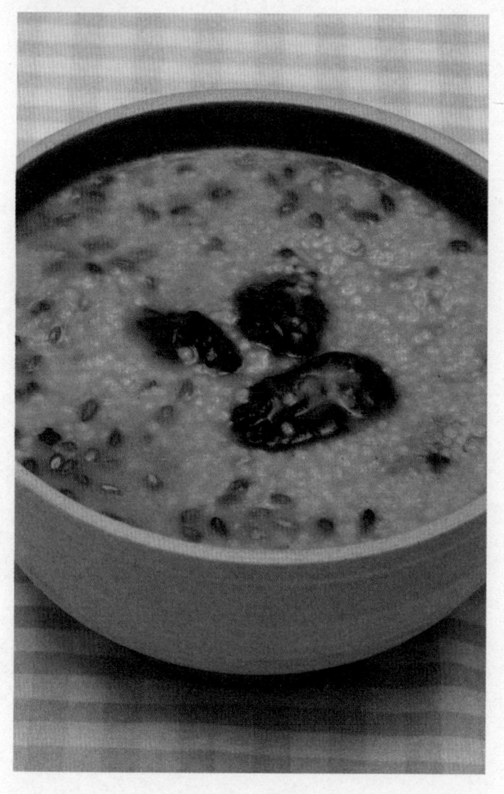

红枣柏子小米粥

材料： 红枣10颗，小米100克，柏子仁15克，白糖少许。

制作：

❶将红枣、柏子仁、小米均洗净。

❷将洗净的红枣、柏子仁分别放进碗内，泡发待用。

❸砂锅洗净，置于火上，将红枣、柏子仁放入砂锅内，加清水煮熟后转入小火。

❹再加入小米共煮成粥，至黏稠时，加入白糖，搅拌均匀即可。

功效： 本品具有疏肝解郁、健脾和胃的功效，适合肝郁气滞型的胃及十二指肠溃疡患者。

性味归经： 小米性凉，味甘、咸。陈者性寒，味苦。归脾、肾经。

食疗机理： 小米能健脾和胃，疏肝解郁，适合肝郁气滞型的消化性溃疡患者食用，对体虚、脾胃虚弱、反胃呕吐、食欲不振、肝气郁结等症有很好的食疗效果。小米还能缓解精神压力和紧张情绪，有较好的安眠作用。

高粱 谷物粮豆类

高粱小米豆浆

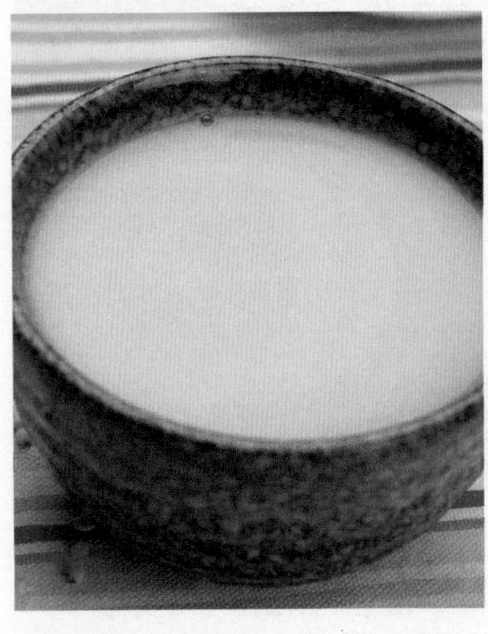

材料：黄豆50克，高粱、小米各25克。

制作：

❶ 黄豆用清水浸泡至发软，捞出洗净；高粱、小米淘洗干净。

❷ 将上述材料放入豆浆机中，加水至上、下水位线之间。

❸ 开机搅打成豆浆，烧沸后滤出即可。

功效：本品具有温胃散寒、健脾和胃的功效，适合脾胃虚寒型的胃及十二指肠溃疡患者。

性味归经：高粱性温，味甘、涩。归脾、胃经。

食疗机理：高粱具有温中健脾、涩肠胃、止腹泻、利小便、止喘等功效，对脾胃虚寒型的消化性溃疡有很好的食疗作用。可用来防治消化不良、积食、腹泻下痢和小便不利等多种疾病。尤其适宜加葱、羊肉汤等煮粥食用，对于虚寒性体质的患者有很好的食疗效果。

豆浆 其他类

百合银耳黑豆豆浆

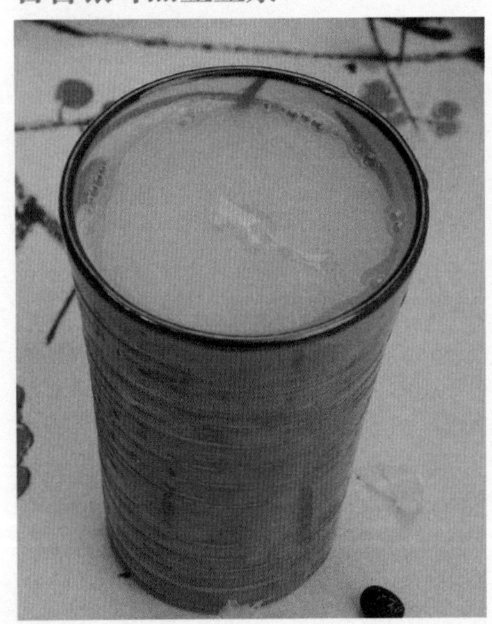

材料：黑豆50克，百合、水发银耳各20克。

制作：

❶ 黑豆加水泡软，洗净；百合洗净分成小块；银耳泡发，去杂质，洗净撕成小朵。

❷ 将上述材料倒入豆浆机中，加水搅打成浆，煮沸后滤出豆浆即可。

功效：本品具有滋阴益胃、增强免疫力的功效，适合病后虚弱的胃及十二指肠溃疡患者。

性味归经：豆浆性平、味甘。归心、脾、肾经。

食疗机理：豆浆具有健脾和胃、润肠通便、化痰补虚、防病抗癌、增强免疫的功效，是胃及十二指肠溃疡患者的食疗佳品。豆浆易消化还能增强体质，对病后脾胃虚弱的患者有很好的改善作用。常饮鲜豆浆对高血压、糖尿病、冠心病、便秘等患者也大有益处。

狗肉 肉禽水产类

开煲狗肉

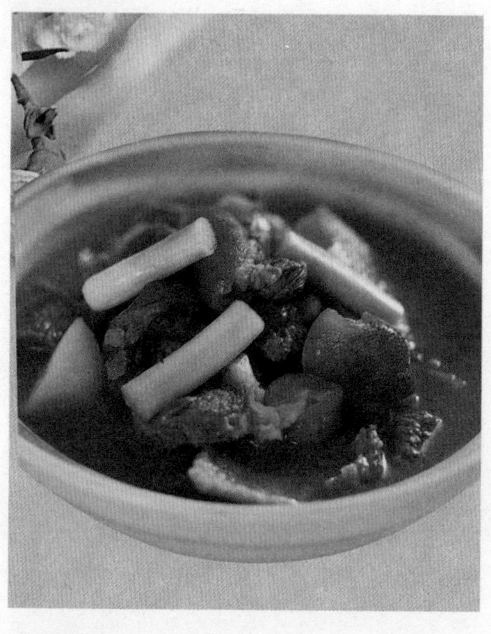

材料：狗肉550克，葱段15克，腐乳12克，蒜苗段20克，食用油、姜、料酒、高汤、黄糖、豆瓣酱、芝麻酱、盐、酱油、陈皮各适量。

制作：

❶狗肉洗净剁块；葱洗净切段；姜块洗净。

❷锅中注入清水烧沸，下狗肉入沸水中焯去血水。

❸炒锅烧热下油，放入豆瓣酱、芝麻酱、腐乳、姜块、蒜苗段和狗肉，炒5分钟后加料酒、盐、黄糖、酱油、陈皮、高汤烧沸，转倒入砂锅焖90分钟至软烂，出锅时加入葱段即可。

功效：本品具有温胃散寒的功效，适合脾胃虚寒型的胃及十二指肠溃疡患者。

性味归经：狗肉性温，味咸、酸。归胃、肾经。

食疗机理：狗肉具有温胃散寒、补肾益精等功用，适合脾胃虚寒型的消化性溃疡患者食用。狗肉还可用于老年人的虚弱症，如尿溺不尽、四肢厥冷、精神不振等。现代医学研究表明，狗肉中含有少量稀有元素，对辅助治疗心脑缺血性疾病、缓解高血压症状有一定益处。

羊肉 肉禽水产类

山药核桃羊肉汤

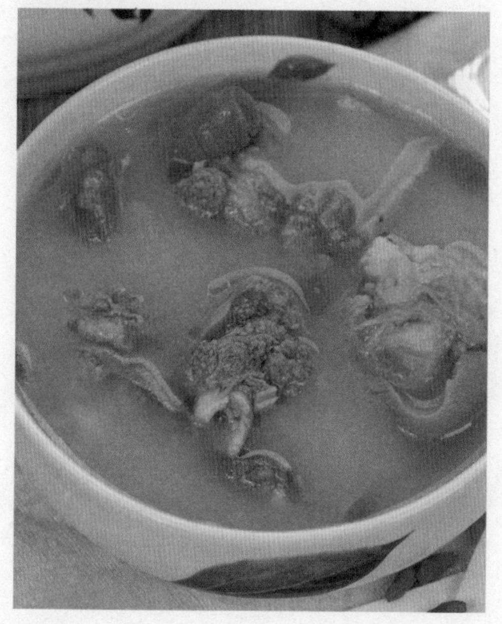

材料：羊肉300克，枸杞子10克，山药、核桃、盐、鸡精各适量。

制作：

❶羊肉洗净、切件，焯水；山药洗净，去皮切块；核桃取仁洗净；枸杞子洗净。

❷锅中放入羊肉、山药、核桃、枸杞子，加入清水，小火慢炖至核桃变得酥软之后关火，加入盐和鸡精调味即可。

功效：本品具有温胃散寒、益气健脾的功效，适合脾胃虚寒型的胃及十二指肠溃疡患者。

性味归经：羊肉性热，味甘。归脾、胃、肾、心经。

食疗机理：羊肉可温胃散寒、益气补虚，适合脾胃虚寒型的胃及十二指肠溃疡患者食用。羊肉还可增加消化酶，保护胃壁，帮助消化。脾胃虚寒的人寒冬可常吃羊肉，能促进血液循环，使皮肤红润，增强御寒能力。中医认为，羊肉还有补肾壮阳的作用。

猪肚 肉禽水产类

香菇煲猪肚

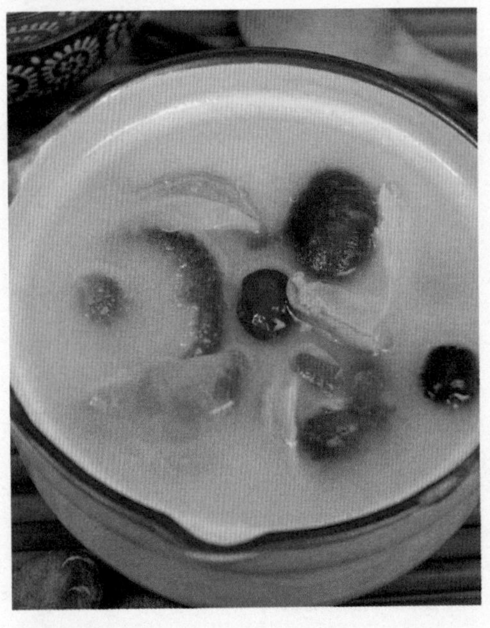

材料： 猪肚180克，香菇30克，红枣8颗，枸杞子、淀粉、姜、盐各适量。

制作：

❶ 猪肚洗净，翻转去脏杂，以淀粉反复搓擦后用清水冲净；香菇泡发洗净；红枣、枸杞子洗净，略泡。

❷ 煲内注清水烧沸，加入所有食材，大火煮沸后改小火煲2.5小时。

❸ 加盐调味即可。

功效： 本品具有健脾和胃、补益虚损的功效，适合脾胃虚寒型的胃及十二指肠溃疡患者。

性味归经： 猪肚性微温，味甘。归脾、胃经。

食疗机理： 猪肚有补虚损、健脾胃的功效，对胃炎、胃痛、消化性溃疡，以及内脏下垂、脾虚腹泻、虚劳瘦弱、消渴、小儿疳积、尿频或遗尿都有很好的食疗作用。

兔肉 肉禽水产类

青皮炒兔肉

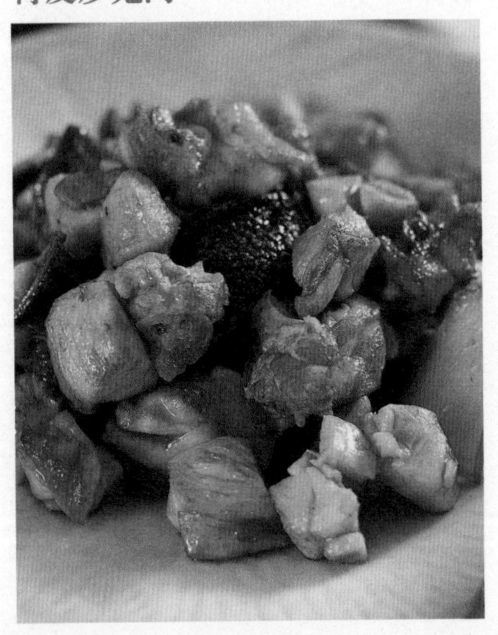

材料： 兔肉150克，青皮12克，姜末9克，食用油、料酒、盐、葱段、花椒、糖、辣椒油、香油、酱油、味精等各适量。

制作：

❶ 青皮用温水泡过后切小块；兔肉洗净，切成丁，用盐、料酒、酱油等稍腌渍。

❷ 锅中放油，将兔肉翻炒至肉色发白，然后放入青皮、花椒、姜末、葱段等继续翻炒，待兔肉丁熟时，加糖、酱油、辣椒油和味精等，炒至收干水分，淋上香油即成。

功效： 本品具有清热凉血、滋阴益胃的功效，适合阴虚胃热型的胃及十二指肠溃疡患者。

性味归经： 兔肉性凉，味甘。归肝、脾、大肠经。

食疗机理： 兔肉可清热凉血、滋阴益气、解毒消痈，对肝郁气滞以及阴虚胃热型的消化性溃疡患者均有一定的食疗作用。兔肉还含有丰富的卵磷脂，能抑制血小板凝聚和预防血栓形成，保护血管壁，预防动脉硬化，还能提高记忆力，延缓脑功能衰退。

田螺 肉禽水产类

芹菜金针菇响螺猪肉汤

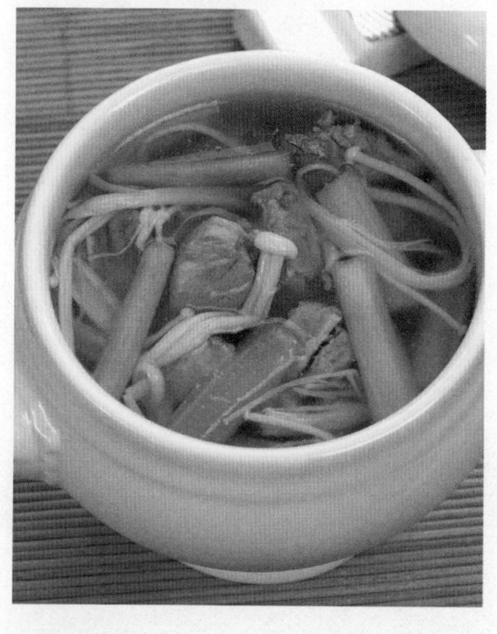

材料：猪瘦肉300克，金针菇50克，芹菜100克，响螺适量，盐、鸡精各适量。

制作：

❶ 猪瘦肉洗净，切块；金针菇洗净，浸泡；芹菜洗净，切段；响螺洗净，取肉。

❷ 猪瘦肉、响螺肉放入沸水中焯去血水后，捞出备用。

❸ 锅中注水烧沸，放入猪瘦肉、金针菇、芹菜、响螺肉慢炖2.5小时，加入盐和鸡精调味即可。

功效：本品具有清热泻火的功效，适合阴虚胃热型的胃及十二指肠溃疡患者。

性味归经：田螺性寒、味甘。归脾、胃、肝、大肠经。

食疗机理：田螺肉具有清热、明目、解暑、止渴、醒酒、利尿、通淋等功效，适合阴虚胃热型的消化性溃疡患者食用，主治胃痛、胃酸、细菌性痢疾、风湿性关节炎、肾炎水肿、疔疮肿痛、尿赤热痛、尿闭、痔疮、佝偻病、脱肛、小儿湿疹、妊娠水肿、子宫下垂等多种疾病。

猪血 肉禽水产类

西洋参猪血煲

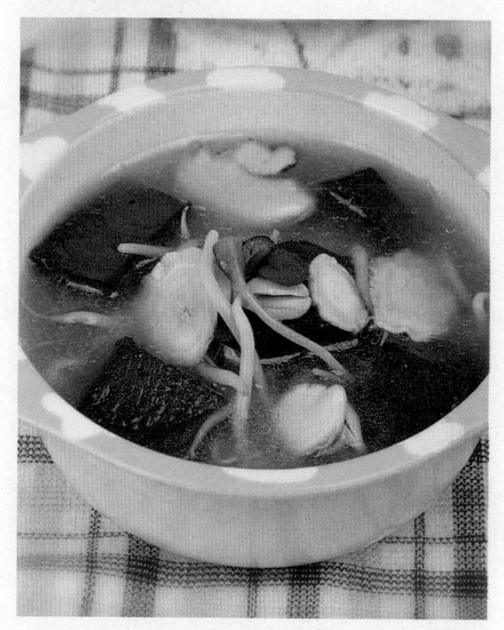

材料：猪血200克，黄豆芽100克，西洋参5克，高汤、盐各适量。

制作：

❶ 将猪血洗净，切块；黄豆芽洗净。

❷ 西洋参洗净浸泡备用。

❸ 净锅上火倒入高汤，调入盐，下入猪血、黄豆芽、西洋参煲至熟即可。

功效：本品具有补血活血的功效，适合瘀血阻滞型的胃及十二指肠溃疡患者。

性味归经：猪血性平，味咸。无毒。归肝、脾经。

食疗机理：猪血既补血又止血，还能防癌抗癌。猪血含有维生素K，能促使血液凝固，有止血作用，对消化性溃疡出血有较好的食疗作用；猪血中含有的钴是防止人体内恶性肿瘤生长的重要微量元素，常食对预防消化性溃疡癌变有一定的作用。

鲍鱼 肉禽水产类

小鲍鱼参杞汤

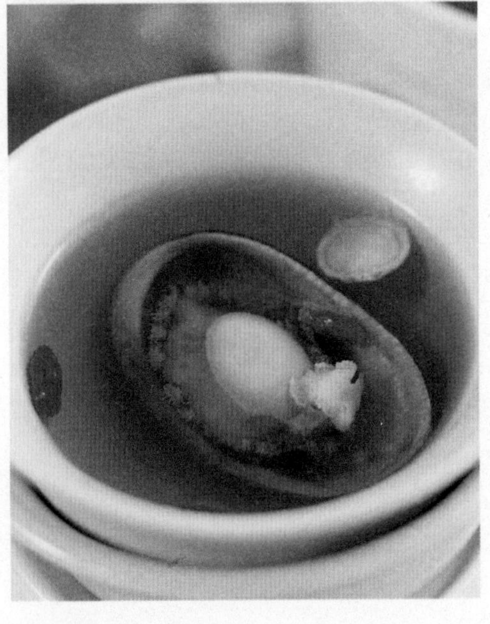

材料：小鲍鱼2个，瘦肉150克，参片12片，枸杞子30克，味精、鸡精、盐各适量。

制作：

❶将鲍鱼杀好，洗净；瘦肉洗净，切块；参片、枸杞子均洗净。

❷将以上材料放入炖盅内，加适量开水，盖上盅盖，隔水用中火蒸1小时。

❸熟后，调入盐、味精、鸡精即可。

功效：本品具有疏肝理气、清热润燥的功效，适合肝郁气滞、阴虚胃热型的胃及十二指肠溃疡患者。

性味归经：鲍鱼性温，味甘、咸。归肝经。

食疗机理：鲍鱼具有清热润燥、清肝凉血、利肠通便等功效，适合肝郁气滞以及阴虚胃热的患者食用。鲍鱼还是抗癌佳品，可以破坏癌细胞必需的代谢物质。此外，鲍鱼的贝壳也是一味中药，叫石决明，具有清肝、明目等功效，对高血压和目赤肿痛等症有一定的食疗作用。

墨鱼 肉禽水产类

田螺墨鱼骨汤

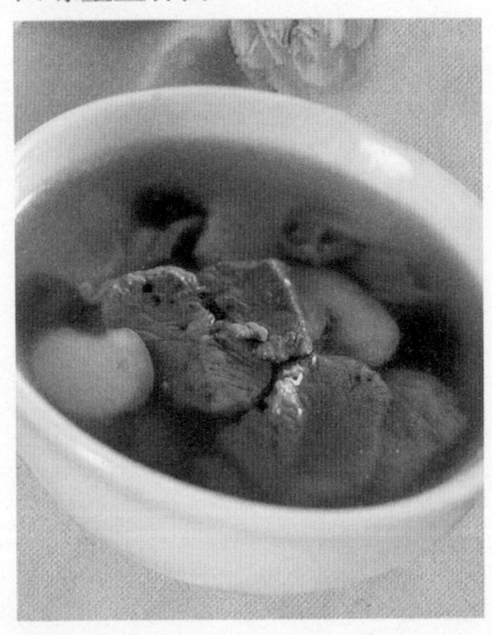

材料：大田螺200克，猪肉片100克，墨鱼骨20克，浙贝母10克，蜂蜜适量。

制作：

❶墨鱼骨、浙贝母用清水洗净备用。

❷大田螺取肉洗净，猪肉洗净切片，同放于砂锅中，注入清水500毫升，煮成浓汁。

❸然后将墨鱼骨和浙贝母加入浓汁中，再用小火煮至肉质烂成羹，调入蜂蜜即可。

功效：本品具有养血滋阴、健脾利水、温胃散寒、疏肝理气、收敛止血的功效，适合各种证型的胃及十二指肠溃疡患者。

性味归经：墨鱼性温，味微咸。归肝、肾经。

食疗机理：墨鱼具有抑制胃酸分泌、收敛止血的功效，对消化性溃疡出血有很好的食疗效果。此外，墨鱼还有补益精气、健脾利水、养血滋阴、温经通络、美肤乌发的功效，还可预防动脉硬化，提高免疫力，预防骨质疏松。

油菜 蔬菜菌菇类

油菜香菇

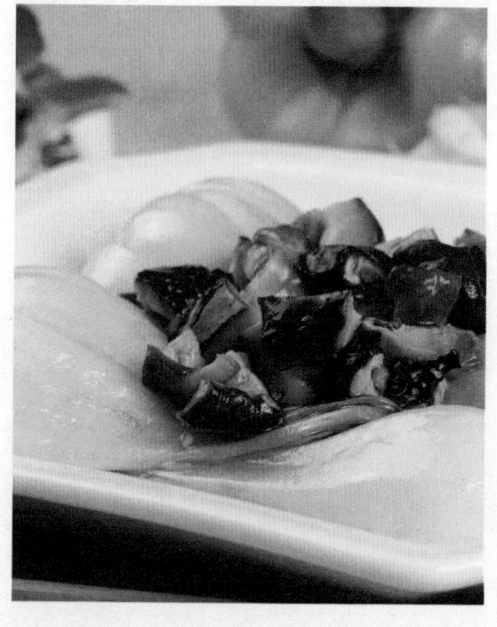

材料： 油菜500克，香菇10朵，高汤半碗，食用油、水淀粉、盐、白糖、味精各适量。

制作：

❶ 油菜洗净，对切成两半；香菇泡发洗净，去蒂，一切为二。

❷ 炒锅入油烧热，先放入香菇炒香，再放入油菜、盐、白糖、味精，加入高汤，加盖焖约2分钟，以水淀粉勾一层薄芡即可。

功效： 本品具有活血化瘀的功效，适合瘀血阻滞型的胃及十二指肠溃疡患者。

性味归经： 油菜性温，味辛。归肝、肺、脾经。

食疗机理： 油菜具有活血化瘀、消肿解毒、促进血液循环、润肠通便、美容养颜、强身健体的功效，对瘀血阻滞型的消化性溃疡患者有较好的食疗作用。此外，油菜对游风丹毒、手足疖肿、乳痈、习惯性便秘、老年人缺钙等病症也有明显的食疗作用。

茼蒿 蔬菜菌菇类

素炒茼蒿

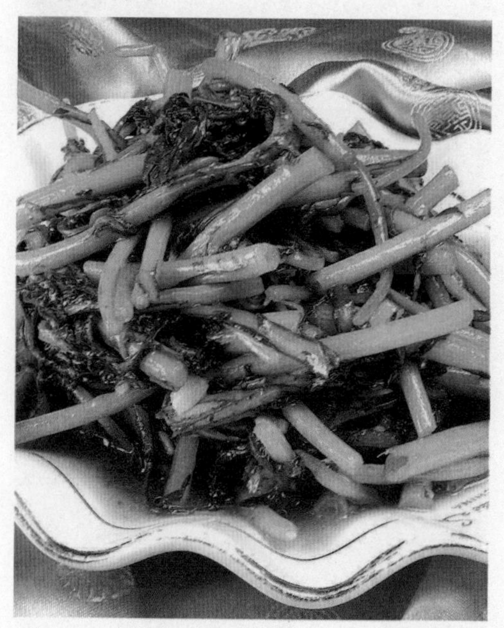

材料： 茼蒿500克，食用油、盐、鸡精各适量。

制作：

❶ 将茼蒿洗净，切段。

❷ 油锅烧热，倒入茼蒿快速翻炒至熟。

❸ 最后调入盐和鸡精调味，出锅装盘即可。

功效： 本品具有温胃散寒、疏肝理气的功效，适合脾胃虚寒、肝郁气滞型的胃及十二指肠溃疡患者。

性味归经： 茼蒿性温，味甘、涩。归肝、肾经。

食疗机理： 茼蒿具有平补肝肾、缩小便、宽中理气、散寒的作用，适合肝郁气滞以及脾胃虚寒型消化性溃疡患者食用。茼蒿对胃脘胀痛、夜尿频多、腹痛寒疝、心悸、怔忡、失眠多梦、心烦不安、痰多咳嗽等症有一定的食疗作用。

茄子 蔬菜菌菇类

麻酱茄子

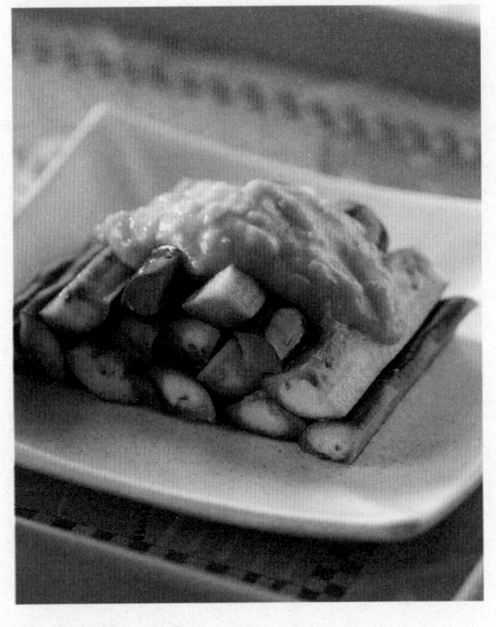

材料： 茄子300克，芝麻酱50克，盐、味精、香油各适量。

制作：

❶ 将芝麻酱、盐、味精、香油拌匀。

❷ 茄子洗净，切条状，装入盘中，淋上拌匀的调料，入锅蒸8分钟即可。

功效： 本品具有活血化瘀、止血凉血、清热泻火的功效，适合瘀血阻滞、阴虚胃热型的胃及十二指肠溃疡患者。

性味归经： 茄子性凉，味甘。归脾、胃、大肠经。

食疗机理： 茄子具有凉血止血、活血化瘀、清热消肿之功效，适合瘀血阻滞以及阴虚胃热型消化性溃疡患者食用，可改善溃疡出血情况。茄子还对肠风下血、热毒疮痈、皮肤溃疡等症有较好的食疗作用，还可预防动脉硬化、调节血压、保护心脏。

猕猴桃 水果干果类

猕猴桃汁

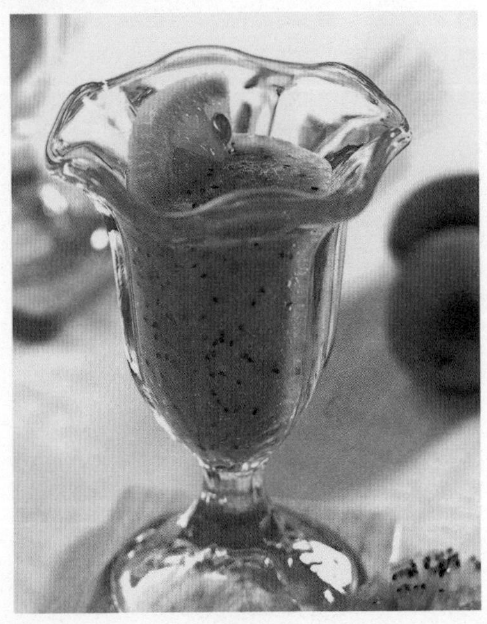

材料： 猕猴桃3个，柠檬1片，冰块1/3杯。

制作：

❶ 猕猴桃用水洗净去皮，每个切成4块。

❷ 在果汁机中放入猕猴桃和冰块，搅打均匀。

❸ 把猕猴桃汁倒入杯中，用柠檬片装饰即可。

功效： 本品具有疏肝理气、清热生津的功效，适合肝郁气滞、阴虚胃热型的胃及十二指肠溃疡患者。

性味归经： 猕猴桃性寒，味甘、酸。归胃、膀胱经。

食疗机理： 猕猴桃有生津解热、调中下气、疏肝解郁、止渴利尿等功效，适合肝郁气滞以及阴虚胃热型的消化性溃疡患者食用。此外，猕猴桃还具有养颜、提高免疫力、抗癌、抗衰老、抗肿消炎的功能。猕猴桃含有的血清促进素具有稳定情绪和心情的作用。

哈密瓜 水果干果类

哈密瓜椰奶

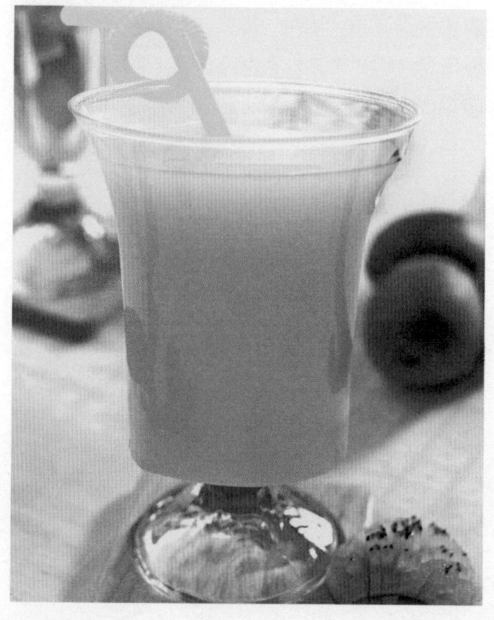

材料： 哈密瓜200克，椰奶40毫升，鲜奶200毫升。

制作：

❶ 将哈密瓜削皮去子，切丁。

❷ 将所有材料放入榨汁机内，搅打2分钟即可。

功效： 本品具有清热泻火、滋阴生津的功效，适合阴虚胃热型的胃及十二指肠溃疡患者。

性味归经： 哈密瓜性寒，味甘。归肺、胃、膀胱经。

食疗机理： 哈密瓜具有清热除烦、生津止渴、疗饥、利便、益气、清肺热、止咳的功效，适合阴虚胃热型的消化性溃疡患者食用。食用哈密瓜对人体造血机能有一定的促进作用，可以用来作为贫血患者的食疗之品。

田七 中药类

田七煮鸡蛋

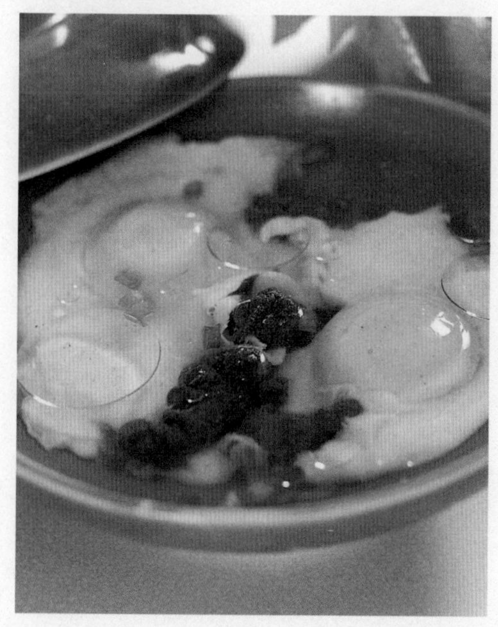

材料： 田七10克，鸡蛋2个，盐少许。

制作：

❶ 将田七用清水洗净，备用。

❷ 锅洗净，置于火上，将田七放入锅中，加入适量清水，煮片刻。

❸ 最后打入鸡蛋，煮至熟，再调入盐即可。

功效： 本品具有止血、散瘀的功效，适合瘀血阻滞型的胃及十二指肠溃疡患者。

性味归经： 田七性温，味甘、微苦。归肝、胃经。

食疗机理： 田七具有止血、散瘀、消肿、镇痛的功效，对瘀血阻滞型消化性溃疡患者有很好的疗效，可加速溃疡面愈合，减少出血。田七还可治疗吐血、咯血、便血、血痢、崩漏、癥肿、产后血晕、恶露不下、跌扑瘀血、外伤出血、痈肿疼痛等病症。

白芍 中药类

佛手瓜白芍瘦肉汤

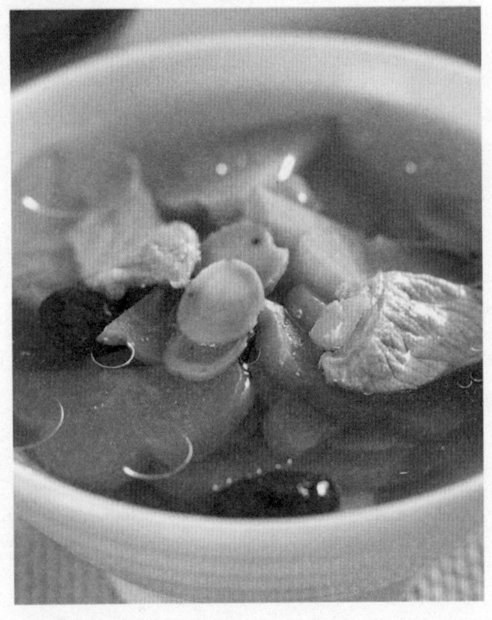

材料：鲜佛手瓜200克，白芍20克，猪瘦肉400克，蜜枣5颗，盐适量。

制作：

❶佛手瓜洗净，切片，飞水。

❷白芍、蜜枣洗净；猪瘦肉洗净，切片，飞水。

❸瓦煲中放入清水800毫升，煮沸后加入以上用料，大火开滚后，改用小火煲2小时，加盐调味即可。

功效：本品疏肝和胃、行气解郁，适合肝郁气滞型的胃及十二指肠溃疡患者。

性味归经：白芍性凉，味苦、酸。归肝、脾经。

食疗机理：白芍是常见的柔肝止痛良药，具有养血柔肝、缓中止痛、敛阴收汗的功效，适合肝郁气滞型消化性溃疡患者服用。白芍多用于治疗胃痛、胸腹胁肋疼痛、泻痢腹痛、自汗盗汗、阴虚发热、月经不调、崩漏、带下等常见病症。

百合 中药类

百合参汤

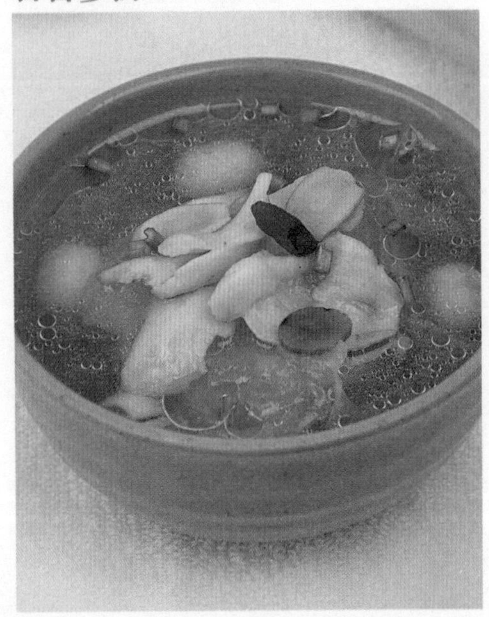

材料：水发百合30克，水发莲子50克，沙参10克，冰糖、香油各适量。

制作：

❶将水发百合、水发莲子均洗净；沙参用温水清洗备用。

❷净锅上火，倒入适量清水，调入冰糖。

❸下入沙参、莲子、百合，滴入香油煲至熟即可。

功效：本品具有益胃生津、滋阴润燥的功效，适合阴虚胃热型的胃及十二指肠溃疡患者。

性味归经：百合性平，味甘、微苦。归肺、脾、心经。

食疗机理：百合药食两用，入药以野生白花百合为佳，作食以家种者为好。它具有益胃生津、润肺止咳、清心安神的功效，适合阴虚胃热的消化性溃疡患者食用。百合还常用来治肺热久嗽、咳嗽痰血、热病后余热未清、虚烦惊悸、神志恍惚等症。

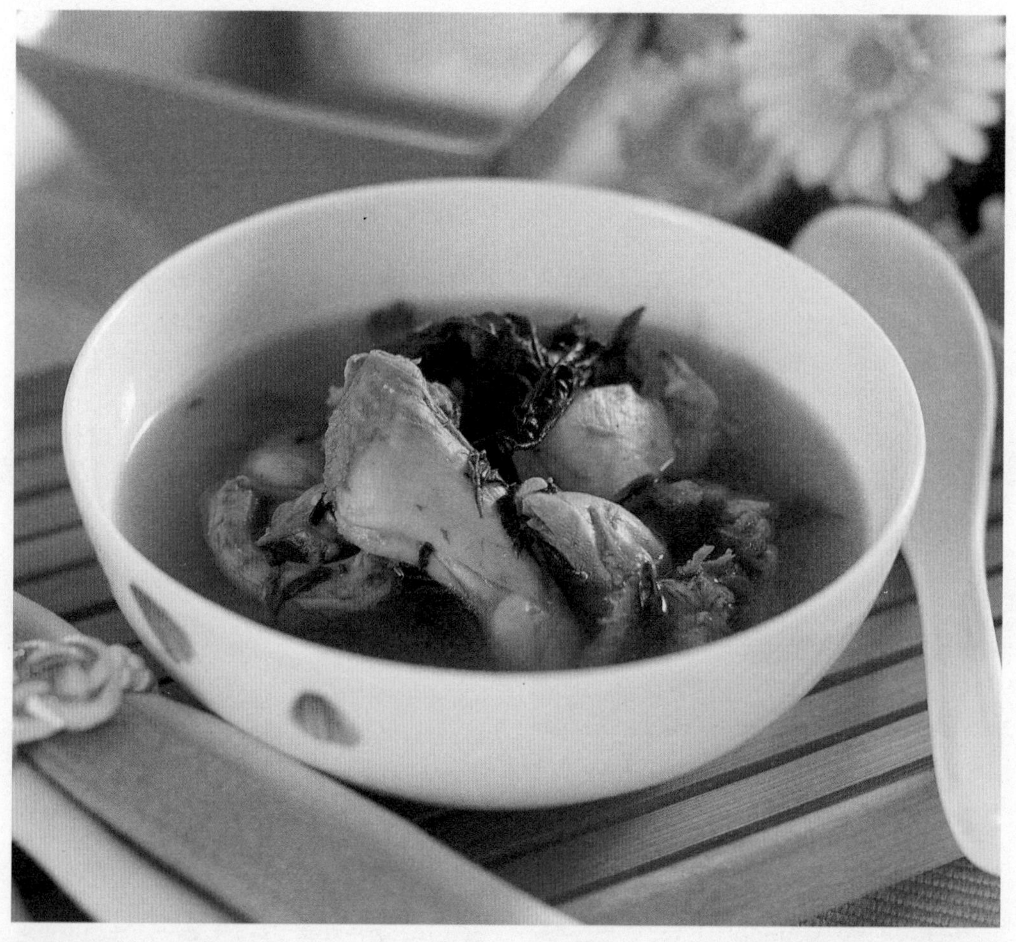

艾叶 中药类

艾叶煮鹌鹑

材料： 鹌鹑2只，艾叶30克，菟丝子15克，川芎10克，料酒、盐、味精、香油各适量。

制作：

1. 将鹌鹑料理好，洗净；艾叶、菟丝子、川芎分别洗净。
2. 砂锅中注入适量清水，放入艾叶、菟丝子、川芎和鹌鹑，烧开后，捞去浮沫，加入料酒和盐，小火炖至熟烂，下味精，淋香油即可。

功效： 本品具有温胃散寒、理气止血的功效，适合脾胃虚寒、肝郁气滞、瘀血阻滞型的胃及十二指肠溃疡患者。

性味归经： 艾叶性温，味苦、辛。归肝、脾、肾经。

食疗机理： 艾叶具有理气血、温胃散寒、温经、止血、安胎的作用，适合脾胃虚寒型消化性溃疡患者食用，还常用来治疗心腹冷痛、泄泻转筋、久痢、吐衄、下血、月经不调、崩漏、带下、胎动不安、痈疡、疥癣等症。

生地 中药类

干贝黄瓜盅

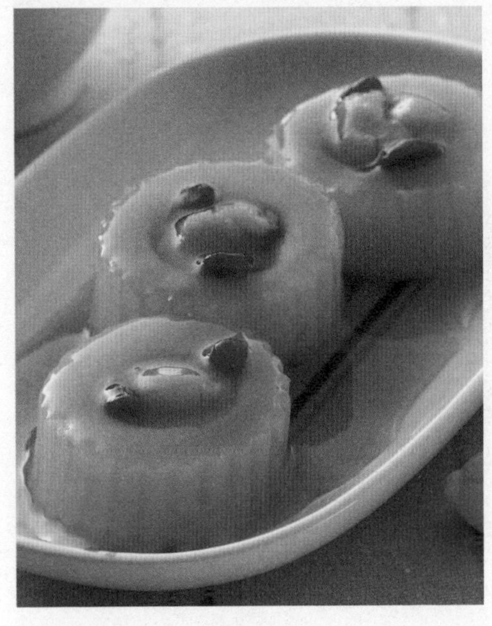

材料： 黄瓜150克，新鲜干贝100克，生地、芦根、枸杞子各10克，盐、太白粉各适量。

制作：

1. 生地和芦根洗净后，加水煎汁留用；黄瓜洗净去皮切段，以汤匙挖除每个黄瓜中心的籽，并塞入1个干贝，排列在盘中。
2. 洗净的枸杞子撒在黄瓜上面，放入锅内蒸熟，或是放置在蒸笼上以大火蒸10分钟也可。
3. 药汁倒入锅内加热，沸腾时调太白粉水、盐勾芡，趁热均匀淋在蒸好的黄瓜干贝盅上面即可食用。

功效： 本品具有清热泻火、养阴生津的功效，适合阴虚胃热型的胃及十二指肠溃疡患者。

性味归经： 生地性微寒，味甘、苦。归心、肝、肾经。

食疗机理： 生地清热凉血、养阴生津，适合阴虚胃热的消化性溃疡患者服用，可改善溃疡面出血症状，加速溃疡面愈合，有效缓解胃痛。生地还可用于热风伤阴、舌绛烦渴、吐血、鼻出血、便血、咽喉肿痛等症的治疗。

乌药 中药类

乌药活血粥

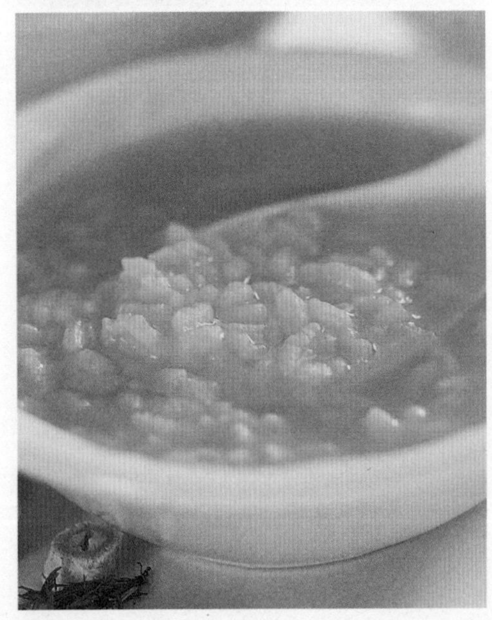

材料： 乌药、当归、北沙参各10克，白芍、生地各8克，川芎6克，红花5克，大米100克。

制作：

1. 将所有药材洗净，放入布袋内，先用大火煮开，再用小火煎取药汁。
2. 再取药渣煎一次，合两次药汁为一。
3. 加入洗净的大米，煮成粥即可。

功效： 本品具有疏肝理气、行气活血、化瘀止痛的功效，适合肝郁气滞、瘀血阻滞型的胃及十二指肠溃疡患者。

性味归经： 乌药性温，味辛。归肺、脾、肾、膀胱经。

食疗机理： 乌药具有顺气、开郁、散寒、止痛的功效，适合肝郁气滞以及瘀血阻滞型消化性溃疡患者服用。乌药还可用来治疗胸腹胀痛、宿食不消、反胃吐食、寒疝、脚气、小便频数等症，以及用于由气滞、气逆引起的腹部痛证。

胃及十二指肠溃疡患者忌吃食物及忌吃原因

胃及十二指肠溃疡患者应绝对禁吃浓茶、浓咖啡，以及辛辣、油腻等有刺激性的食物，忌食过硬、粗糙、难消化的食物，戒烟忌酒。

糯米

忌吃关键词：
黏滞、难消化。

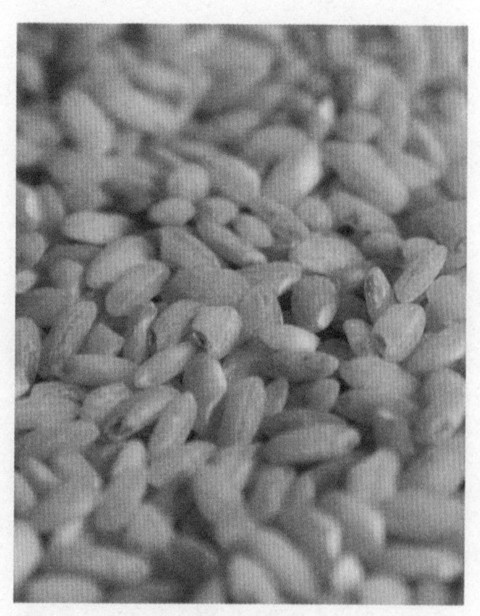

忌吃糯米的原因

❶《本草纲目》中记载："糯米黏滞难化，小儿、病人最宜忌之。"现代研究发现，糯米的主要成分——淀粉中葡萄糖分子缩合时的连接方式与其他粮食的有所不同，其属于支链淀粉，人食用后很难消化，胃及十二指肠溃疡患者食用后，会增加胃的消化负担，加重消化不良症状。

❷糯米难以被消化，于是会滞留在胃内，时间长了便会刺激胃壁细胞及胃幽门部的细胞，促使胃酸分泌增加，可使患者疼痛加剧，甚至诱发胃穿孔、出血等。

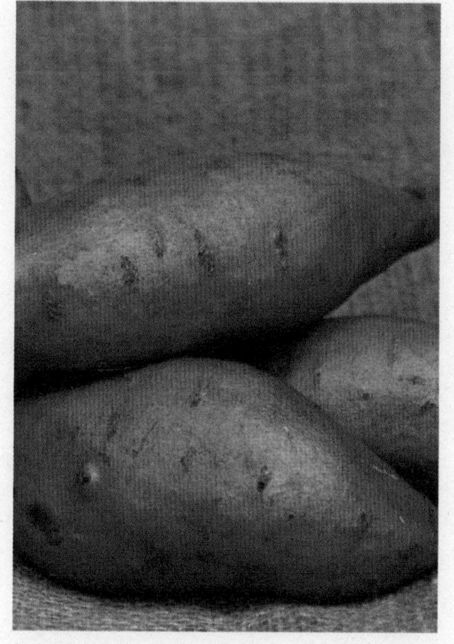

红薯

忌吃关键词：
氧化酶、膳食纤维。

忌吃红薯的原因

❶《本草纲目拾遗》中指出："中满者不宜多食，能壅气。"现代研究表明，红薯中含有一种氧化酶，这种酶容易在人的肠胃道产生大量的二氧化碳气体，使人出现腹胀、呃逆、放屁等症状，对胃及十二指肠溃疡患者病情不利。

❷红薯含有大量的不被消化的膳食纤维，在胃中滞留可刺激胃酸的分泌。同时红薯的含糖量较高，也会刺激胃酸分泌，胃酸分泌过多会刺激溃疡面，使胃及十二指肠溃疡患者出现胃痛加剧，甚至诱发胃穿孔、出血等。

❸中医认为，湿阻脾胃、气滞食积者应慎食红薯，故肝郁气滞型的胃及十二指肠溃疡患者要慎食。

韭菜

忌吃关键词：
硫化丙烯、膳食纤维。

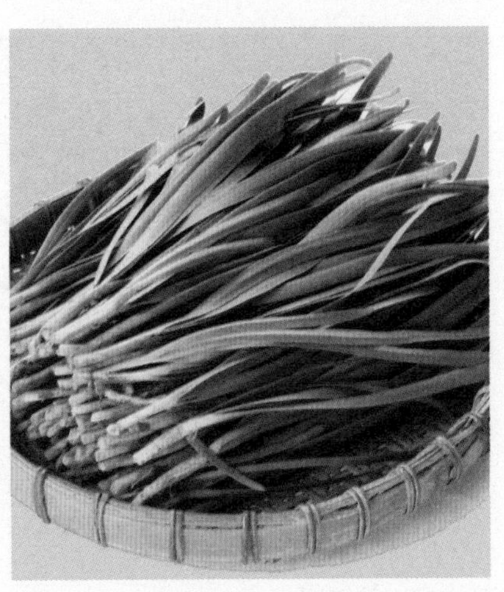

忌吃韭菜的原因

1. 韭菜中含有的硫化物——硫化丙烯具有较强的刺激性，食用后可刺激胃腺体分泌胃液，使胃酸增加，从而影响溃疡面的愈合，甚至导致溃疡加重。
2. 韭菜含有大量的膳食纤维，这些膳食纤维不易被消化，一来增加了胃的消化负担，二来膳食纤维在胃中滞留时间过久会刺激胃酸的分泌，使胃酸增多。
3. 关于韭菜的食用禁忌，在《本经逢原》有记载曰："若胃虚而噎，勿用，恐致呕吐也。"

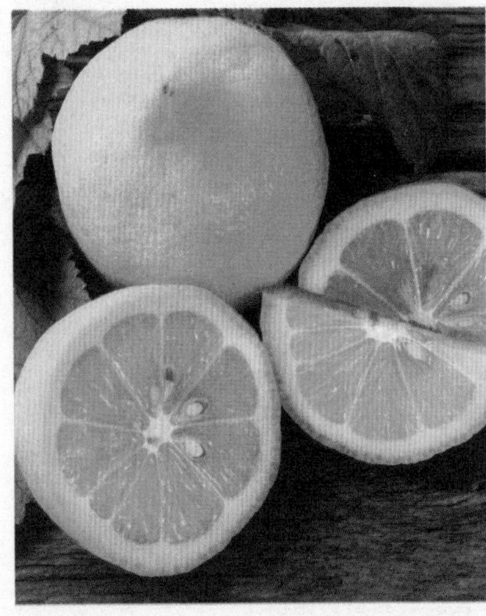

柠檬

忌吃关键词：
烟酸、有机酸、酸度。

忌吃柠檬的原因

1. 柠檬含有丰富的烟酸和有机酸，其味极酸，过酸的食物摄入可以在胃中产生刺激，使胃酸的分泌增加，过多的胃酸会侵袭胃黏膜，引起胃溃疡、胃炎，故胃及十二指肠溃疡患者和胃炎患者均不宜食用柠檬。
2. 柠檬本身的酸度也极强，其pH低至2.5，胃及十二指肠溃疡患者食用后也会对其原有的溃疡面造成一定的刺激，使病情加重。

山楂

忌吃关键词：
有机酸、鞣酸。

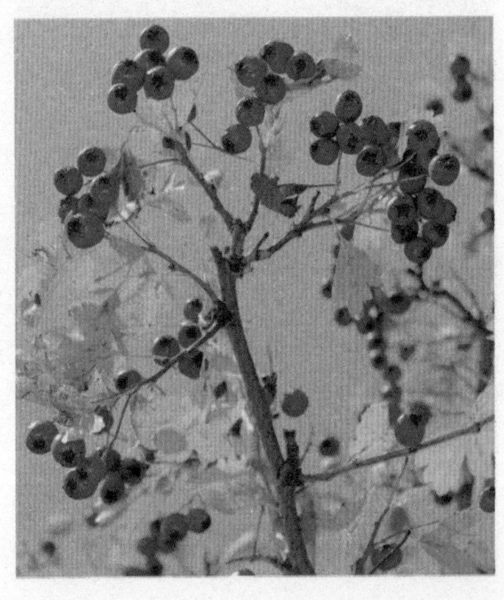

忌吃山楂的原因

1. 山楂含有大量的有机酸、果酸、山楂酸、柠檬酸等，患者食用后可刺激胃酸的分泌，使胃酸增加，从而刺激胃黏膜，影响溃疡的愈合，甚至使溃疡程度加重。若空腹食用，更会令胃酸猛增，使胃发胀满、发酸，加重胃及十二指肠溃疡患者胃痛的症状。
2. 生山楂中含有鞣酸，这种鞣酸可与胃酸结合形成胃石，胃石很难消化，其在胃中滞留时间过久，还可能引起胃溃疡、胃出血，甚至胃穿孔。

苹果

忌吃关键词：
粗纤维、鞣酸。

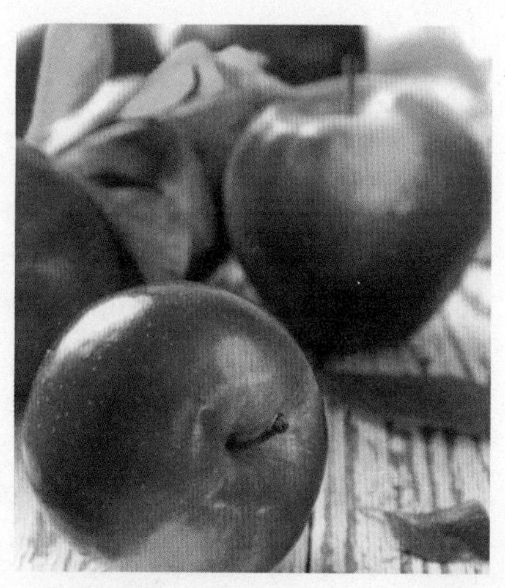

忌吃苹果的原因

❶ 苹果中含有大量的粗纤维，粗纤维属于不溶性的膳食纤维，在胃中不能被消化，其在胃中的滞留，一方面增加了胃的消化负担，另一方面也可刺激胃酸的分泌，使胃酸增多，不利于溃疡面的愈合。

❷ 苹果中含有鞣酸，这是一种肠道收敛剂，可以减少肠道分泌液而使大便内水分减少，对于阴虚胃热型的胃及十二指肠溃疡患者来说，无疑会加重其大便干结的症状。

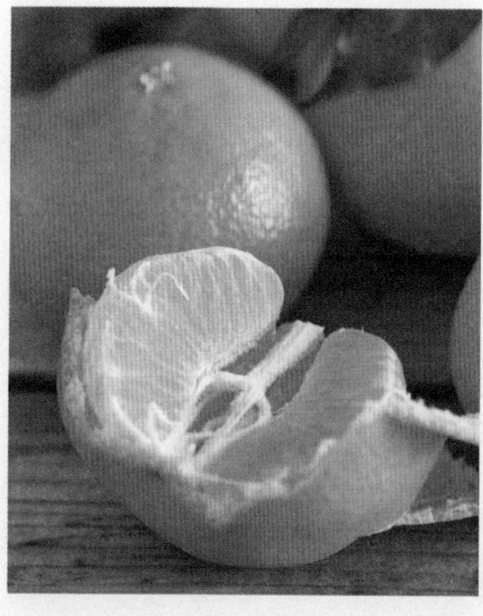

橘子

忌吃关键词：
有机酸、糖分、性热。

忌吃橘子的原因

❶ 橘子中含有丰富的烟酸、苹果酸、柠檬酸，这些有机酸进入胃中，可刺激胃酸分泌，使胃液中的胃酸浓度增加，胃酸的增加可加重对溃疡面的刺激，加剧胃及十二指肠溃疡的病情。

❷ 橘子中含有大量的糖分，如摄入过多，多余的糖分会在胃内发酵，刺激胃酸的增加。

❸ 橘子性热，阴虚胃热型的胃及十二指肠溃疡患者食用后，可加剧其胃痛、恶心、呕吐、便秘等症状。

李子

忌吃关键词：
果酸、性凉。

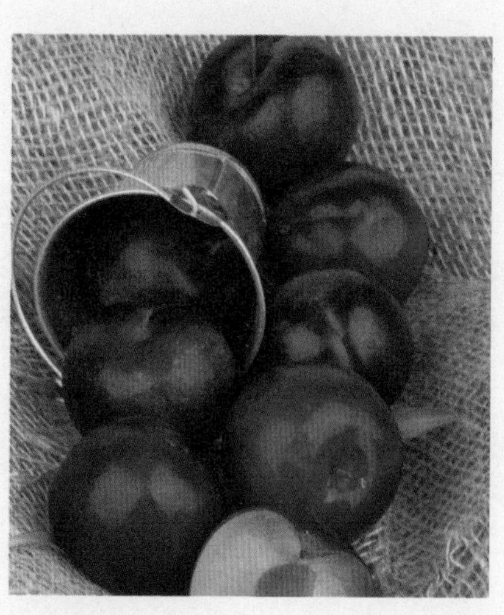

忌吃李子的原因

❶ 李子中含有大量的果酸，胃及十二指肠溃疡患者食用后，果酸会刺激胃腺体分泌胃酸，使胃酸增加，从而影响溃疡面的恢复，甚至会加剧溃疡的程度。

❷ 李子性凉，脾胃虚寒型的胃及十二指肠溃疡患者不宜食用，否则会损伤脾胃，加重其腹痛、乏力、手脚冰凉等症状。

❸ 关于李子的食用禁忌，《滇南本草》就有“不可多食，损伤脾胃”的记载。

巧克力

忌吃关键词：
脂肪、糖。

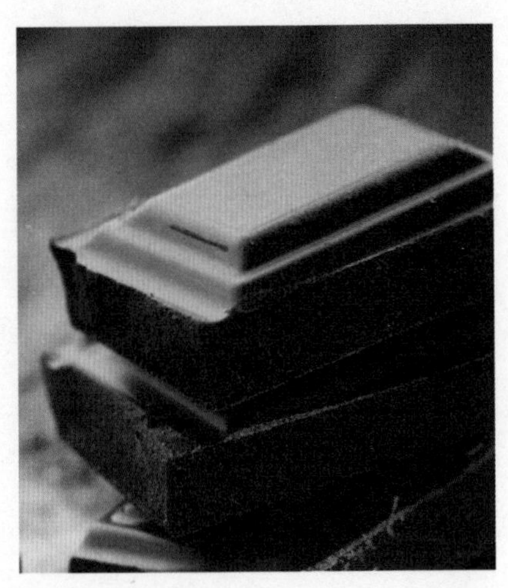

忌吃巧克力的原因

1. 巧克力的脂肪含量很高，一般的巧克力每100克中含脂肪40.1克，过多的脂肪摄入可延迟胃排空，使胃的消化负担加重，这对于伴有消化不良症状的胃及十二指肠溃疡患者是十分不利的。
2. 巧克力的含糖量也极高，一般的巧克力每100克中含糖53.4克，过甜的食物会刺激胃酸的分泌，使胃酸增加，从而影响溃疡面的恢复，加重胃及十二指肠溃疡的病情。

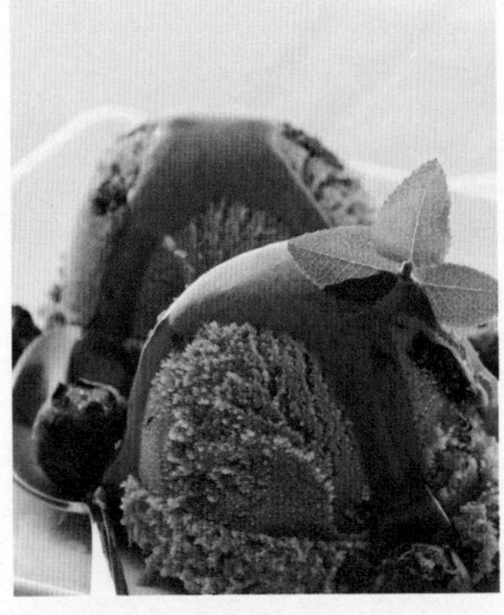

冰激凌

忌吃关键词：
温度低、糖。

忌吃冰激凌的原因

1. 冰激凌的温度很低，而人体的正常体温为37℃，如此悬殊的温差可对人体的肠胃道形成较大的刺激，导致肠胃道血管收缩，还会削弱胃黏膜保护屏障，引起肠道功能紊乱，引起急性胃炎，甚至发展为溃疡。
2. 冰激凌的含糖量较高，一般的冰激凌每100克中含糖17.3克，过多的甜食进入胃中，会刺激胃腺体分泌胃酸，使胃酸增加，进而侵袭胃黏膜，加重溃疡的病情。

咖啡

忌吃关键词：
咖啡因、中枢神经兴奋剂。

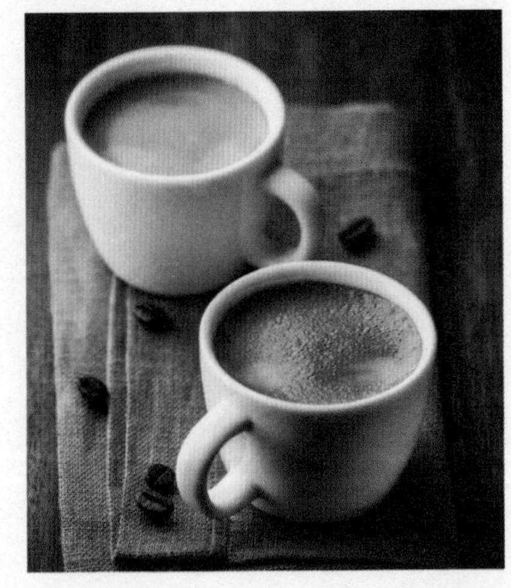

忌喝咖啡的原因

1. 咖啡中含有咖啡因，这是一种黄嘌呤生物碱化合物，它能够促进胃酸的分泌，提高胃酸的浓度，故胃及十二指肠溃疡患者不适合饮用咖啡，否则增多的胃酸会增强对溃疡面的刺激，引起胃部疼痛，溃疡面出血，使病情加重。
2. 咖啡因同时也是一种中枢神经兴奋剂，有提神醒脑之功用，但是如果长期饮用或饮用过多，可影响睡眠的质量，对于胃及十二指肠溃疡患者的病情恢复不利。

烈酒

忌吃关键词：
刺激性、前列腺素E。

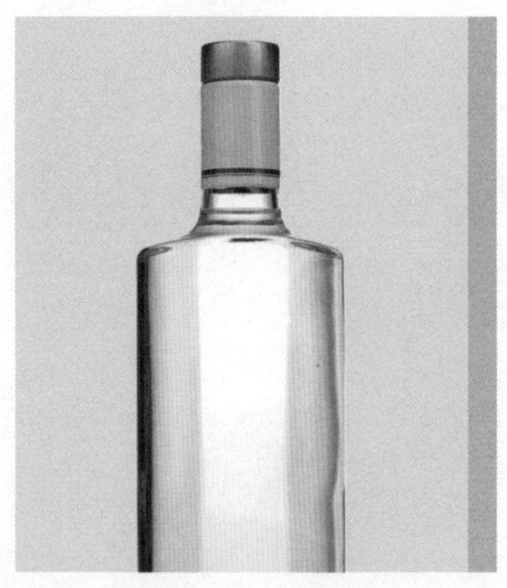

忌喝烈酒的原因

1. 烈酒的刺激性很强，它能够直接破坏胃黏膜屏障，使胃腔内的氢离子反弥散进入胃黏膜，使胃黏膜发生充血、水肿，甚至发生糜烂。
2. 烈酒还可以抑制或减少胃黏膜合成前列腺素E，这是一种可以抑制胃酸分泌、保护胃黏膜的物质，它由胃黏膜合成，前列腺素E的分泌被减少或抑制了，胃酸就会分泌过多，从而损伤胃黏膜，加重溃疡损害。

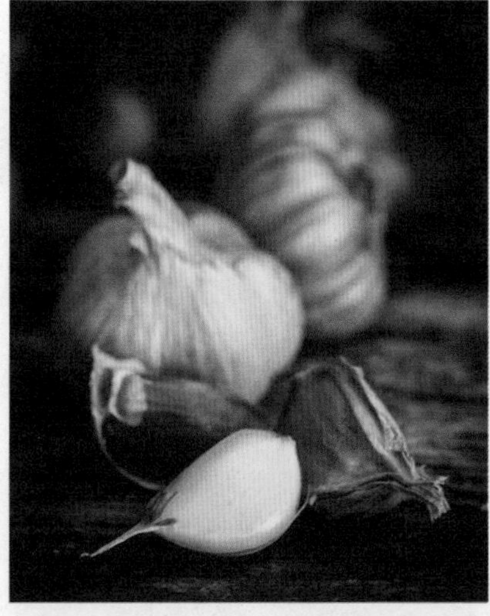

大蒜

忌吃关键词：
大蒜精油、性温。

忌吃大蒜的原因

1. 大蒜具有广泛的药理、药效作用是因为其含有很多含硫化合物，这些含硫化合物又统称为大蒜精油。大蒜精油也是构成大蒜独有辛辣气味的主要风味物质，这种辛辣的刺激可促使胃酸分泌增加，使胃酸浓度增大，从而影响溃疡面的恢复。
2. 大蒜性温，《本草经疏》中早有记载："凡肺胃有热，肝肾有火，气虚血弱之人，切勿沾唇。"由此可见，阴虚胃热型的胃及十二指肠溃疡患者尤其不宜食用大蒜。

辣椒

忌吃关键词：
性热、味辛、强刺激性。

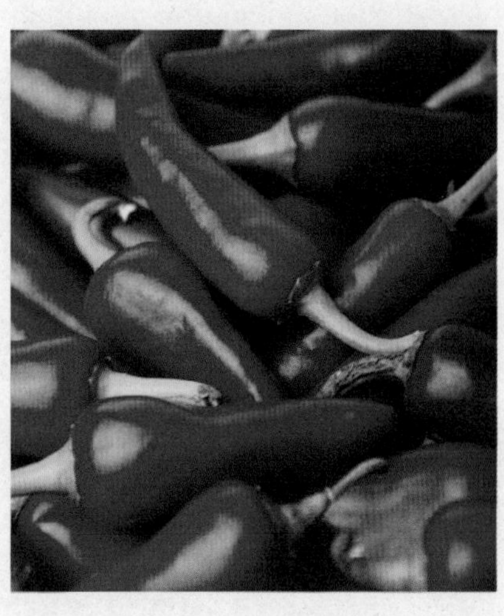

忌吃辣椒的原因

1. 辣椒是属于大热大辛的食物，具有非常强烈的刺激性，胃及十二指肠溃疡患者食用后，会由于胃酸的分泌增加，刺激溃疡面，使溃疡的程度加重，不利于患者的病情，严重者还可能引起胃出血、穿孔等。
2. 中医认为，辣椒性热，阴虚胃热型的胃及十二指肠溃疡患者尤其不宜食用，否则会加重患者胃痛、恶心呕吐、咽干舌燥、大便干结等症状。

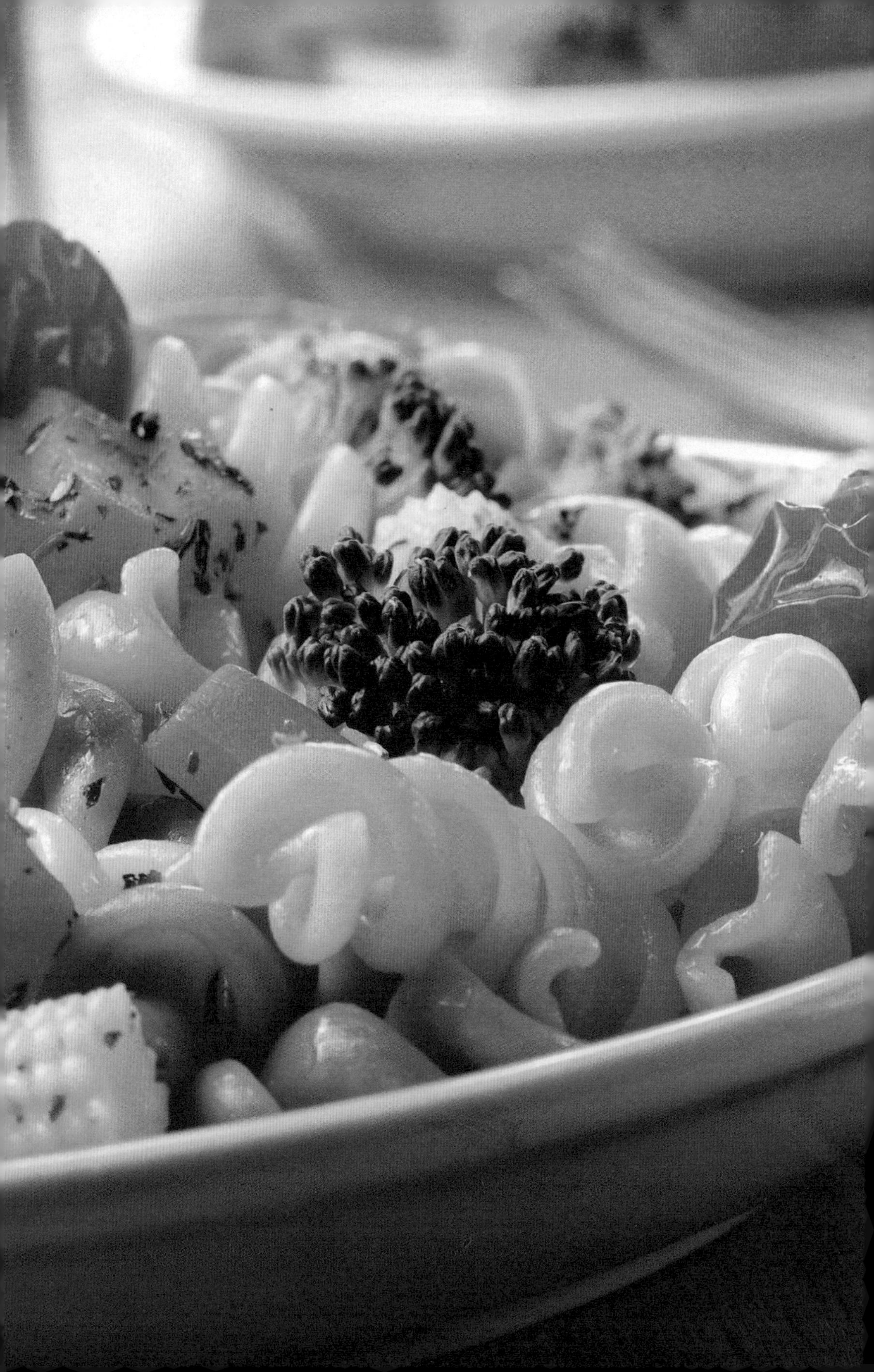

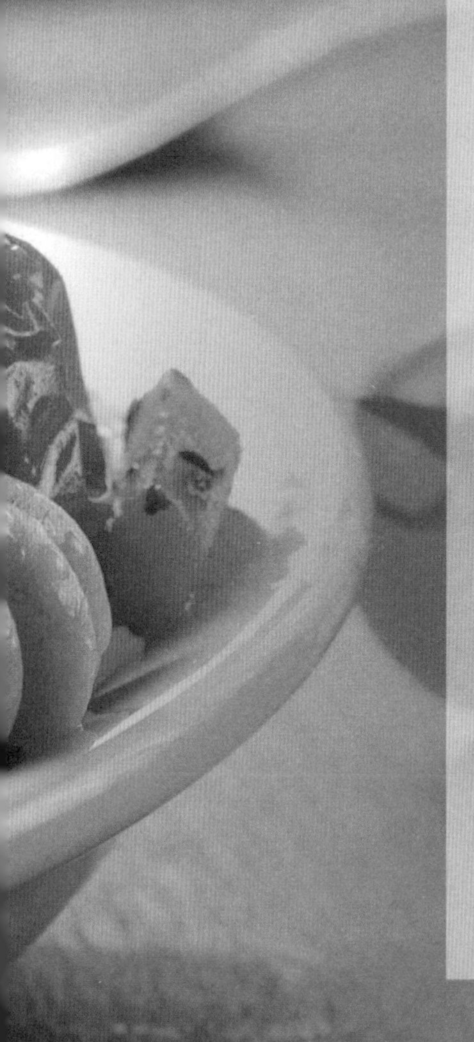

第四章

胃下垂吃什么？禁什么？

胃下垂是指站立时，胃的下缘达盆腔，胃小弯弧线最低点降至髂嵴连线以下的现象。轻度胃下垂多无症状，中度以上者常出现腹胀（食后加重，平卧减轻）、恶心、嗳气、胃痛伴重垂感，偶有便秘、腹泻，或交替性腹泻及便秘等症状。胃下垂多见于体虚、身形瘦长之人。

中医大致将胃下垂分为中气下陷、肝胃不和、痰湿中阻、胃阴亏虚、脾胃阳虚五种证型，我们根据每种证型的病症特点，配制了科学合理的对症药膳，患者可结合自身的症状，选择相应的药膳进行调理，对疾病的治疗能起到积极的作用。

中医分型

中气下陷型

对症药材

·人参·党参·白术·升麻·黄芪

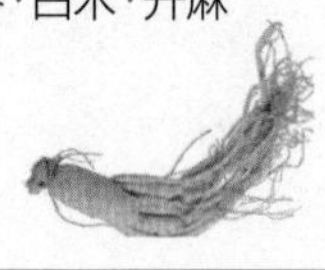

对症食材

·大米·小米·荞麦·土鸡·猪肚·牛肚·乌鸡

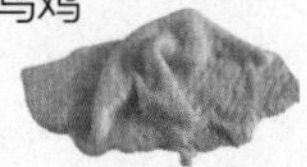

症状剖析

胃脘隐痛胀满伴下沉感，不思饮食，食入难消化、神疲乏力、倦怠懒言、恶心呕吐、大便质稀却排出不畅，舌色淡、苔白滑。

治疗原则 补气健脾、升阳举陷。

饮食禁忌 忌食寒凉生冷食物，忌食难消化易造成腹胀的食物。

肝胃不和型

对症药材

·陈皮·香附·枳实·麦芽

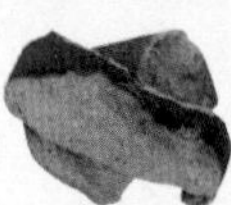

对症食材

·小米·甲鱼·韭菜·鳙鱼·山楂·鸽肉

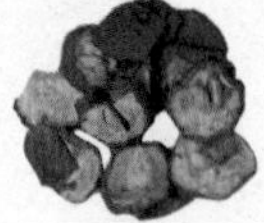

症状剖析

胃脘胀满有下坠感，伴胁肋胀痛，嗳气频作，放气后疼痛稍减，恶心干呕，口苦泛酸，大便不畅，以上症状每因情绪刺激而加重，舌质淡，苔薄白。

治疗原则 疏肝理气、和胃消食。

饮食禁忌 忌食易造成腹胀的食物。

痰湿中阻型

对症药材

·茯苓·半夏·白术·厚朴

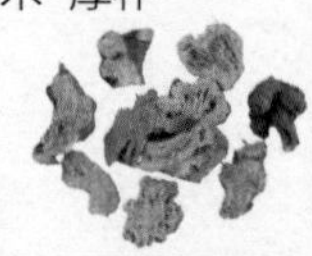

对症食材

·薏米·扁豆·木瓜·香菇·金针菇

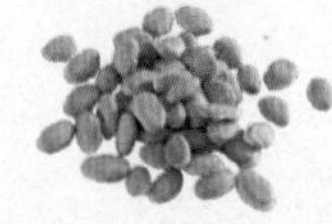

症状剖析

脘腹痞满不舒，胸胁满闷，头晕目眩，全身沉重困倦，嗳气厌食，呕吐多为清水痰涎，口淡不渴，大便溏稀，舌苔白厚腻。

治疗原则 祛痰化湿、健胃补虚。

饮食禁忌 忌食油腻食物，忌肥肉，少食滋腻性甜食。

胃阴亏虚型

对症药材

·沙参·玉竹·莲子

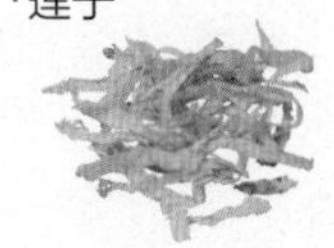

对症食材

·兔肉·大米·甲鱼

·银耳·桑葚

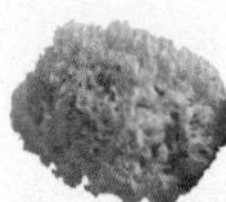

症状剖析

主要症状有胃隐隐作痛，喜温喜按，空腹时疼痛加重，饮食后疼痛减轻，泛吐清水，神疲乏力，食欲不振，手足冰凉怕冷，大便稀、小便清长，舌淡苔白。

治疗原则 益气健脾、补虚养胃。

饮食禁忌 忌食寒凉生冷食物，忌食滑肠食物。

脾胃阳虚型

对症药材

·肉桂·干姜·菟丝子

·补骨脂

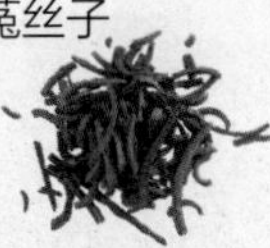

对症食材

·羊肉·韭菜·榴梿·樱桃

·桂圆肉·鸽肉

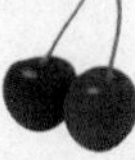

症状剖析

胃脘冷痛满闷，得温则减，饮食稍多则想吐，时作时止，倦怠乏力，畏寒肢冷，口干不欲饮水，大便稀溏，舌色淡白。

治疗原则 温胃散寒、升阳举陷。

饮食禁忌 忌寒凉生冷、干硬难消化的食物。

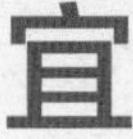

宜

- ✔ 饮食宜清淡，营养要均衡，尽量少食用刺激性食物。
- ✔ 要养成良好的饮食习惯，饮食定时定量，体瘦者应增加营养。
- ✔ 饮食宜少吃多餐，以减轻胃的负担，吃饭时要细嚼慢咽，避免狼吞虎咽，多选择细软易消化食物。
- ✔ 食用的食品应富有营养，容易消化，但体积要小，高能量、高蛋白、高脂肪食品适当多于蔬菜水果，以增加腹部脂肪从而托起胃体。

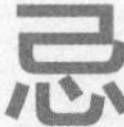

忌

- ✘ 忌食干硬、粗糙、不易消化的食物，以免加重腹胀。
- ✘ 忌暴饮暴食。

民间秘方

❶ 常用来治疗胃下垂的中成药有：补中益气丸，每次9克，每日3次。十全大补膏，每次1汤匙，每日3次，开水冲服。以上两味中成药适合脾胃气虚、体质虚弱的胃下垂患者食用。

❷ 肉桂10克，五倍子20克，炒何首乌30克，一起研粉，每次6克，每日1~2次，温水吞服。适合脾胃阳虚型的胃下垂患者食用。

生活保健

✔ 胃下垂患者多数体质虚弱，故治疗时就要“治本”，从改善体质着手，例如，平时要积极参加体育锻炼，运动量可由小到大。

✔ 性生活对体质衰弱者是较大负担，应尽量减少房事次数。

✔ 保持乐观情绪，勿暴怒，勿郁闷。

✔ 卧床宜头低脚高，可以在床脚下垫两块砖头。

✔ 取百会、足三里两穴，用指端及指甲按掐2次，各3~5分钟，每日多次。（百会穴：两耳尖连线在头顶上的中点处。足三里穴：在外膝眼下4横指、胫骨外侧1横指处。）

✖ 不要参加重体力劳动和剧烈活动，饭后可适当散步，有助于患者的康复。

✖ 不宜久站和剧烈跳动，胃下垂较严重者，建议饭后平卧半小时，不要立即活动。

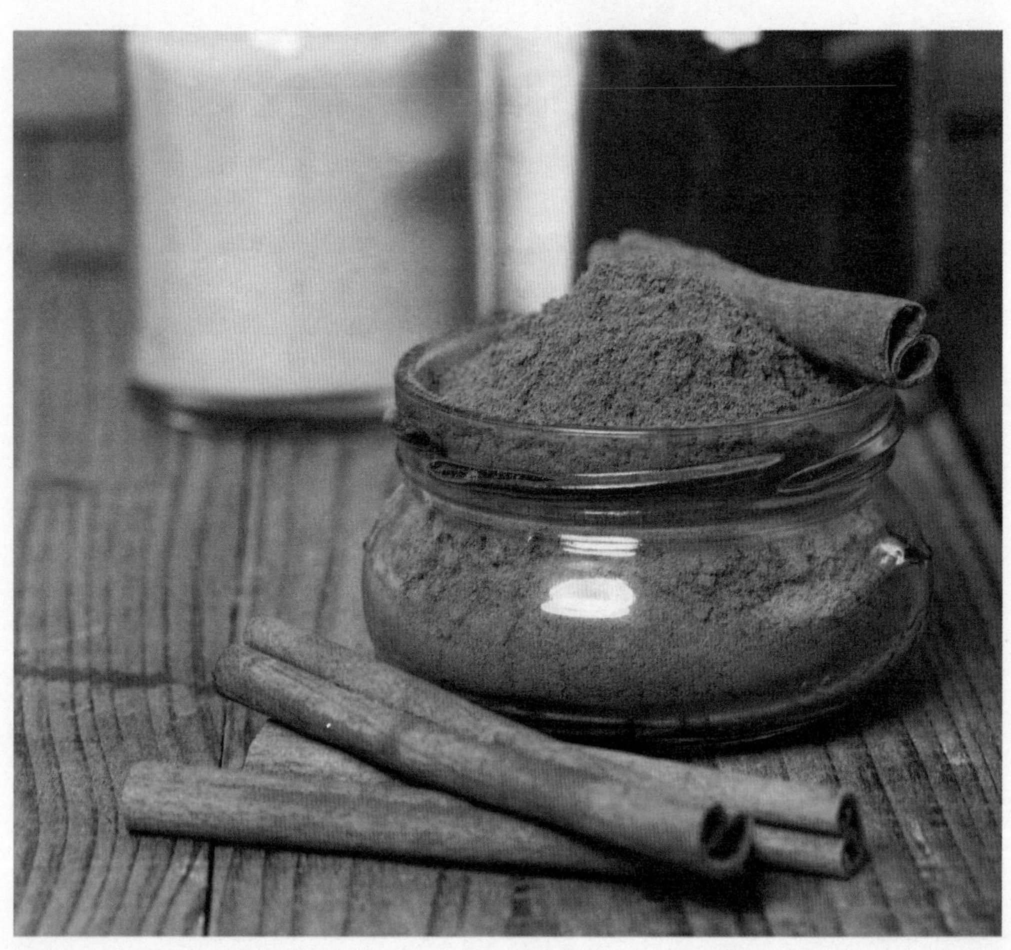

胃下垂患者
宜吃的食物及其简易食疗方

我们根据胃下垂的五种中医分型，贴心地为每一种证型的患者挑选了宜吃的食物，分析每一种食物的性味归经及其对每种证型的食疗功效，并推荐了合适的调养食疗方，详解其材料、做法，以及功效。食疗方的材料均简单易得，做法清晰明了，患者可根据自身症状判断自己属于哪一证型，然后根据证型选择适合自己的食疗方法及菜例，于日常饮食中轻松达到调理的目的。

带鱼	香菇	陈皮

小麦 谷物粮豆类

黄芪小麦粥

材料：小麦50克，黄芪20克，冰糖适量。

制作：

❶ 黄芪用清水洗净，切成小段，备用；小麦洗净备用。

❷ 锅洗净，置于火上，将黄芪与小麦一起放入锅中，加入适量清水煮成粥。

❸ 加冰糖，拌匀后早晚食用。

功效：本品具有益气健脾、养阴生津的功效，适合中气下陷、胃阴亏虚型的胃下垂患者。

性味归经：小麦性温，味甘。归心、脾经。

食疗机理：小麦具有健脾厚肠、益气补阴的功效，对脾气虚弱引起的胃下垂有很好的食疗功效。此外，对于体虚多汗、心烦失眠等症也有较好的辅助疗效。

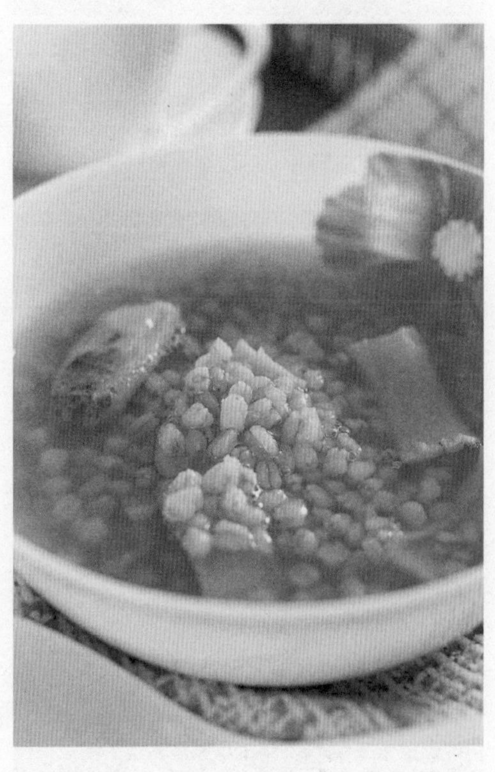

薏米 谷物粮豆类

薏米山药煲瘦肉

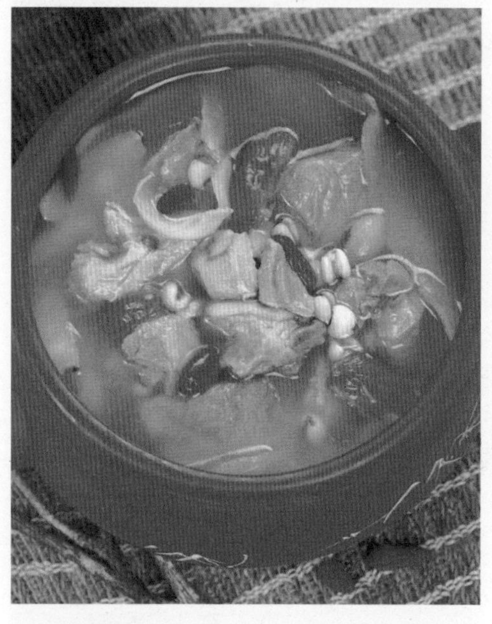

材料： 瘦肉400克，枸杞子、蜜枣各20克，薏米、山药、盐各适量。

制作：

❶ 瘦肉洗净，切件，焯水；薏米、枸杞子洗净，浸泡；山药洗净，去皮，切薄片；蜜枣洗净去核。

❷ 将瘦肉、薏米、蜜枣放入锅中，加入清水，大火烧沸后转小火炖2小时，放入山药、枸杞子稍炖，加入盐调味即可。

功效： 本品具有祛痰化湿、健脾益胃的功效，适合痰湿中阻型的胃下垂患者。

性味归经： 薏米性凉，味甘、淡。归脾、胃、肺经。

食疗机理： 薏米健脾益胃、清热渗湿、排脓止泻，对痰湿中阻型的胃下垂患者有很好的食疗作用。此外，薏米还有祛风湿、镇静镇痛、抑制骨骼肌收缩、增强人体免疫功能、抗菌抗癌的作用。薏米可入药，常用来治疗脾虚泄泻、水肿、脚气，也可用于肺痈、肠痈等病的治疗。

荞麦 谷物粮豆类

荞麦薏米豆浆

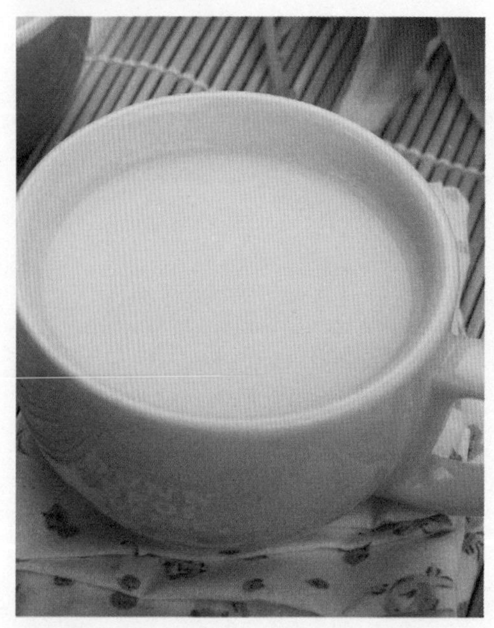

材料： 黄豆60克，薏米25克，荞麦15克。

制作：

❶ 黄豆泡软，洗净；薏米、荞麦淘洗干净，各浸泡2小时。

❷ 将黄豆、薏米、荞麦放入豆浆机中，添水搅打成豆浆，烧沸后滤出豆浆即可。

功效： 本品具有健脾利湿的功效，适合痰湿中阻型的胃下垂患者。

性味归经： 荞麦性寒，味甘。归脾、胃、大肠经。

食疗机理： 荞麦健胃、消积、止汗，能有效辅助治疗胃痛胃胀、胃下垂、消化不良、食欲不振、肠胃积滞、慢性泄泻等病症。同时，荞麦能帮助人体代谢葡萄糖，是防治糖尿病的天然食品；还可预防高血压引起的脑溢血。此外，荞麦所含的纤维素可使人大便恢复正常。

扁豆 谷物粮豆类

白扁豆粥

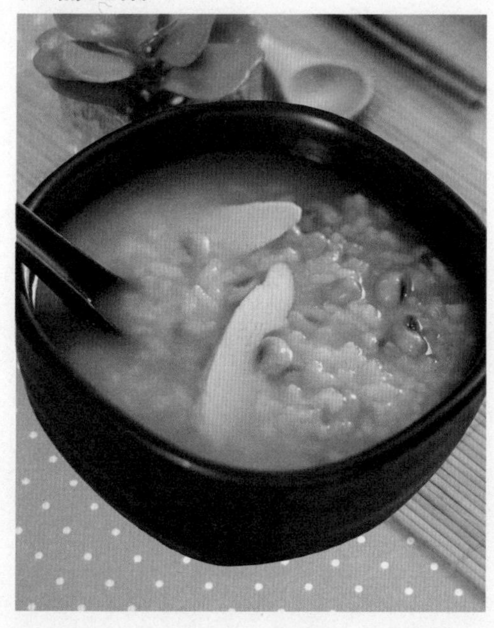

材料：白扁豆30克，大米200克，山药10克，葱、盐各适量。

制作：

❶将白扁豆、山药洗净，加水先煲30分钟。

❷再加入洗净的大米和适量水煲至成粥。

❸调入盐，煲至入味，撒上葱花即可。

功效：本品具有健胃补虚、健脾化湿的功效，适合痰湿中阻型的胃下垂患者。

性味归经：扁豆性平，味甘。归脾、胃经。

食疗机理：扁豆是甘淡温和的健脾化湿药，能健脾和胃、解毒消肿、除湿止泻，适合痰湿中阻的胃下垂患者食用。扁豆还常用于脾胃虚弱、便溏腹泻、体倦乏力、水肿、白带异常，以及夏季暑湿引起的呕吐、腹泻、胸闷等病症的辅助治疗。此外，扁豆还能保护心脑血管，调节血压。

牛肚 肉禽水产类

茴香牛肚汤

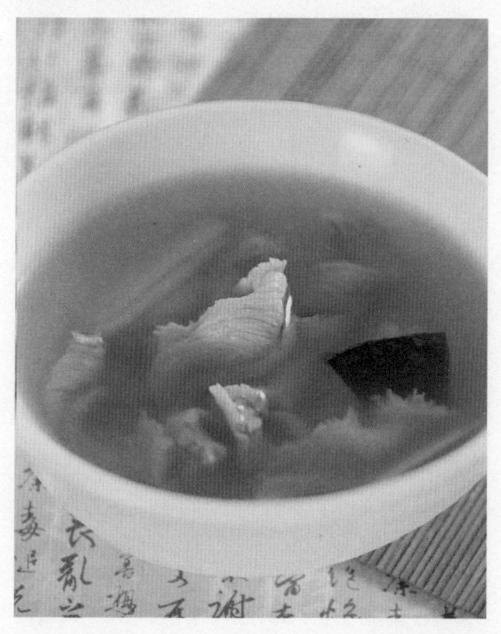

材料：牛肚500克，茴香10克，干姜8克，桂皮3片，鲜荷叶1张，胡椒粉、料酒、盐、醋各适量。

制作：

❶牛肚用盐、醋反复搓洗，用冷水反复洗净，将鲜荷叶垫于锅底，放入牛肚。

❷加水浸没，大火烧沸后转中火炖30分钟，取出切小块后复入砂锅，加料酒3匙，茴香和桂皮少许，小火煨2小时。

❸加盐、姜、胡椒粉少许，继续煨2~3小时，直至肚烂即可。

功效：本品温胃散寒、补气健脾，适合脾胃阳虚、中气下陷型的胃下垂患者。

性味归经：牛肚性平，味甘。归脾、胃经。

食疗机理：牛肚具有补益脾胃、补气养血、补虚益精之功效，对脾胃阳虚、中气下陷的患者有较好的食疗作用。牛肚还对病后虚羸、气血不足、营养不良、脾胃薄弱、消渴、头晕目眩等症有很好的辅助疗效。

羊肉 肉禽水产类

豆浆炖羊肉

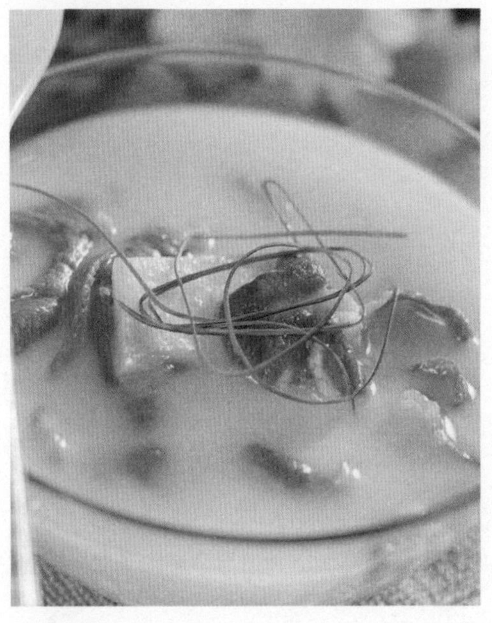

材料：羊肉500克，山药200克，豆浆500毫升，食用油、盐、姜片各少许。

制作：

❶ 将山药去皮洗净切片；羊肉洗净切成片。

❷ 将山药、羊肉和豆浆一起倒入锅中，加清水适量，再加入食用油、姜片，上火炖2小时。

❸ 再调入盐即可。

功效：本品具有温胃散寒的功效，适合脾胃阳虚的胃下垂患者。

性味归经：羊肉性热，味甘。归脾、胃、肾、心经。

食疗机理：羊肉可温胃散寒、益气补虚，适合脾胃阳虚的胃下垂患者食用。羊肉还可增加消化酶，保护胃壁，帮助消化。脾胃虚寒的人寒冬可常吃羊肉，能促进血液循环，使皮肤红润，增强御寒能力。中医认为，羊肉还有补肾壮阳的作用。

牛肉 肉禽水产类

枸杞牛肉汤

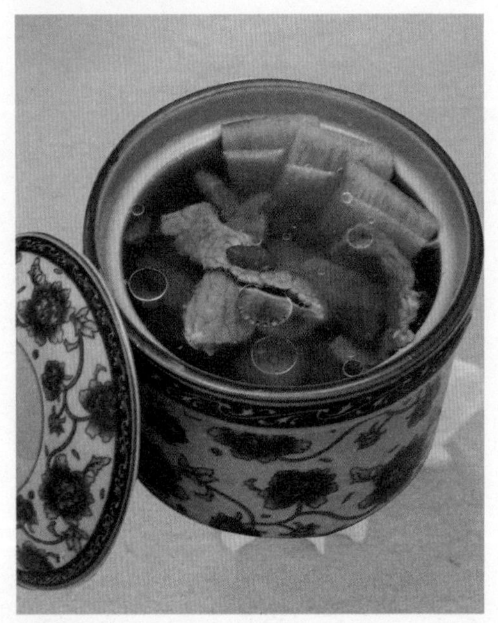

材料：新鲜山药600克，牛肉500克，枸杞子10克，盐适量。

制作：

❶ 牛肉洗净，焯水后捞起，再冲洗1次，待凉后切成薄片备用。

❷ 山药削皮，洗净切块。

❸ 将牛肉放入炖锅中，加适量水，以大火煮沸后转小火慢炖1小时。

❹ 加入山药、洗净的枸杞子，续煮10分钟，加盐调味即可。

功效：本品具有补气健脾的功效，适合中气下陷型的胃下垂患者。

性味归经：牛肉性平，味甘。归脾、胃经。

食疗机理：牛肉补脾胃、益气血、强筋骨，对中气下陷的胃下垂患者有较好的食疗作用。牛肉对虚损羸瘦、消渴、脾弱不运、水肿、腰膝酸软、久病体虚、面色萎黄、头晕目眩等病症也有很好的食疗效果。多吃牛肉，还有助于肌肉生长。

乌鸡 肉禽水产类

山药乌鸡汤

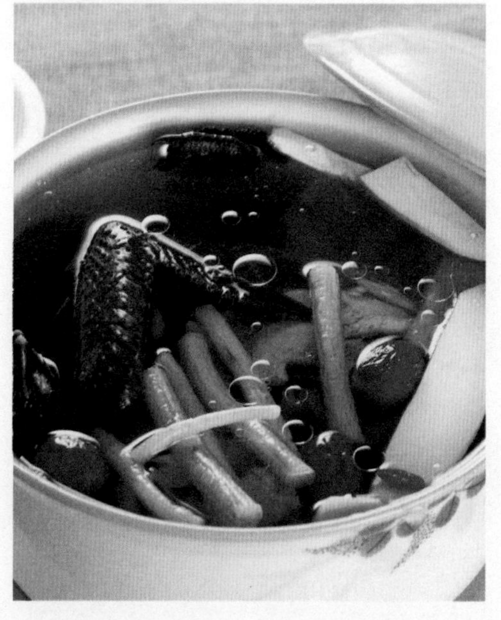

材料：乌鸡1只，红枣、枸杞子各5克，当归片6克，姜、山药、党参各10克，盐、鸡精、胡椒粉各适量。

制作：

❶ 乌鸡净毛去内脏洗净；党参洗净切段；当归片、红枣、山药、枸杞子洗净；姜洗净去皮切片。

❷ 锅上火，爆香姜片，注入适量清水，水沸后下乌鸡焯一下后捞出，滤除血水。

❸ 锅上火，倒入清汤，放进乌鸡、党参、枸杞子、山药、当归、红枣等药材，大火炖约2小时，调入鸡精、盐、胡椒粉，拌匀即可。

功效：本品具有补气健脾、滋阴生津的功效，适合中气下陷、胃阴亏虚型的胃下垂患者。

性味归经：乌鸡性平，味甘。归肝、肾经。

食疗机理：乌鸡具有滋阴、补肾、养血、添精、益肝、退热、补虚作用，适合中气下陷以及胃阴亏虚的胃下垂患者食用。乌鸡体内的黑色物质含铁、铜元素较高，对于病后、产后贫血者具有补血、促进康复的食疗作用。常食乌鸡还能调节人体免疫功能，抗衰老。

土鸡 肉禽水产类

党参茯苓土鸡汤

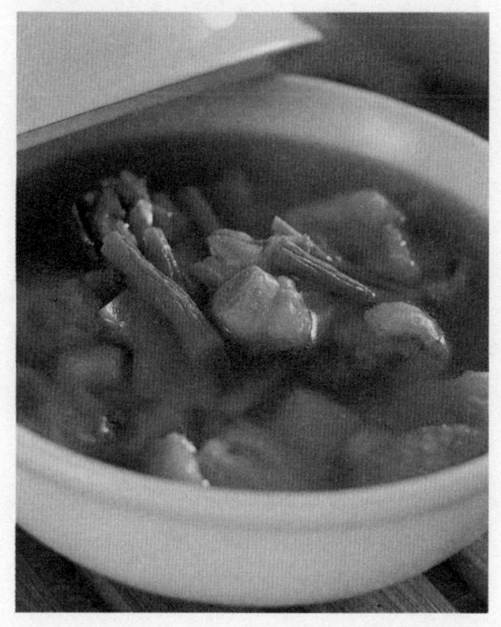

材料：党参、茯苓各15克，炒白术、炙甘草各5克，土鸡鸡腿2个，姜1大块，盐适量。

制作：

❶ 将鸡腿洗净，剁成小块。

❷ 鸡块中加洗净的药材，再放入盐腌渍15分钟。

❸ 锅中加入500毫升水煮开，放入鸡腿及药材，转小火煮至熟，冷却后放入冰箱冷藏效果更佳。

功效：本品具有益气健脾、温胃升阳的功效，适合中气下陷、脾胃阳虚型的胃下垂患者。

性味归经：土鸡性温，味甘。归脾、胃经。

食疗机理：鸡肉具有温中益气、补精添髓、益五脏、补虚损、健脾胃、强筋骨的功效，对中气下陷以及脾胃阳虚型胃下垂患者有很好的食疗效果。冬季多喝些鸡汤可提高自身免疫力。鸡皮中含有大量胶原蛋白，能补充人体所缺少的水分，增加皮肤弹性，延缓皮肤衰老。

鸽肉 肉禽水产类

人参红枣鸽子汤

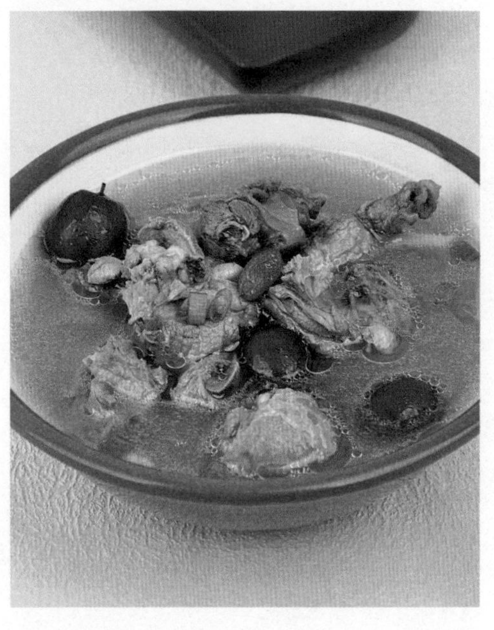

材料： 鸽子1只，红枣8颗，人参1支，葱花、枸杞子、盐各适量。

制作：

❶ 将鸽子收拾干净，剁成块；红枣、枸杞子、人参均洗净备用。

❷ 净锅上火，倒入水，放入鸽肉块烧开，打去浮沫，再放入人参、红枣、枸杞子，小火煲至熟，加盐调味，撒上葱花即可。

功效： 本品具有疏肝理气的功效，适合肝胃不和型的胃下垂患者。

性味归经： 鸽肉性平，味咸。归肝、肾经。

食疗机理： 鸽肉具有疏肝理气、补肾壮阳、益气养血之功效，对肝胃不和的胃下垂患者有很好的食疗作用。女性常食鸽肉，可调补气血、提高性欲。此外，乳鸽肉含有丰富的软骨素，经常食用，可使皮肤变得白嫩、细腻。

鸭肉 肉禽水产类

清炖鸭

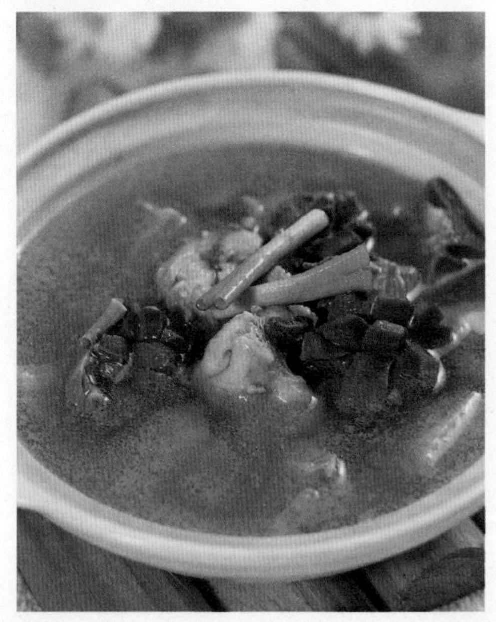

材料： 净鸭肉250克，鸭肾1个，葱白5克，姜、食用油、味精、料酒、盐各适量。

制作：

❶ 将鸭肉洗净切块；鸭肾剖开，去黄皮和杂物，洗净切成4块；姜洗净拍松；葱白洗净切段。

❷ 汤锅置旺火上，下油烧热，放入鸭块、鸭肾、葱白、料酒、姜，爆炒10分钟，起锅盛入砂锅内。

❸ 在砂锅内加入清水750毫升，置小火上清炖3小时，然后放入盐、味精调味即可。

功效： 本品养阴生津、补气健脾，适合胃阴亏虚、中气下陷型的胃下垂患者。

性味归经： 鸭肉性寒，味甘、咸。归脾、胃、肺、肾经。

食疗机理： 鸭肉具有养胃滋阴、大补虚劳、清肺解热、利水消肿之功效，适合中气下陷、胃阴亏虚型的胃下垂患者食用。鸭肉还可用于辅助治疗咳嗽痰少、咽喉干燥、阴虚阳亢之头晕头痛、水肿、小便不利等症。

带鱼 肉禽水产类

带鱼黄芪汤

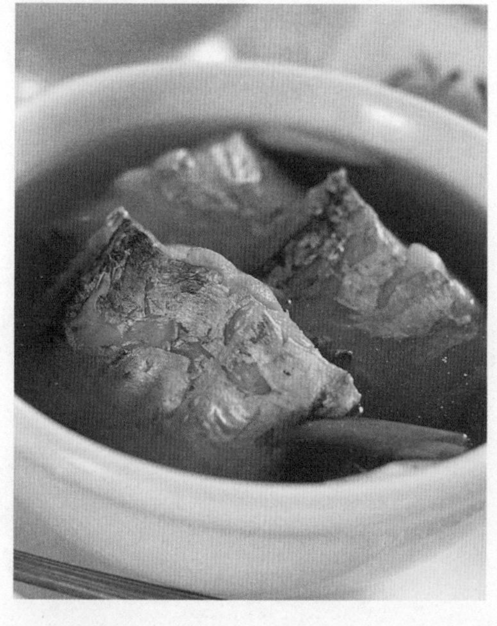

材料：带鱼500克，黄芪30克，炒枳壳10克，食用油、料酒、盐、葱、姜各适量。

制作：

❶ 将黄芪、枳壳洗净，装入纱布袋中，扎紧口，制成药包；葱洗净切段；姜洗净切片。

❷ 将带鱼去头，斩成段，洗净。

❸ 锅上火放入食用油，将鱼段下入锅内稍煎，再放入清水适量，放入药包、料酒、盐、葱段、姜片，煮至鱼肉熟，拣去药包、葱、姜即成。

功效：本品具有补气健脾、升阳举陷的功效，适合中气下陷型的胃下垂患者。

性味归经：带鱼性温，味甘。归肝、脾经。

食疗机理：带鱼具有暖胃、泽肤、补气、养血、舒筋活血、消炎化痰、消除疲劳之功效，对中气下陷型胃下垂有很好的食疗作用。带鱼全身的鳞和银白色油脂层中还含有一种抗癌成分，对辅助治疗白血病、胃癌、淋巴肿瘤等有益。

鳜鱼 肉禽水产类

孔雀鳜鱼

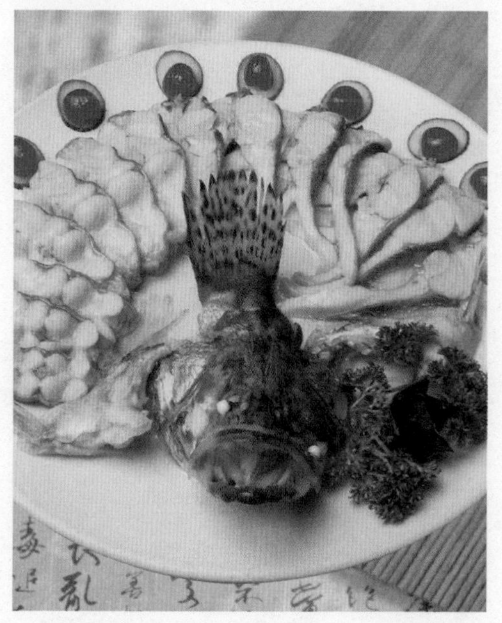

材料：鳜鱼1条，盐、料酒、蒸鱼豉油、食用油各适量。

制作：

❶ 将鳜鱼收拾干净，去头尾后切块，用盐和料酒腌渍10分钟。

❷ 将鱼头、鱼尾放在盘子的一侧，鱼块围着鱼头，摆成孔雀开屏状，开水上锅大火蒸10分钟后取出，浇上蒸鱼豉油。

❸ 将少许油倒入锅中烧热，淋在鱼上即成。

功效：本品具有补气健脾的功效，适合中气下陷型的胃下垂患者。

性味归经：鳜鱼性平，味甘。归脾、胃经。

食疗机理：鳜鱼具有补气血、健脾胃之功效，适合中气下陷型的胃下垂患者食用，可强身健体。鳜鱼的肉和胆等还具有一定的药用价值，可以补充气血、益脾健胃等。无病者常食鳜鱼，可起到补五脏、益精血、健体的作用，为补益强壮的保健佳品。

猪肚 肉禽水产类

胡椒老鸡猪肚汤

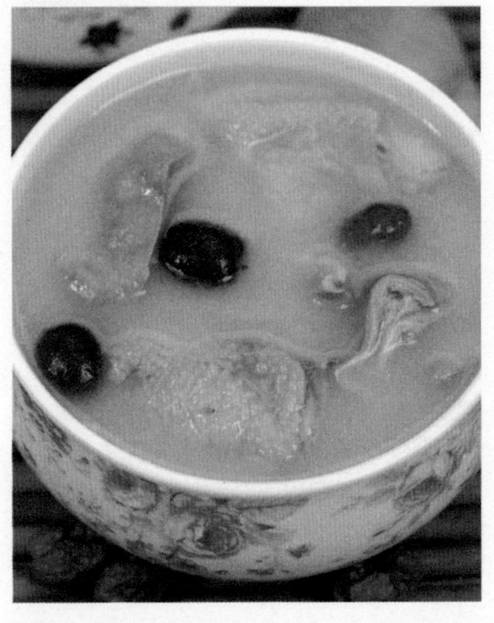

材料：胡椒20克，老鸡肉100克，猪肚130克，红枣3颗，盐适量。

制作：

❶胡椒洗净，晾干后研碎；老鸡肉洗净，切块；猪肚洗净。

❷锅中注水烧开，分别放入鸡块、猪肚焯水，捞出洗净，将胡椒碎放入猪肚内。

❸将所有材料放入砂煲内，加清水淹过食材，大火煲沸后改小火煲2.5小时，调入适量盐即可。

功效：本品具有补虚损、温胃散寒、升阳举陷的功效，适合脾胃阳虚、中气下陷型的胃下垂患者。

性味归经：猪肚性微温，味甘。归脾、胃经。

食疗机理：猪肚有补虚损、健脾胃、升阳举陷的功效，对气虚胃下垂、子宫脱垂、脱肛、胃炎、胃痛、消化性溃疡，以及脾虚腹泻、虚劳瘦弱、消渴、小儿疳积、尿频或遗尿等症都有很好的食疗作用。

西红柿 蔬菜菌菇类

西红柿汁

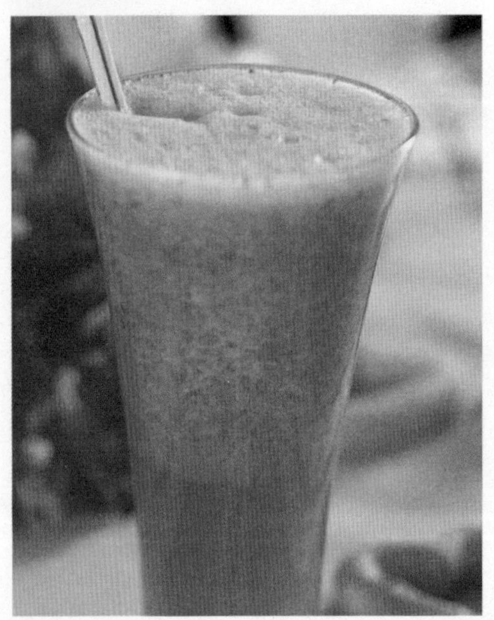

材料：西红柿2个。

制作：

❶西红柿去蒂，用清水洗净后去皮，切成几大块，备用。

❷将切好的西红柿放入榨汁机中榨成汁即可。

功效：本品具有益胃生津的功效，适合胃阴亏虚型的胃下垂患者。

性味归经：西红柿性凉，味甘、酸。归肺、肝、胃经。

食疗机理：西红柿具有健胃消食、生津止渴、清热解毒、凉血平肝的功效，适合胃阴亏虚的胃下垂患者食用。常食西红柿还可防治宫颈癌、膀胱癌、胰腺癌等，还能美容和辅助治疗口疮。

韭菜 蔬菜菌菇类

韭菜腰花

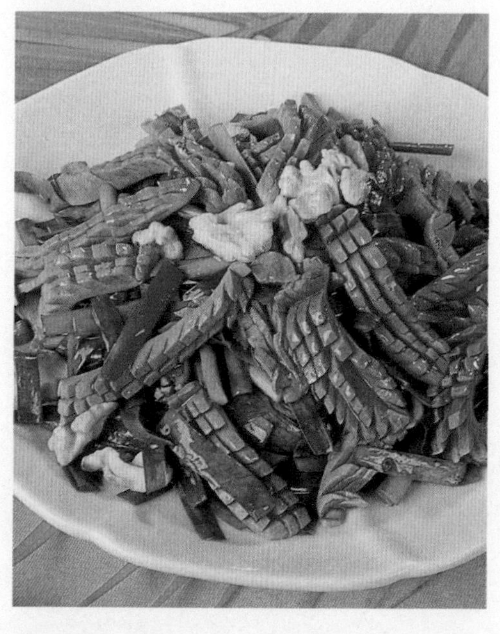

材料： 韭菜、猪腰各150克，核桃仁20克，红椒30克，食用油、盐、味精、鲜汤、水淀粉各适量。

制作：

❶ 韭菜洗净切段；猪腰收拾干净，切花刀，再横切成条，入沸水中氽烫去血水，捞出控干；红椒洗净，切丝。

❷ 盐、味精、水淀粉和鲜汤搅成芡汁，备用。

❸ 油锅烧热，加入红椒爆香，再依次加入腰花、韭菜、洗净的核桃仁翻炒，快出锅时调入芡汁炒匀即可。

功效： 本品具有温胃散寒、升阳举陷的功效，适合脾胃阳虚型的胃下垂患者。

性味归经： 韭菜性温，味甘、辛。归肝、肾经。

食疗机理： 韭菜能益脾健胃、行气理血、温肾助阳，多吃韭菜，可养肝，增强脾胃之气，适合脾胃阳虚型的胃下垂患者食用。韭菜中的含硫化合物具有降血脂及扩张血管的作用，适用于辅助治疗心脑血管疾病和高血压。

香菇 蔬菜菌菇类

香菇土鸡汤

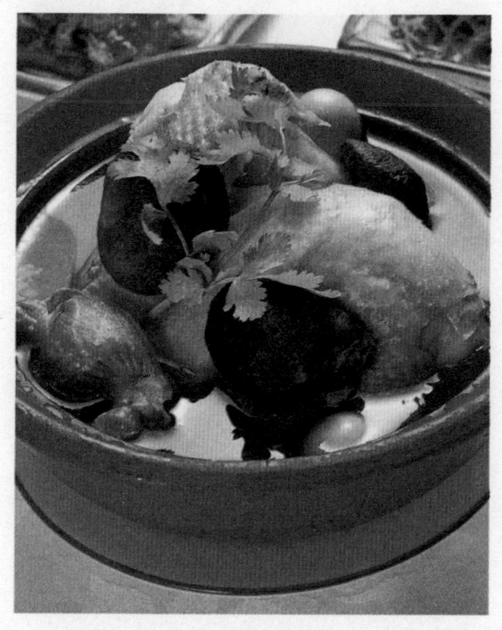

材料： 土鸡1只，鸡蛋黄4个，香菇4朵，姜、葱、香菜叶、盐、食用油、香油各适量。

制作：

❶ 先将鸡洗净去内脏，留下鸡肝、鸡肾；姜洗净切片；葱洗净切葱花；香菇洗净。

❷ 锅内烧水，调入少许油烧热，放入一整只鸡和鸡肝、鸡肾、香菇、姜片一起炖1小时。

❸ 锅中调入少许盐，放入蛋黄，淋入少许香油，撒上香菜叶即可。

功效： 本品疏肝健胃、化痰祛湿，适合肝胃不和、痰湿中阻型的胃下垂患者。

性味归经： 香菇性平，味甘。归脾、胃经。

食疗机理： 香菇具有益胃和中、疏肝理气、化痰抗癌、透疹解毒之功效，适合肝胃不和以及痰湿中阻的胃下垂患者食用，对食欲不振、身体虚弱、肝气郁结、小便失禁、大便秘结、形体肥胖等病症也有一定的食疗功效。

金针菇 蔬菜菌菇类

白菜金针菇

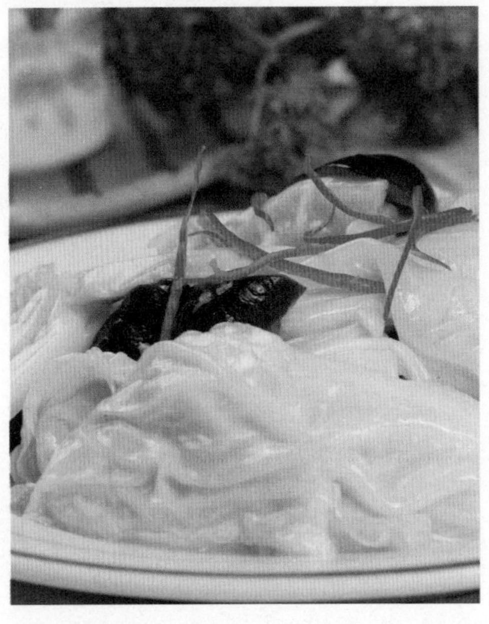

材料：白菜350克，金针菇100克，水发香菇20克，红辣椒10克，食用油、盐、鸡精各适量。

制作：

❶ 白菜洗净，撕大片；香菇洗净切块；金针菇去尾，洗净；红辣椒洗净，切丝备用。

❷ 锅中倒油加热，先后下香菇、金针菇、白菜翻炒。

❸ 最后加入盐和鸡精，炒匀装盘，撒上红辣椒丝即可。

功效：本品具有和胃消食、滋阴生津的功效，适合肝胃不和、胃阴亏虚型的胃下垂患者。

性味归经：金针菇性凉，味甘滑。归脾、大肠经。

食疗机理：金针菇具有补肝、益肠胃、抗癌之功效，对肝胃不和以及胃阴亏虚型的胃下垂患者皆有很好的食疗作用，对肝病、肠胃道炎症、溃疡、肿瘤等病症也有较好的辅助疗效。此外，金针菇含锌较高，对预防男性前列腺疾病较有助益。

银耳 蔬菜菌菇类

银耳海鲜汤

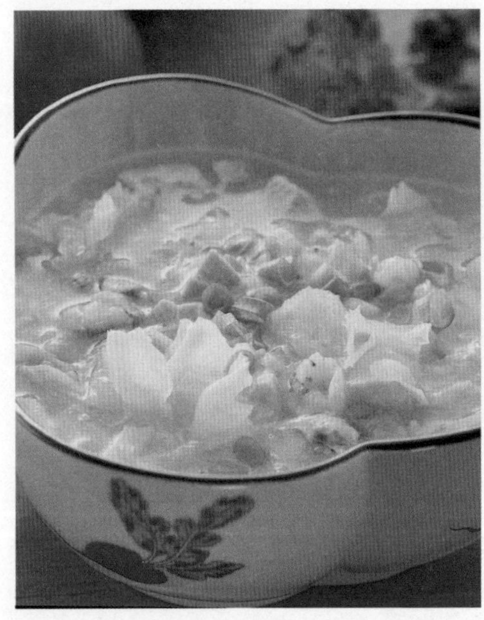

材料：三文鱼200克，虾仁10只，蚌肉、银鱼各100克，银耳15克，葱20克，盐、淀粉各适量。

制作：

❶ 银耳冲净，浸入清水中泡发后，捞起去蒂，撕小朵。

❷ 三文鱼洗净切丁；虾仁挑去泥肠洗净；葱洗净，切末；蚌肉洗净。

❸ 锅中加水，先下入银耳，煮沸后再加入三文鱼、蚌肉、虾仁、银鱼，煮熟后加盐调味，再加入以水拌匀的淀粉和匀，撒上葱花即可。

功效：本品具有益气健脾、滋阴生津的功效，适合中气下陷、胃阴亏虚型的胃下垂患者。

性味归经：银耳性平，味甘。归肺、胃、肾经。

食疗机理：银耳是一味滋补良药，特点是滋润而不腻滞，具有滋补生津、润肺养胃的功效，主要用于治疗虚劳、咳嗽、痰中带血、津少口渴、病后体虚、气短乏力等病症，对中气下陷以及胃阴亏虚的胃下垂患者皆有很好的食疗功效。

黑木耳 蔬菜菌菇类

拌双耳

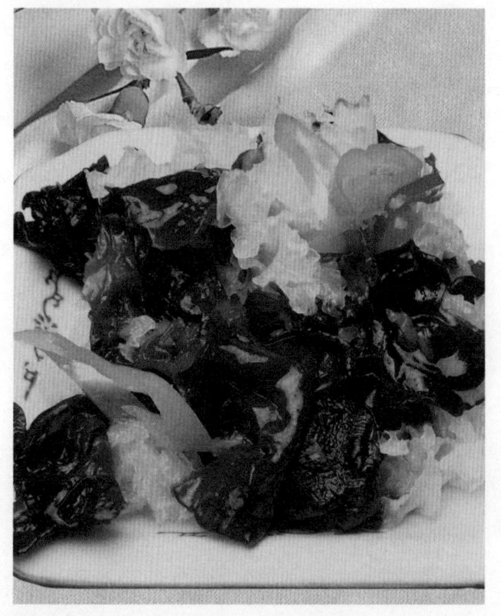

材料： 黑木耳、银耳各100克，青椒、红椒、盐、味精、醋各适量。

制作：

1. 黑木耳、银耳洗净，泡发；青椒、红椒洗净，切成斜丝，用沸水焯一下待用。
2. 锅内注水烧沸，放入泡发的黑木耳、银耳焯熟后，捞起晾干并装入盘中。
3. 加入盐、味精、醋拌匀，撒上青椒丝、红椒丝即可。

功效： 本品具有补气健脾、滋阴生津的功效，适合中气下陷、胃阴亏虚型的胃下垂患者。

性味归经： 黑木耳性平，味甘。归肺、胃、肝经。

食疗机理： 黑木耳具有补气血、滋阴、补肾、活血、通便等功效，适合中气下陷以及胃阴亏虚的胃下垂患者食用。此外，黑木耳对痔疮、胆石症、肾结石、膀胱结石等病症也有食疗作用，它还可预防血液凝固，有助于减少动脉硬化、冠心病等疾病的发生。

桂圆 水果干果类

麦枣桂圆汤

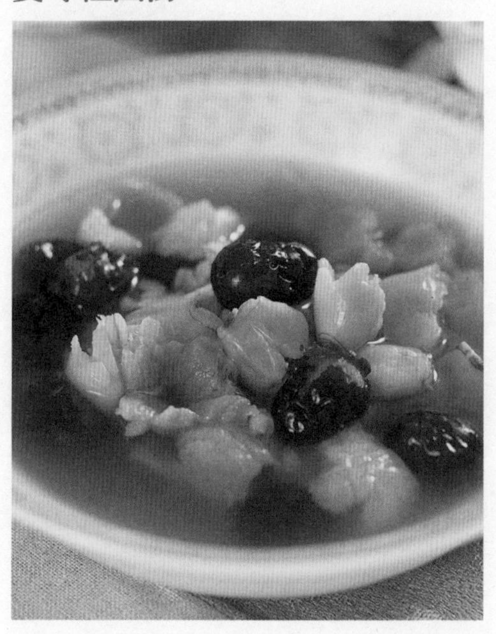

材料： 小麦25克，红枣5颗，桂圆肉10克。

制作：

1. 将红枣用温水稍浸泡，洗净；小麦洗净。
2. 小麦、红枣、桂圆肉同入锅中，加水煮汤即可。

功效： 本品具有补气健脾、升阳举陷的功效，适合中气下陷、脾胃阳虚型的胃下垂患者。

性味归经： 桂圆性温，味甘。归心、脾经。

食疗机理： 桂圆肉是传统的补血补气药，具有补益心脾、养血宁神、健脾止泻、利尿消肿等功效，适合中气下陷以及脾胃阳虚型的胃下垂患者食用，是病后体虚、血虚萎黄、气血不足、神经衰弱、心悸怔忡、健忘失眠等病症的调养佳品。

葡萄 水果干果类

葡萄鲜奶蜜汁

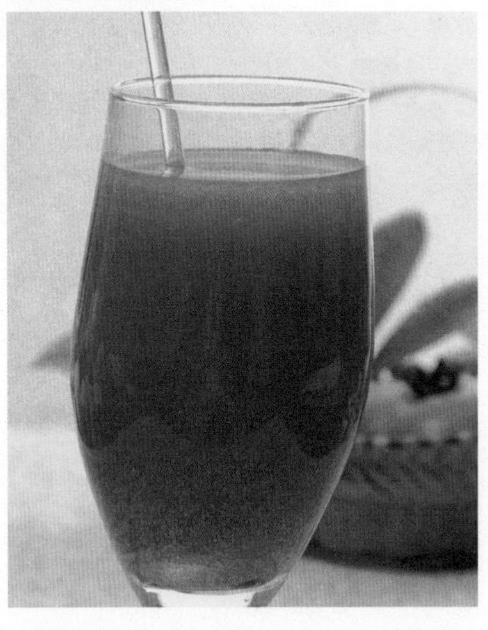

材料：葡萄150克，鲜奶、蜂蜜各适量。

制作：

❶ 葡萄洗净，去皮与子；将鲜奶倒入碗中，搅打至起泡。

❷ 将葡萄、鲜奶一起榨汁，加入蜂蜜即可。

功效：本品具有益气养血、补虚生津的功效，适合中气下陷、胃阴亏虚型的胃下垂患者。

性味归经：葡萄性平，味甘、酸。归肺、脾、肾经。

食疗机理：葡萄具有滋补肝肾、养血益气、强壮筋骨、生津除烦、健脑养神的功效，适合中气下陷型及胃阴亏虚型的胃下垂患者食用。葡萄中含有较多酒石酸，有助消化，可减轻肠胃负担。葡萄中所含白藜芦醇可保护心血管系统。

桑葚 水果干果类

桑葚猕猴桃奶

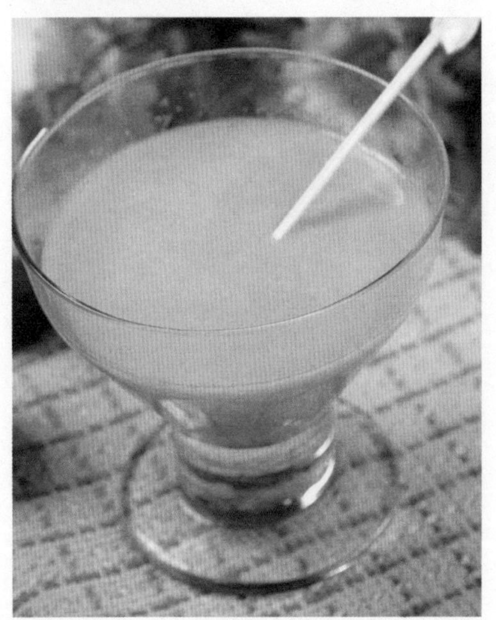

材料：桑葚80克，猕猴桃1个，牛奶150毫升。

制作：

❶ 将桑葚洗干净；猕猴桃洗干净，去掉外皮，切成大小适合的块。

❷ 将桑葚、猕猴桃放入果汁机内，加入牛奶，搅拌均匀即可。

功效：本品具有滋阴益胃、补虚生津的功效，适合胃阴亏虚型的胃下垂患者。

性味归经：桑葚性寒，味甘。归心、肝、肾经。

食疗机理：桑葚具有补肝益肾、生津润肠、明目乌发等功效，适合胃阴亏虚型胃下垂患者食用。桑葚可以促进血红细胞的生长，防止白细胞减少，常食桑葚可以明目，缓解眼睛疲劳干涩的症状。桑葚还有改善皮肤血液供应、营养肌肤、使皮肤白嫩等作用，并能延缓衰老。

榴梿 水果干果类

榴梿牛奶果汁

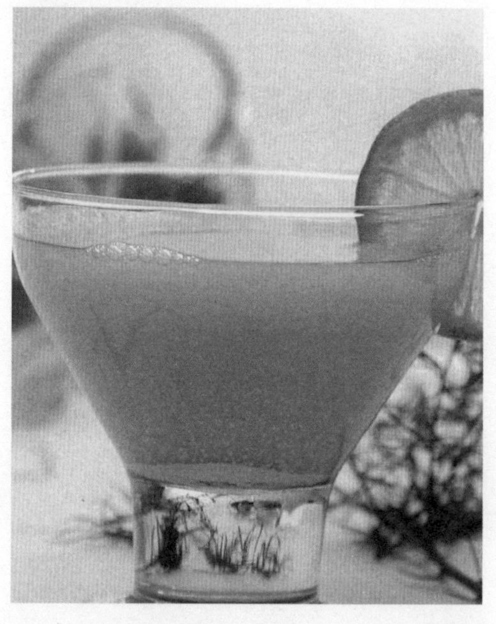

材料： 榴梿肉100克，水蜜桃50克，蜂蜜少许，鲜牛奶200毫升，冷开水200毫升。

制作：

❶ 将水蜜桃洗净，和榴梿肉、蜂蜜一起倒入榨汁机。

❷ 加入冷开水，盖上杯盖，充分搅拌成果泥状，加入牛奶，调成果汁即可。

功效： 本品具有健脾补气、补肾壮阳的功效，适合中气下陷、脾胃阳虚型的胃下垂患者。

性味归经： 榴梿性热，味辛、甘。归肝、肾、肺经。

食疗机理： 榴梿营养价值极高，经常食用可以强身健体，健脾补气，补肾壮阳，温暖身体，属滋补有益的水果，适合脾胃阳虚型胃下垂患者食用。榴梿性热，可以活血散寒，缓解经痛，特别适合受痛经困扰的女性食用，是寒性体质者的理想补品。

木瓜 水果干果类

木瓜银耳猪骨汤

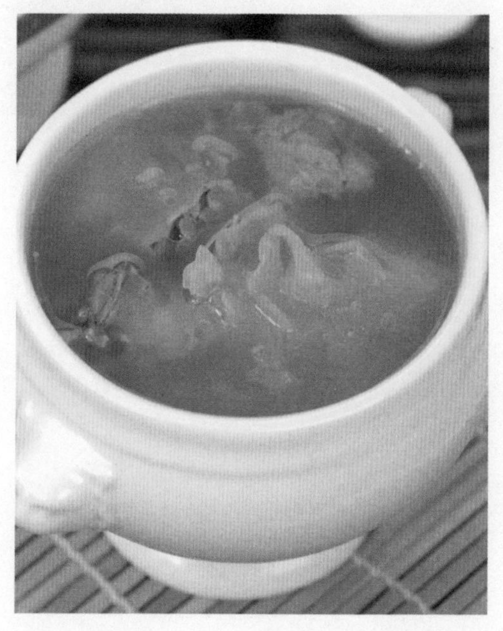

材料： 木瓜100克，银耳10克，猪骨150克，盐、食用油各适量。

制作：

❶ 木瓜去皮，洗净切块；银耳洗净，泡发撕片；猪骨洗净，斩块。

❷ 热锅入水烧开，下入猪骨，煲尽血水，捞出洗净。

❸ 将猪骨、木瓜放入瓦煲，注入水，大火烧开后下入银耳，改用小火炖煮2小时，加盐、食用油调味即可。

功效： 本品具有理气消食的功效，适合肝胃不和型的胃下垂患者。

性味归经： 木瓜性平、微寒，味甘。归肝、脾经。

食疗机理： 木瓜特有的木瓜酵素可以帮助消化、治胃病，可减轻胃下垂患者的肠胃负担，它独有的木瓜碱对淋巴性白血病细胞具有强烈抗癌活性。木瓜在助消化之余还能消暑解渴、润肺止咳。

樱桃 水果干果类

樱桃牛奶

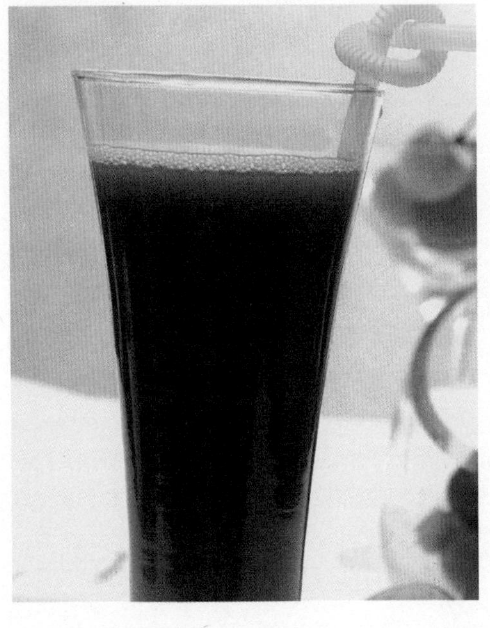

材料：樱桃10颗，低脂牛奶200毫升，蜂蜜少许。

制作：

❶ 将樱桃洗净、去核，放入榨汁机中，倒入牛奶与蜂蜜。

❷ 搅匀后即可饮用。

功效：本品具有温胃散寒、升阳举陷、益气健脾的功效，适合脾胃阳虚、中气下陷型的胃下垂患者。

性味归经：樱桃性热，味甘。归脾、胃经。

食疗机理：樱桃具有益气、健脾、和胃、祛风湿的功效，对脾胃阳虚以及中气下陷的胃下垂患者大有益处。常食樱桃可防治缺铁性贫血，又可增强体质、健脑益智，还能养颜驻容，适合消化不良、饮食不香、体质虚弱、面色无华、软弱无力、痛风、风湿骨病的患者食用。

鸡蛋 其他类

川贝蒸鸡蛋

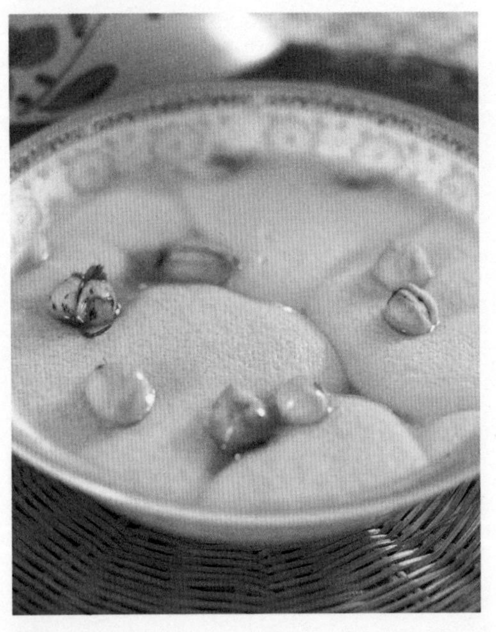

材料：川贝6克，鸡蛋2个，盐少许。

制作：

❶ 川贝洗净；鸡蛋打入碗中，加水适量，再加入少许盐，搅拌均匀。

❷ 将川贝放入鸡蛋中，入蒸锅蒸6分钟即可。

功效：本品具有补气健脾的功效，适合中气下陷型的胃下垂患者。

性味归经：鸡蛋性平，味甘。归心、肺、脾经。

食疗机理：鸡蛋清性微寒而气清，能益精补气、润肺利咽、清热解毒，还具有护肤美肤的作用，有助于延缓衰老；蛋黄性温而气浑，能滋阴润燥、养血熄风，适合中气下陷型的胃下垂患者食用。

牛奶 其他类

姜韭牛奶

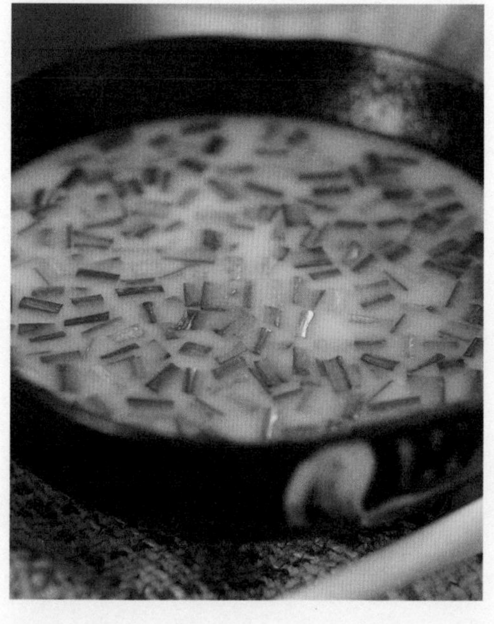

材料：韭菜250克，牛奶250毫升，白术15克，黄芪10克，鲜姜适量。

制作：

❶ 将姜、韭菜洗净，切碎；白术、黄芪洗净，煎汁，去渣。

❷ 将姜末、韭菜末与牛奶同放锅中，倒入药汁煮沸即可。

功效：本品具有温胃止痛、补虚生津的功效，适合胃阴亏虚、脾胃阳虚型的胃下垂患者。

性味归经：牛奶性平，味甘。归心、肺、肾、胃经。

食疗机理：牛奶具有补肺养胃、生津润肠之功效，适合胃阴亏虚型胃下垂患者食用。牛奶中含有碘、镁、锌和卵磷脂，能大大提高大脑的工作效率，还能促进心脏和中枢神经系统的耐疲劳性。睡前喝牛奶能促进睡眠安稳，常喝牛奶还能润泽美白肌肤。

莲子 中药类

参片莲子汤

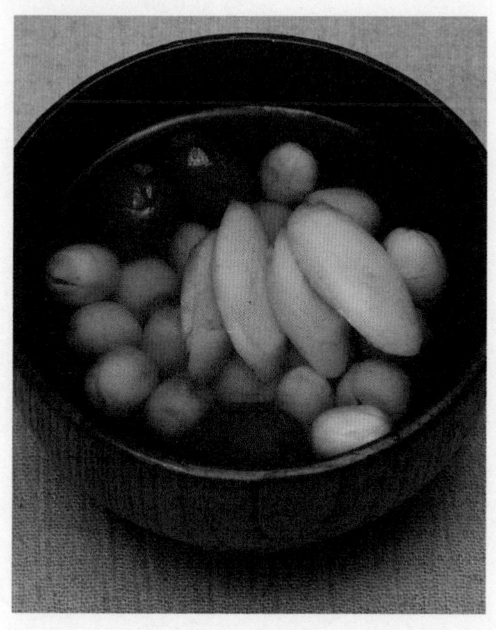

材料：莲子40克，人参片、红枣、冰糖各10克。

制作：

❶ 红枣洗净、去籽，再用水泡发30分钟；莲子洗净，泡发备用。

❷ 莲子、红枣、人参片放入炖盅，加水至盖满材料，移入蒸笼内，转中火蒸煮1小时。

❸ 随后加入冰糖续蒸20分钟，取出即可食用。

功效：本品具有健脾和胃的功效，适合中气下陷的胃下垂患者。

性味归经：莲子鲜品性平，味甘、涩；干品性温，味甘、涩。归心、脾、肾经。

食疗机理：莲子具有健脾补胃、涩肠止泻、安神明目、固精止遗的作用，适合中气下陷的胃下垂患者食用。莲子还常用来辅助治疗心烦失眠、脾虚久泻、久痢、腰疼、男子遗精、妇人赤白带下，还可预防早产、流产、孕妇腰酸等症。

人参 中药类

人参糯米鸡汤

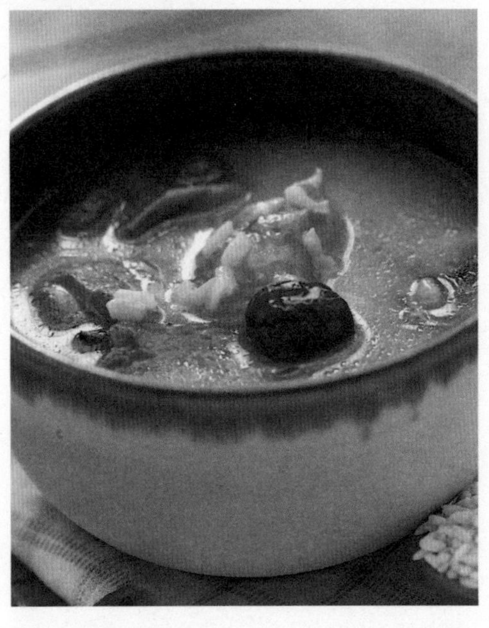

材料：人参片15克，长糯米100克，鸡腿1只，红枣6颗，盐适量。

制作：

1. 糯米淘净，用清水浸泡1小时沥干。
2. 鸡腿剁块、洗净，焯水后捞起，再冲净1次。
3. 将糯米、鸡腿、参片、枣盛入炖锅，加水后以大火煮开，再转小火炖至肉熟米烂，加盐调味即可。

功效：本品具有大补元气、补虚生津的功效，适合中气下陷、胃阴亏虚的胃下垂患者。

性味归经：人参性平，味甘、微苦。归脾、肺经。

食疗机理：人参大补元气、复脉固脱、补脾益肺、生津安神，对体质虚弱，无力升举内脏造成胃下垂的患者很有疗效。此外，临床上人参常用来治疗体虚欲脱、肢冷脉微、脾虚食少、肺虚喘咳、津伤口渴、内热消渴、惊悸失眠、阳痿宫冷、心力衰竭、心源性休克等病。

白术 中药类

白术党参茯苓粥

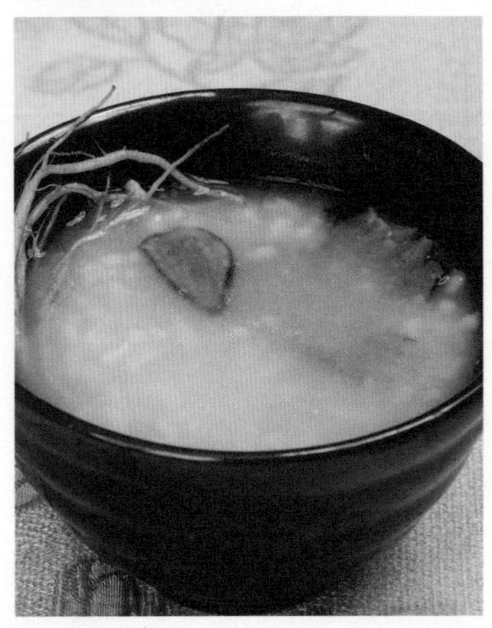

材料：红枣3颗，薏苡仁适量，白术、党参、茯苓、甘草各15克。

制作：

1. 将红枣、薏苡仁洗净，红枣去核，备用。
2. 将白术、党参、茯苓、甘草洗净，加入4碗水煮沸后，以小火煎成2碗，滤取出药汁。
3. 在煮好的药汁中加入薏苡仁、红枣，以大火煮开，再转入小火熬煮成粥即可。

功效：本品健脾益气、燥湿利水，适合中气下陷、痰湿中阻的胃下垂患者。

性味归经：白术性温，味苦、甘。归脾、胃经。

食疗机理：白术有健脾益气、燥湿利水、止汗、安胎的功效，对中气下陷以及痰湿中阻的胃下垂患者有较好的食疗作用。白术还常用于脾胃气弱、倦怠少气、虚胀腹泻、水肿、黄疸、小便不利、自汗、胎气不安等病症的治疗。

西洋参 中药类

玉竹西洋参茶

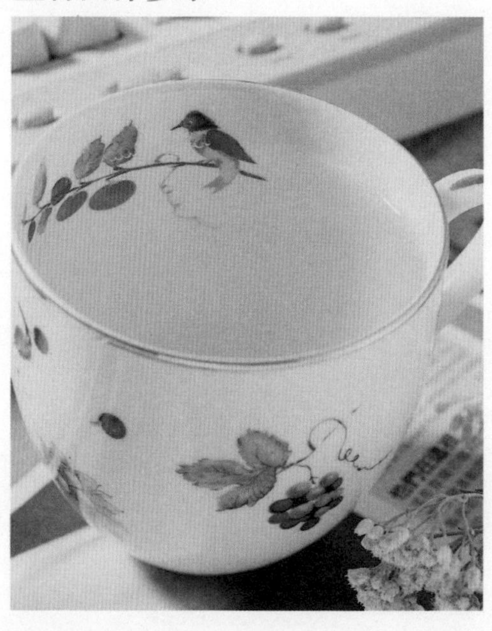

材料：玉竹20克，西洋参3片，蜂蜜适量。

制作：

1. 将玉竹与西洋参用600毫升沸水冲泡30分钟。
2. 滤渣待凉后，加入蜂蜜，拌匀即可。

功效：本品具有滋阴生津、补虚损的功效，适合胃阴亏虚的胃下垂患者。

性味归经：西洋参性凉，味甘、微苦。归心、肺、肾经。

食疗机理：西洋参具有益肺阴、清虚火、生津止渴的功效，对胃阴亏虚以及体质虚弱的胃下垂患者大有益处。西洋参还常用来治疗肺虚久咳、失血、咽干口渴、虚热烦倦、肺结核、伤寒、慢性肝炎、慢性肾炎、红斑狼疮、再生障碍性贫血、白血病、肠热便血等症。

玫瑰花 中药类

玫瑰香附茶

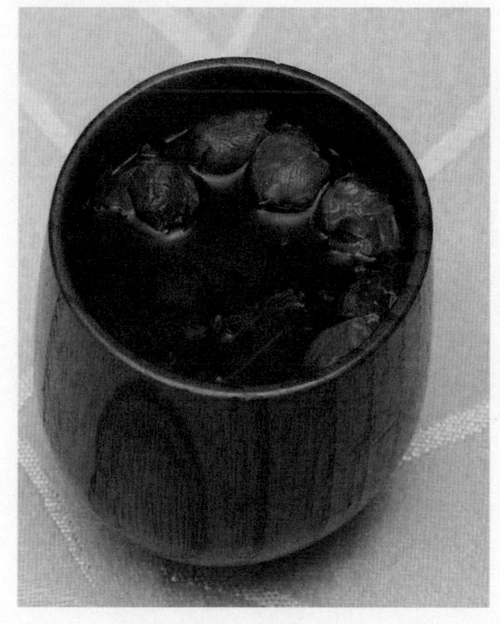

材料：玫瑰花3克，香附5克，冰糖适量。

制作：

1. 玫瑰花剥瓣，洗净，沥干。
2. 香附以清水冲净，加2碗水熬煮约5分钟，滤渣，取汁。
3. 将备好的药汁再滚热时，加入玫瑰花瓣，加入冰糖搅拌均匀，待冰糖全部融化后，药汁会变黏稠，搅拌均匀即可。口味清淡者可不加冰糖。

功效：本品具有疏肝理气的功效，适合肝胃不和型的胃下垂患者。

性味归经：玫瑰花性温，味甘、微苦。归肝、脾经。

食疗机理：玫瑰花具有疏肝和胃、理气解郁、和血散瘀的功效，适合肝胃不和的胃下垂患者食用。临床上玫瑰花可用于肝胃气痛、新久风痹、妇女月经过多、吐血咯血、赤白带下、肠炎、肠红半截出血、肿毒等症，主治月经不调。

半夏 中药类

半夏薏米汤

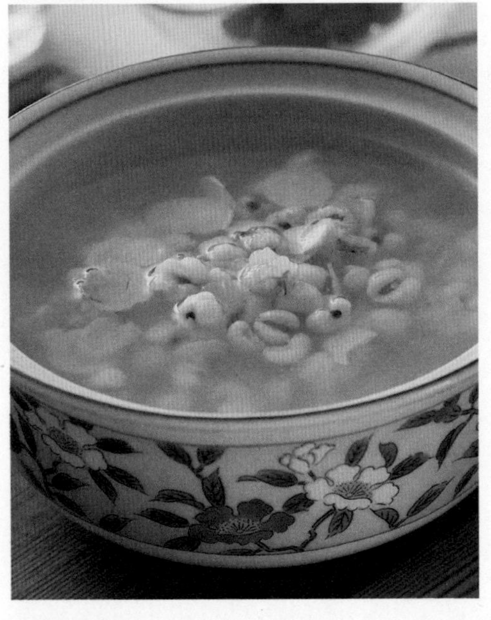

材料：半夏20克，薏米70克，百合15克，冰糖适量。

制作：

❶ 半夏用水略冲。

❷ 将半夏、薏米、百合一起放入锅中，加水1000毫升煮至薏米熟烂。

❸ 加入冰糖调味即可。

功效：本品具有燥湿化痰、降逆治呕的功效，适合痰湿中阻型的胃下垂患者。

性味归经：半夏性温，味辛。归脾、胃经。

食疗机理：半夏具有燥湿化痰、降逆止呕、消痞散结的功效，适合痰湿中阻的胃下垂患者食用。半夏还可用于治疗湿痰冷饮、呕吐、反胃、咳喘痰多、胸膈胀满、痰厥头痛、头晕不眠等病症。生用外治痈肿痰核。

陈皮 中药类

陈皮老鸽汤

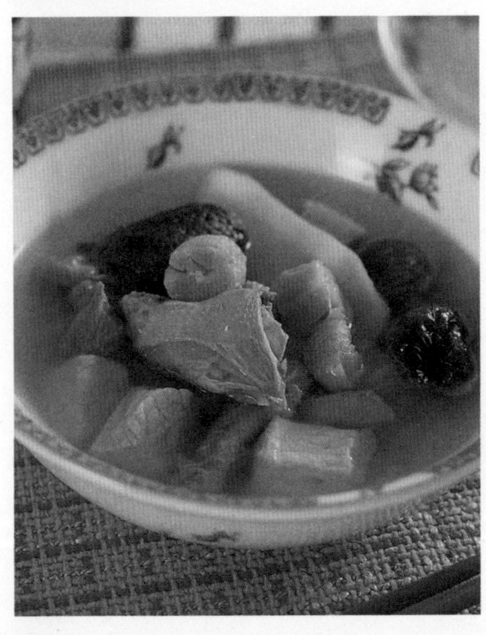

材料：陈皮、瑶柱各15克，山药30克，老白鸽1只，瘦肉150克，蜜枣3颗，盐适量。

制作：

❶ 陈皮、山药、瑶柱洗净，浸泡；瘦肉、蜜枣洗净。

❷ 鸽子去内脏，洗净，斩件，焯水。

❸ 瓦煲内放入清水2000毫升，煮沸后加入以上用料，大火煮沸后，改用小火煲3小时，加盐调味即可。

功效：本品具有理气健脾、燥湿化痰的功效，适合肝胃不和、痰湿中阻型的胃下垂患者。

性味归经：陈皮性温，味苦、辛。归脾、胃、肺经。

食疗机理：陈皮具有理气健脾、调中、燥湿化痰的功效，适合肝胃不和以及痰湿中阻的胃下垂患者食用。临床上陈皮常用于治疗脾胃气滞之脘腹胀满或疼痛、消化不良，湿浊阻中之胸闷腹胀、纳呆便溏，痰湿壅肺之咳嗽气喘等病症。

茯苓 中药类

茯苓粥

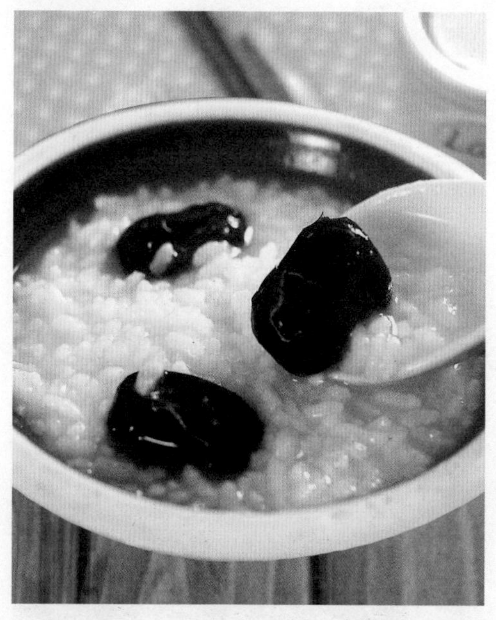

材料： 大米70克，薏米20克，白茯苓10克，白糖、红枣各适量。

制作：

❶ 大米、薏米均泡发洗净；白茯苓洗净。

❷ 锅置火上，倒入清水，放入大米、薏米、红枣、白茯苓，以大火煮开。

❸ 待煮至浓稠状时，调入白糖拌匀即可。

功效： 本品具有渗湿利水、健脾和胃的功效，适合痰湿中阻型的胃下垂患者。

性味归经： 茯苓性平，味甘、淡。归心、肺、脾、肾经。

食疗机理： 茯苓具有益脾和胃、渗湿利水、宁心安神等功效，适合痰湿中阻型的胃下垂患者食用。茯苓还常用来治疗小便不利、水肿胀满、痰饮咳逆、呕吐、泄泻、遗精、小便混浊、心悸、健忘等症。

玉竹 中药类

玉参焖鸭

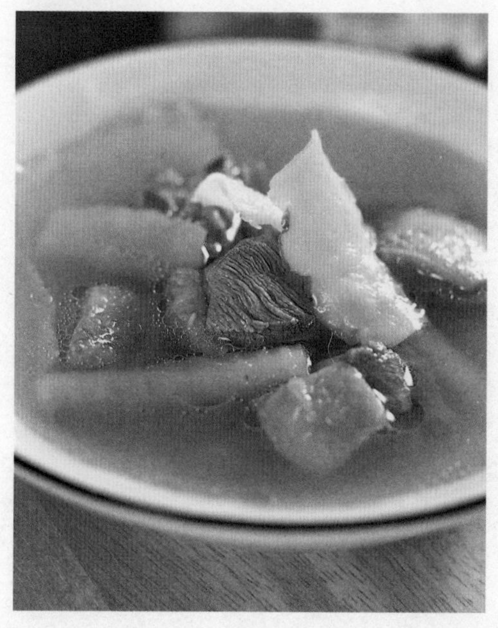

材料： 玉竹、沙参各50克，老鸭1只，葱、姜、味精、盐各适量。

制作：

❶ 将老鸭洗净，斩件，放入锅内；姜洗净去皮切片；葱洗净切成葱花。

❷ 锅内放入沙参、玉竹、姜，加水适量，先用大火烧沸。

❸ 转用小火焖煮1小时后加入调味料，撒上葱花即可。

功效： 本品清热润胃、滋阴生津，适用于胃阴亏虚所致的胃下垂患者。

性味归经： 玉竹性平，味甘。归肺、胃经。

食疗机理： 玉竹是可比拟人参的补阴圣品，具有养阴润燥、除烦止渴的功效，对胃阴亏虚型胃下垂疗效较好。玉竹还常用于治疗燥咳劳嗽、热病阴液耗伤之咽干口渴、内热消渴、阴虚外感、头昏眩晕、筋脉挛痛等病症。

胃下垂患者忌吃食物及忌吃原因

胃下垂患者忌食干硬粗糙、不易消化的食物，忌暴饮暴食，以下所列食物应绝对禁吃。

腊鱼

忌吃关键词：
刺激性、多环芳香烃。

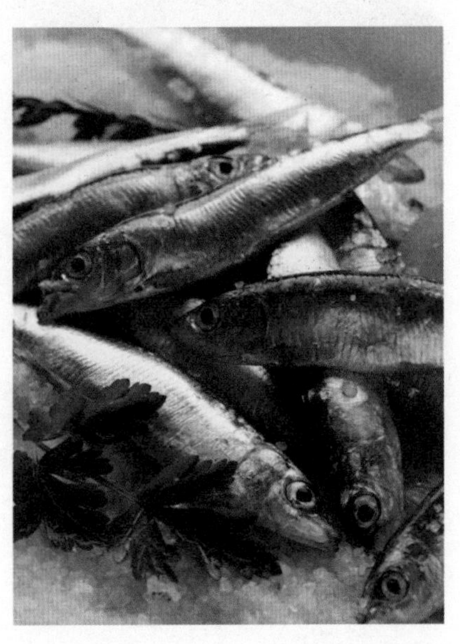

忌吃腊鱼的原因

1. 胃下垂患者应选择细软、清淡、易消化的食物，而腊鱼在熏制过程中加入了大量的盐，还加入了辣椒等刺激性很强的调料，盐和这些调料可损害胃黏膜，引发胃炎，加重了胃下垂的病情。此外，经过熏制后，原本细嫩的鱼肉变得偏硬了，也不容易消化。
2. 腊鱼在熏制过程中，可产生大量的多环芳香烃，多环芳香烃是一种强力的致癌剂，胃下垂患者的脾胃较虚弱，抗病能力较低，食用腊鱼无疑是增加了患者患癌症的概率。

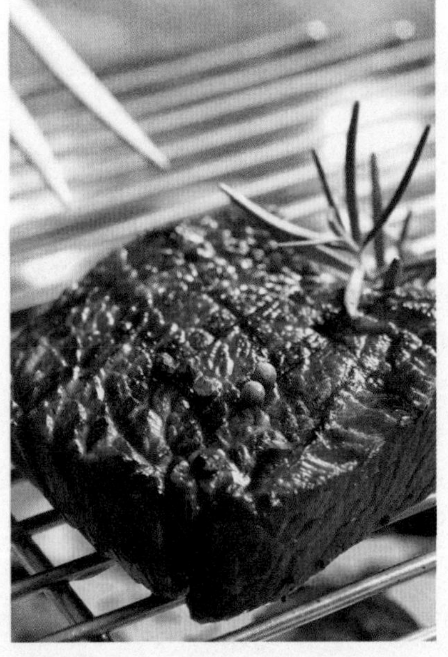

烤肉

忌吃关键词：
难消化、刺激性、基因突变物质。

忌吃烤肉的原因

1. 经过烤制后的动物肉不容易被消化，加重了胃下垂患者的胃的负担，也加重了胃下垂的病情。而且肉在烤制的过程中还加入了孜然、胡椒、辣椒等刺激性的调味料，可刺激胃腺体分泌胃酸，过多的胃酸会损伤胃黏膜，引发胃炎等症。
2. 肉类食物在烤制的高温中会分解产生基因突变物质，这些基因突变物质有可能增加癌症的发病率，也不利于胃下垂患者的病情好转。

炸丸子

忌吃关键词：
油脂、难消化、丙烯酰胺。

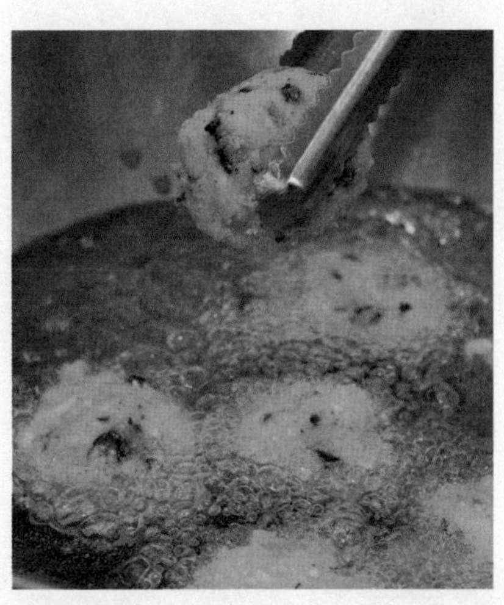

忌吃炸丸子的原因

❶ 炸丸子经油炸制而成，含有大量的油脂，胃下垂患者食用后，会使原本就排空不畅的胃承受的消化压力增大，从而加重食物的潴留，使胃下垂的程度增加。

❷ 炸丸子的质地偏硬，进入胃内不容易消化，还有可能损伤胃黏膜，引发胃炎，加重胃下垂的病情。

❸ 炸丸子在油炸过程中，会产生大量的丙烯酰胺，这是一种强致癌物，胃下垂患者食用后会增加其患胃癌的风险。

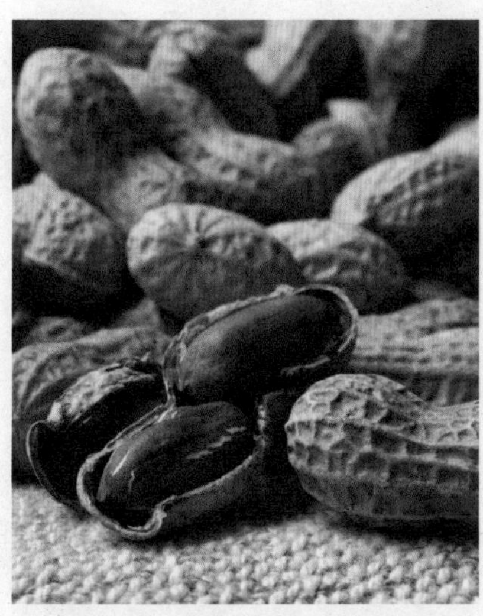

花生

忌吃关键词：
脂肪、难消化。

忌吃花生的原因

❶ 中度胃下垂患者多出现肠胃动力差、消化不良等症状，而据测定，花生果内脂肪含量极为丰富，达到44%~45%，脂肪不容易被消化，从而加重了胃下垂患者的胃的消化负担，延迟胃排空的时间，使胃下垂的程度增加。

❷ 花生质地较硬，不容易被胃液消化，同时还有可能损伤胃黏膜，引发胃炎，食物的堆积也会使胃下垂的程度加重。

蚕豆

忌吃关键词：
质地硬、难消化。

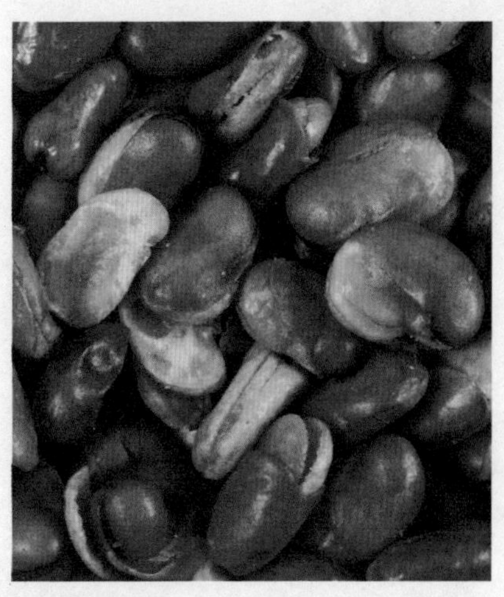

忌吃蚕豆的原因

❶ 蚕豆质地较硬，不容易消化，对于伴随有消化不良、肠胃动力差等症状的中度胃下垂患者来说，这无疑加重了胃的消化负担，影响胃下垂的病情，同时还有可能损伤胃黏膜，引发胃炎。

❷ 中医认为，中焦虚寒者不宜食用蚕豆，故脾胃阳虚型的胃下垂患者应忌吃蚕豆。

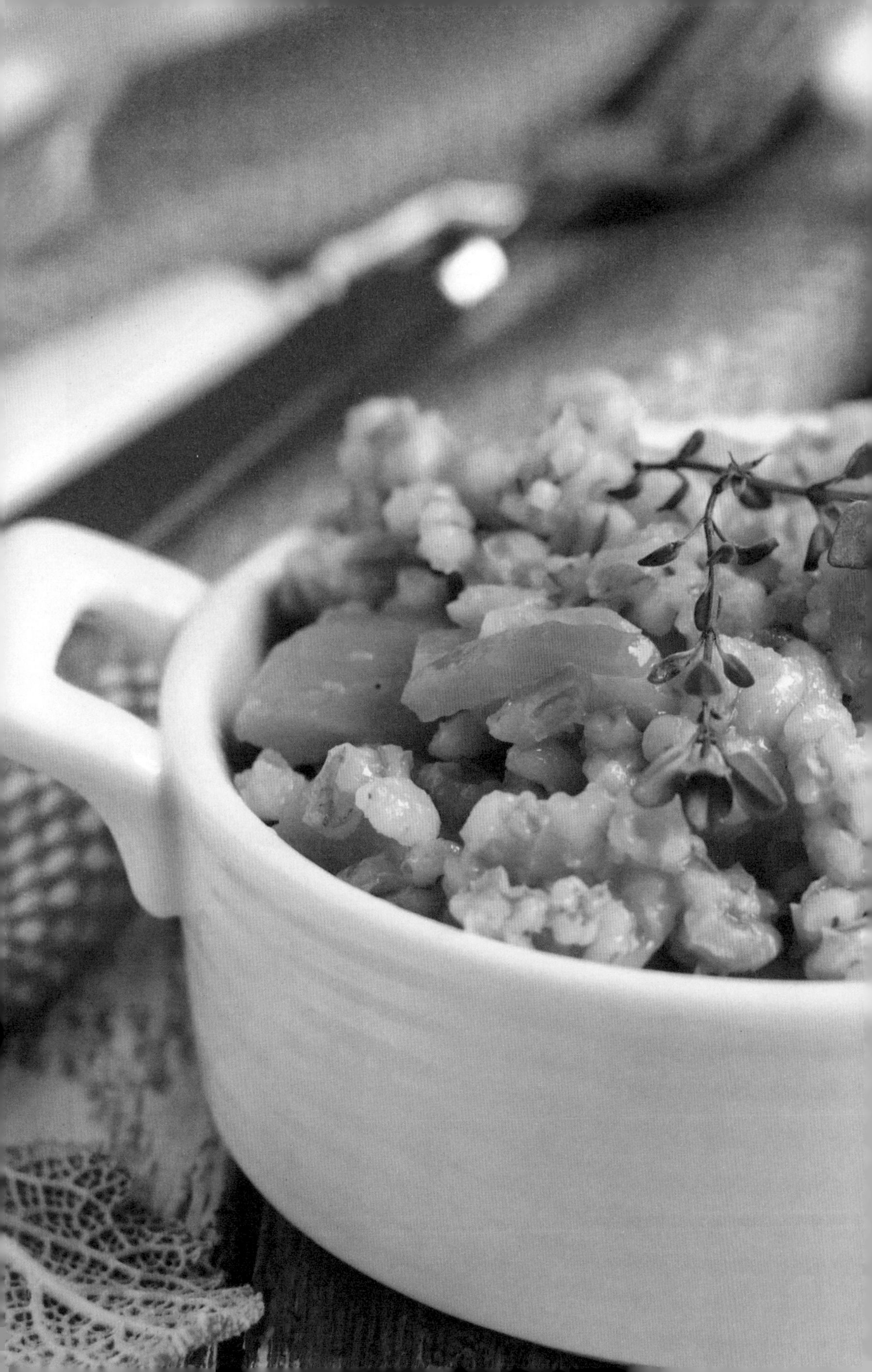

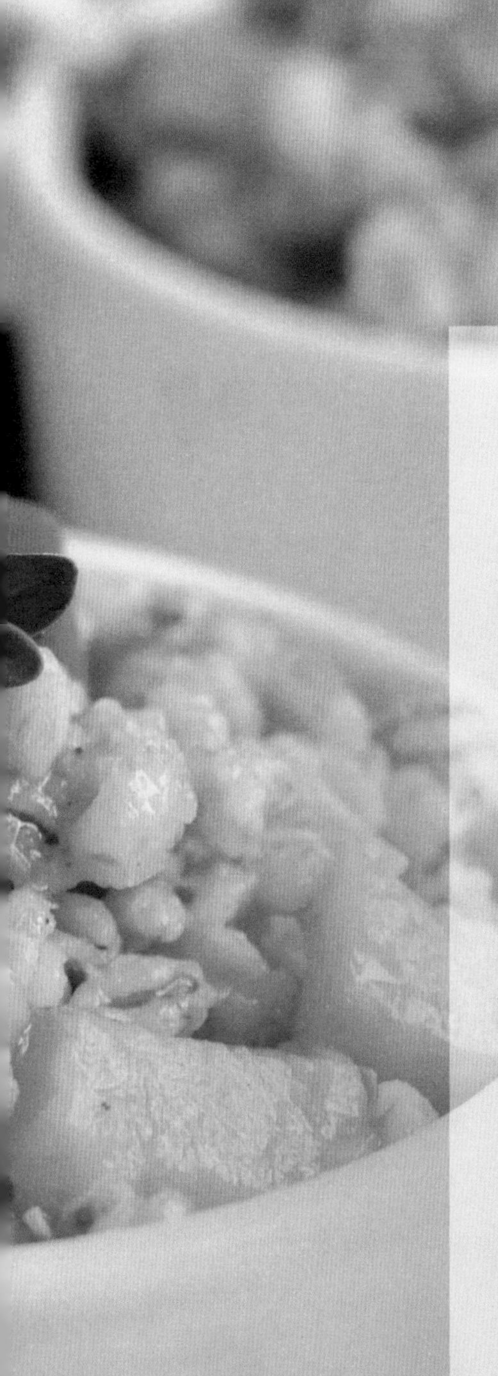

第五章

胃癌吃什么？禁什么？

胃癌发病多是因幽门螺杆菌感染，饮食、环境、遗传因素的影响，以及消化性溃疡治疗不当引发癌变所造成的。胃癌好发部位多为胃窦，依次是胃小弯、贲门、胃体及胃底。胃癌早期可无或仅有消化道不良症状，易被忽视，当症状明显时已进入中晚期。常见症状有上腹部疼痛、食欲减退、恶心呕吐、呕血黑便，大多数患者会出现体重逐渐下降、晚期明显消瘦的特征，还伴有腹部肿块、淋巴结肿大、腹水等体征。

中医将胃癌大致分为气血两虚、胃热伤阴、瘀血内结、痰湿凝滞、气滞痰结、脾胃虚寒六种证型，本章根据每种证型的病症特点，配制了科学合理的对症药膳，患者可结合自身的症状，选择相应的药膳进行调理，对疾病的治疗能起到积极的作用。

中医分型

气血两虚型

对症药材

·无花果·山药·白芍·党参

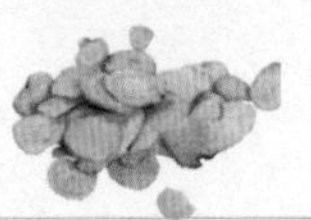

对症食材

·黑米·鲍鱼·猪肚·桂圆·荔枝

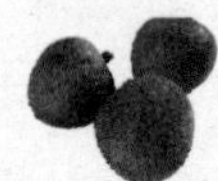

症状剖析

胃隐隐作痛，食欲减退，恶心、呕吐，面色苍白无华，神疲乏力，少气懒言，口唇色淡，大便质软但排出不畅，舌淡苔白。

治疗原则 补气养血、强身抗癌。

饮食禁忌 忌食寒凉食物，忌食腊肉、油条等易致癌食物，忌辛辣刺激性食物。

胃热伤阴型

对症药材

·芦根·石斛·生地·玉竹

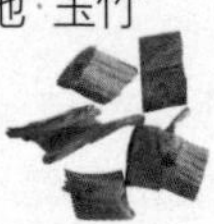

对症食材

·莴笋·蜂蜜·酸奶·西瓜

·干贝·鸭肉·西蓝花

·豆腐

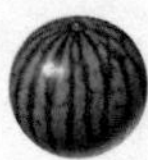

症状剖析

胃脘疼痛，反胃呕吐频繁，多吐酸水、苦水，胃内嘈杂，口干喜冷饮，小便短赤，大便燥结，舌质红，少苔或无苔。

治疗原则 滋阴润燥、益胃抗癌。

饮食禁忌 忌食燥热伤阴食物，忌辛辣刺激性食物。

瘀血内结型

对症药材

·姜黄·桃仁·延胡索

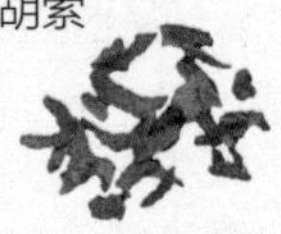

对症食材

·鲍鱼·葡萄·黑木耳·猪血

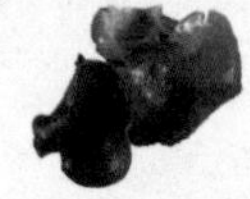

症状剖析

胃脘疼痛如针刺，且痛处固定不移，食入即吐，大便坚硬，或为黑便，面色晦暗，肌肤枯燥，形体消瘦，舌质紫暗。

治疗原则 活血化瘀、理气止痛。

饮食禁忌 忌食寒凉生冷食物，忌食干硬、难消化食物。

痰湿凝滞型

对症药材

·厚朴·苏子·半夏

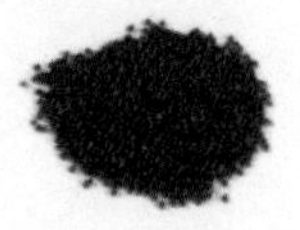

对症食材

·薏米·海带·鲫鱼
·萝卜·香菇·榛子
·杏仁

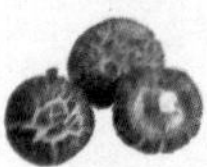

症状剖析

胃脘疼痛满闷，摄食减少或食入即吐，呕吐物多为痰涎，头晕目眩，身重困倦，口淡不渴，舌苔白厚腻。

治疗原则 行气和中、燥湿化痰。

饮食禁忌 忌食肥腻食物，如肥肉，忌食滋腻的补药。

气滞痰结型

对症药材

·莪术·木香·无花果·香附
·荔枝核

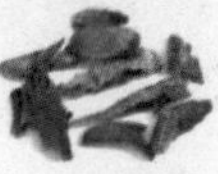

对症食材

·黑米·荔枝·榛子·甘蔗·海带
·甲鱼

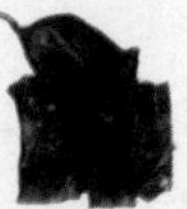

症状剖析

胃脘满闷、胀痛不舒，有些患者可摸到胃部有肿块，饮食减少，食后腹胀疼痛更甚，常伴胸胁满闷或胁肋胀痛，口淡不渴，舌色淡。

治疗原则 行气化痰、软坚散结。

饮食禁忌 忌易胀气、难消化的食物。

脾胃虚寒型

对症药材

·附子·炮姜·艾叶

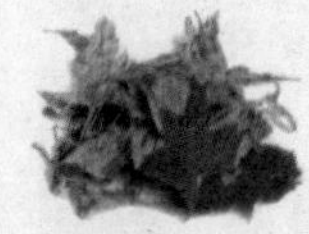

对症食材

·荔枝·杏仁·土鸡·鲍鱼·牛奶
·桂圆肉

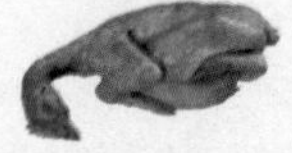

症状剖析

胃脘冷痛，喜温喜按，摄食减少，朝食暮吐，四肢发凉，喜热饮，小便清长，舌淡苔白。

治疗原则 温胃散寒、抗癌止痛。

饮食禁忌 忌食寒凉生冷食物，忌食干硬、难消化食物。

	✓ 胃大部切除的患者宜少食多餐，这是患者的重要饮食原则，每天进餐6～7次。 ✓ 患者要食用含维生素较多的绿色蔬菜及含蛋白质高的食物。
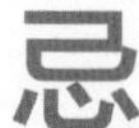	✕ 忌暴饮暴食，硬撑硬塞。忌熏制及腌制食品，过烫、过硬、煎炸等食物。忌烟酒。

山药	牛奶	蜂蜜

民间秘方

❶ 将100克大米淘洗干净，20克姜洗净切片，再将适量甘蔗去皮切碎，榨压，去渣取汁与大米、姜片一起放入锅内，加入适量清水，先用大火烧沸，再转小火炖煮30分钟即成。每次取100克粥当正餐食用，每日1次，可养胃、生津、止呕，胃癌患者可常食用。

❷ 取半夏25克、地榆15克，分别洗净后一起放入铝锅内，加入适量清水，先用大火煮沸，再转小火煮25分钟，滤渣取汁，加入适量白糖搅匀即成。每次取150毫升饮，一日3次，可止呕吐、消癌肿，适合胃癌患者食用。

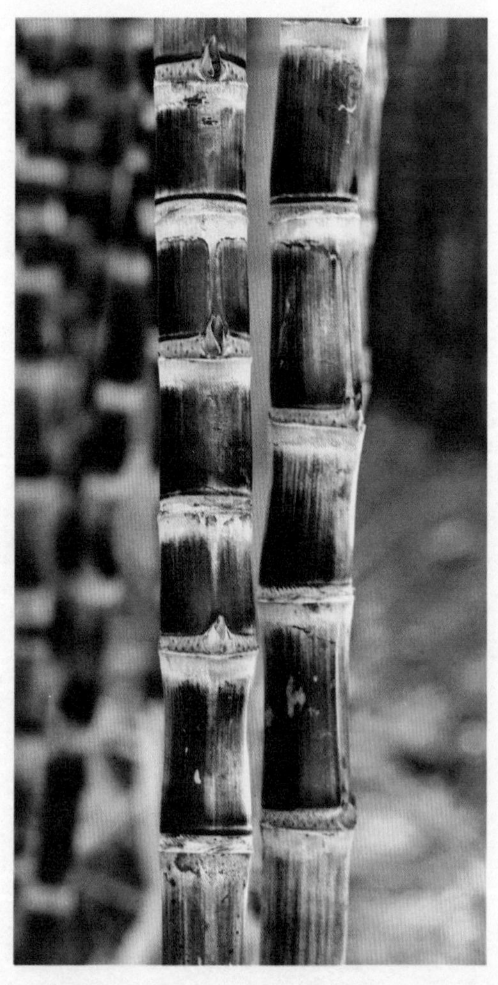

生活保健

✓ 精神心理因素对癌的发生有重要影响。中医有“噎膈是神思间病，多属忧思郁怒所致”的说法。美国医学家也通过动物实验证明，精神刺激对癌的发生有促进作用，所以保持精神愉快、心情舒畅、少发怒等是防癌的重要原则。

✕ 不可过度劳累。

胃癌患者
宜吃的食物及其简易食疗方

我们根据胃癌的六种中医分型，贴心地为每一种证型的患者挑选了宜吃的食物，分析每一种食物的性味归经及其对每种证型的食疗功效，并推荐了合适的调养食疗方，详解其材料、做法，以及功效。食疗方的材料均简单易得，做法清晰明了，患者可根据自身症状判断自己属于哪一证型，然后根据证型选择适合自己的食疗方法及菜例，于日常饮食中轻松达到调理的目的。

豆腐	猪血	豆角

薏米 谷物粮豆类

薏米冬瓜老鸭汤

材料： 冬瓜200克，薏米、红豆各30克，老鸭750克，姜2片，盐适量。

制作：

1. 冬瓜洗净，切成大块状；薏米、红豆洗净，浸泡1小时。
2. 老鸭料理干净，斩件，飞水，烧锅中下入姜片，将老鸭爆炒5分钟。
3. 瓦煲内放入2500毫升清水，煮沸后加入以上用料，大火煲开后，改用小火煲3小时，加盐调味即可。

功效： 本品清热利湿，能增强人体免疫力，适合痰湿凝滞型的胃癌患者。

性味归经： 薏米性凉，味甘、淡。归脾、胃、肺经。

食疗机理： 薏米具有健脾益胃、清热渗湿、排脓止泻、抗菌抗癌、增强人体免疫功能的功效，非常适合胃癌患者食用。此外，薏米还有祛风湿、镇静镇痛、抑制骨骼肌收缩的作用。薏米可入药，常用来治疗脾虚泄泻、水肿、脚气，也可用于肺痈、肠痈等病的治疗。

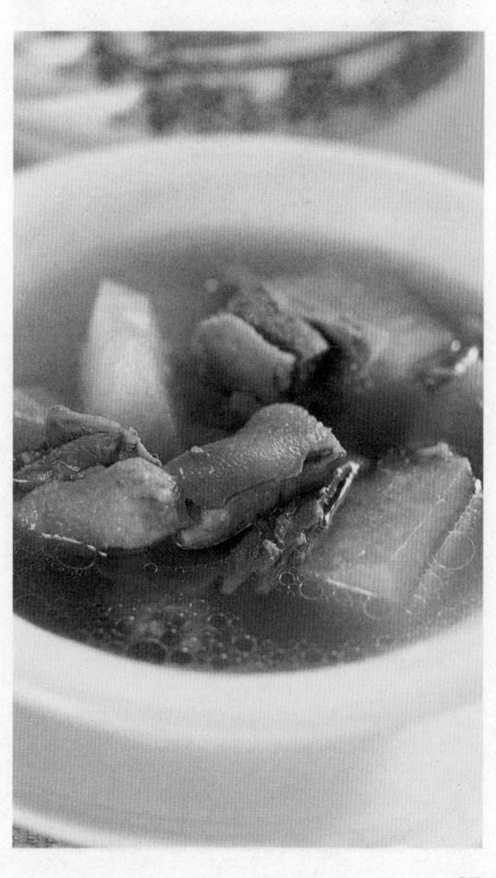

玉米 谷物粮豆类

玉米小米豆浆

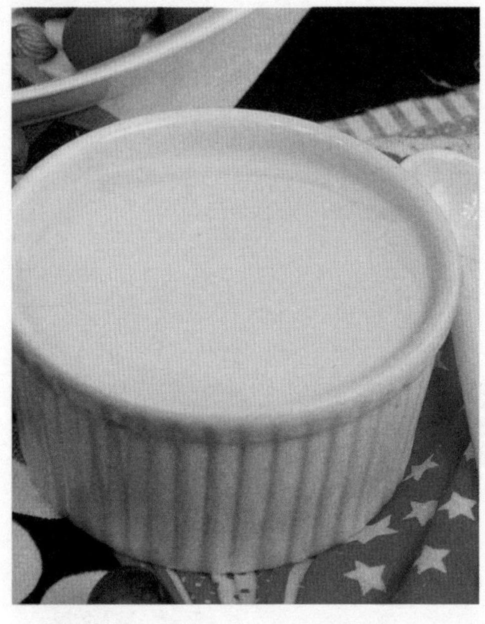

材料： 黄豆50克，嫩玉米粒、小米各25克，白糖适量。

制作：

1. 黄豆泡软，洗净；嫩玉米粒、小米分别洗净，小米用水浸泡2小时。
2. 将上述材料放入豆浆机中，添水搅打成豆浆，烧沸后滤出豆浆即可。
3. 可依据个人口味加入适量白糖调味。

功效： 本品具有活血理气的功效，适合瘀血内结型的胃癌患者。

性味归经： 玉米性平，味甘。归脾、肺经。

食疗机理： 玉米中含有的硒和镁有防癌抗癌作用。硒能加速体内过氧化物的分解，使恶性肿瘤得不到分子氧的供应而受到抑制。镁一方面能抑制癌细胞的发展，另一方面能促使体内废物排出体外，这对防癌也有重要意义。玉米还有开胃益智、宁心活血、调理中气等功效。

豆腐 谷物粮豆类

橘皮鱼片豆腐汤

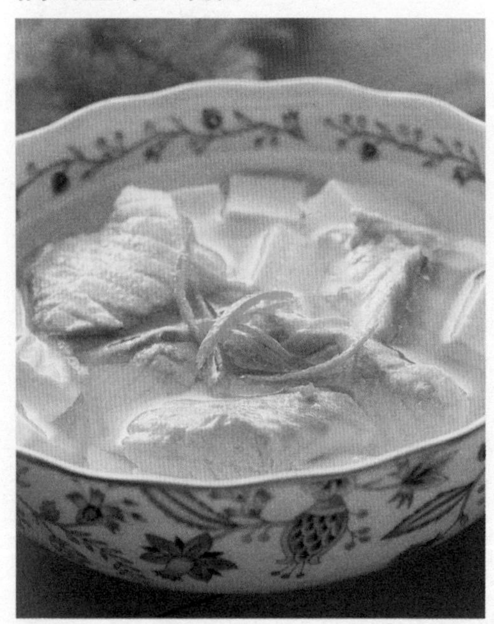

材料： 三文鱼300克，橘皮半个，豆腐、盐各适量。

制作：

1. 橘皮刮去部分内面白瓤（不用全部刮净），洗净切细丝。
2. 三文鱼洗净，去皮，切片；豆腐洗净切小块。
3. 锅中加水1000毫升煮开，下入豆腐、鱼片，转小火煮约2分钟，待鱼肉熟透，加盐调味，撒上橘皮丝即可。

功效： 本品具有益气宽中、生津润燥的功效，适合气血两虚、胃热伤阴型的胃癌患者。

性味归经： 豆腐性凉，味甘。归脾、胃、大肠经。

食疗机理： 豆腐能益气宽中、生津润燥、清热解毒、和脾胃、抗癌，尤其适合胃热伤阴的胃癌患者食用。豆腐还可以降低血铅浓度、保护肝脏、促进机体代谢。此外，豆腐中丰富的大豆卵磷脂有益于神经、血管、大脑的发育生长。

鸡肉 肉禽水产类

玉米煲土鸡

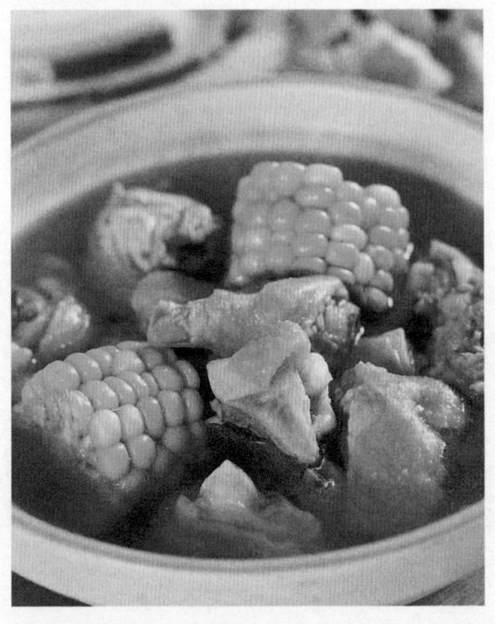

材料：玉米1根，土鸡1只，姜20克，盐、味精、胡椒粉、料酒、鸡精各适量。

制作：

1. 土鸡洗净斩件；玉米洗净切段；姜洗净切片。
2. 锅中注水烧开，放入土鸡件焯烫，捞出沥干。
3. 煲中注水，放入土鸡、玉米、姜片、料酒，大火煲开，转用小火煲1小时，调入盐、味精、鸡精、胡椒粉煲至入味即可。

功效：本品具有温中益气、健脾和胃、补益五脏、补虚损等功效，适合体质虚弱的胃癌患者。

性味归经：鸡肉性温，味甘。归脾、胃经。

食疗机理：鸡肉具有温中益气、补精添髓、益五脏、补虚损、健脾胃、强筋骨的功效，对体质虚弱、身体消瘦的癌症患者有很好的补益效果。冬季多喝些鸡汤可提高自身免疫力。鸡皮中含有大量胶原蛋白，能补充人体所缺少的水分，增加皮肤弹性，可延缓皮肤衰老。

鹌鹑 肉禽水产类

赤豆薏芡炖鹌鹑

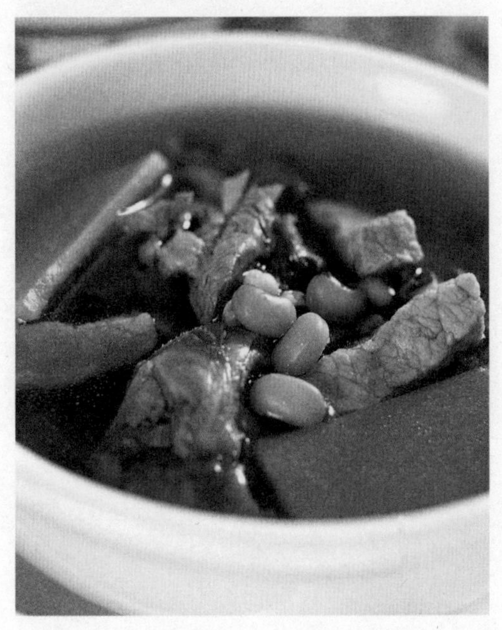

材料：鹌鹑2只，猪肉100克，红豆25克，薏米、芡实各12克，姜3片，食用油、盐、味精各适量。

制作：

1. 鹌鹑洗净斩块；猪肉洗净切条。
2. 红豆、薏米、芡实淘洗干净。
3. 将以上所有用料放进炖盅，加沸水1000毫升，把炖盅盖上，用大火隔水炖1小时，趁热加入适量油、盐、味精调味即可。

功效：本品具有补气养血的功效，适合气血两虚型的胃癌患者。

性味归经：鹌鹑性平，味甘。归大肠、脾、肺、肾经。

食疗机理：鹌鹑肉具有补虚损、益气血的作用，对胃癌患病已久、身体虚弱的患者有一定的改善作用。鹌鹑肉中含有维生素P等成分，常食有防治高血压及动脉硬化之功效。

猪肚 肉禽水产类

白果玉竹猪肚煲

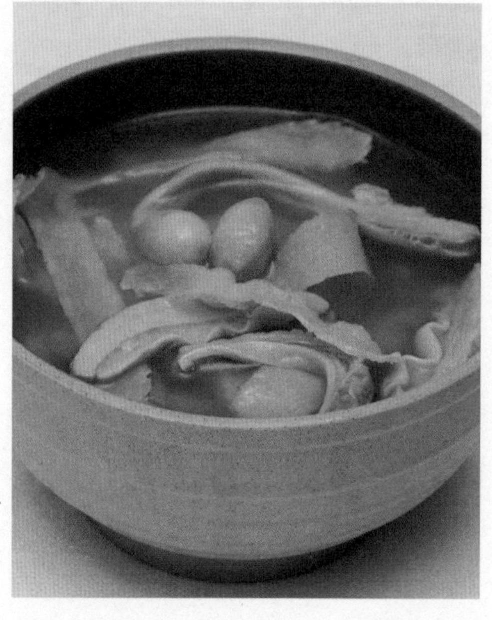

材料：猪肚1个，白果50克，玉竹10克，胡椒粒、葱各5克，姜片10克，盐、鸡精各适量。

制作：

1. 锅上火，注入适量清水，放入姜片煮沸，下猪肚煮约10分钟，捞出洗净晾干切成片；白果及玉竹洗净，葱洗净切段，备用。
2. 锅内倒入适量清水，放入姜片、葱段，待水沸，放入猪肚、玉竹、白果等，大火炖开转小火煲约2小时，调入盐、鸡精即可。

功效：本品具有补虚益气、健脾和胃的功效，适合气血两虚型的胃癌患者。

性味归经：猪肚性微温，味甘。归脾、胃经。

食疗机理：猪肚有补虚损、益气力、健脾胃的功效，对胃炎、胃痛、消化性溃疡、内脏下垂、胃癌、脾虚腹泻、虚劳瘦弱、消渴、小儿疳积、尿频或遗尿等症都有很好的食疗作用。猪肚尤其适合气血两虚以及脾胃虚寒型的胃癌患者食用，可增强体质和抵抗力。

猪血 肉禽水产类

山药炖猪血

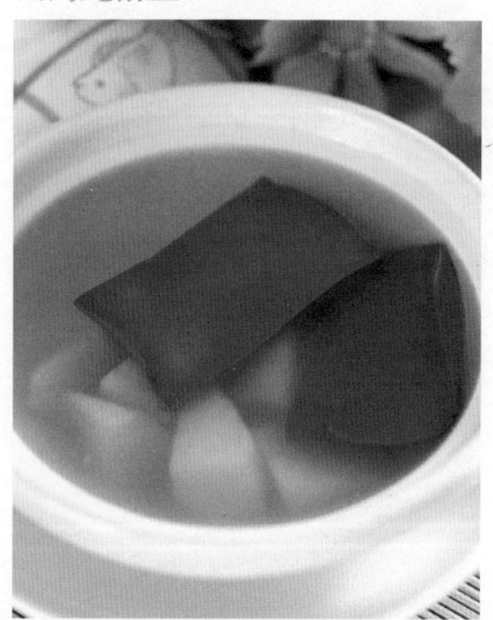

材料：猪血100克，鲜山药、食用油、盐、味精各适量。

制作：

1. 鲜山药洗净，去皮，切片。
2. 猪血洗净切片，放开水锅中焯一下捞出。
3. 猪血与山药片同放另一锅内，加入油和适量水烧开，改用小火炖15~30分钟，加入盐、味精即可。

功效：本品具有活血化瘀、止血、利大肠的功效，适合瘀血内结型的胃癌患者。

性味归经：猪血性平，味咸。无毒。归肝、脾经。

食疗机理：猪血中含有钴，能预防人体内恶性肿瘤生长，对胃癌患者大有益处。猪血还能为人体提供多种微量元素，对营养不良、肾脏疾患、心血管疾病的病后调养都有益处。猪血还有理血祛瘀、止血、利大肠之功效。

鸭肉 肉禽水产类

沙参老鸭煲

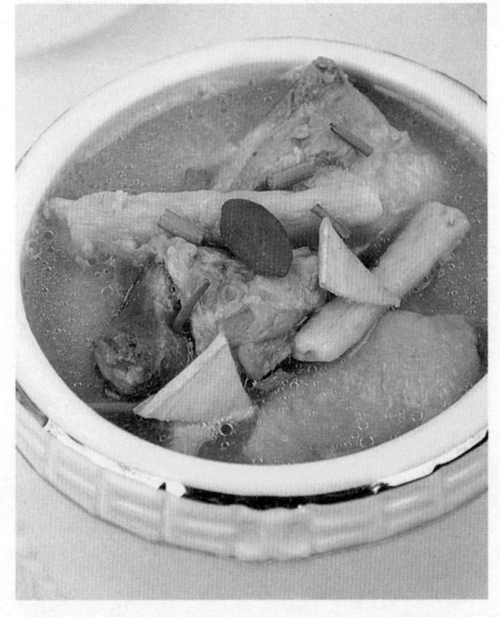

材料： 老鸭500克，沙参10克，盐、姜片各适量。

制作：

1. 老鸭洗净，斩块，焯水；沙参洗净备用。
2. 净锅上火，倒入适量清水，下入老鸭、沙参、姜片煲至熟，加盐调味即可。

功效： 本品具有养胃生津、补气养血的功效，适合胃热伤阴、气血两虚型的胃癌患者。

性味归经： 鸭肉性寒，味甘、咸。归脾、胃、肺、肾经。

食疗机理： 鸭肉具有养胃滋阴、清肺解热、大补虚劳、利水消肿之功效，适合气血两虚以及胃热伤阴型的胃癌患者食用。鸭肉还可用于辅助治疗咳嗽痰少、咽喉干燥、阴虚阳亢之头晕头痛、水肿、小便不利等症。

鲍鱼 肉禽水产类

天门冬桂圆参鲍汤

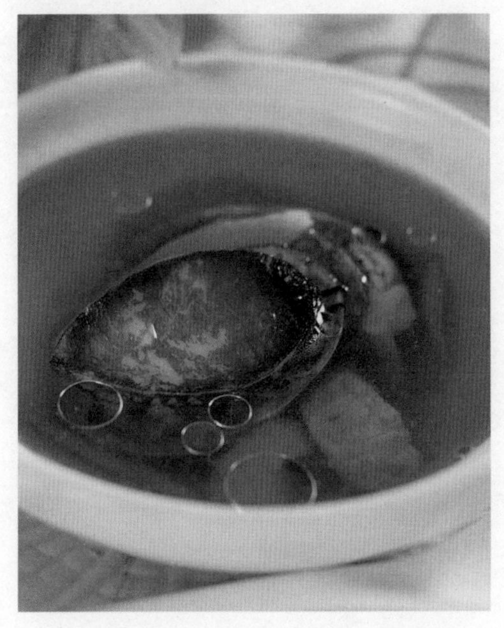

材料： 鲍鱼100克，猪瘦肉250克，天门冬、太子参各50克，桂圆肉25克，盐、味精各适量。

制作：

1. 鲍鱼用开水烫4分钟，洗净；猪瘦肉洗净，切块。
2. 天门冬、太子参、桂圆肉洗净。
3. 将以上全部材料装入炖盅内，加开水适量，盖上盅盖，隔水小火炖3小时，再调入盐、味精即可。

功效： 本品具有清热润燥的功效，适合胃热伤阴型的胃癌患者。

性味归经： 鲍鱼性温，味甘、咸。归肝经。

食疗机理： 鲍鱼具有调经止痛、清热润燥、利肠通便等功效。鲍鱼还是抗癌佳品，可以破坏癌细胞必需的代谢物质。

鲫鱼 肉禽水产类

粉葛鲫鱼汤

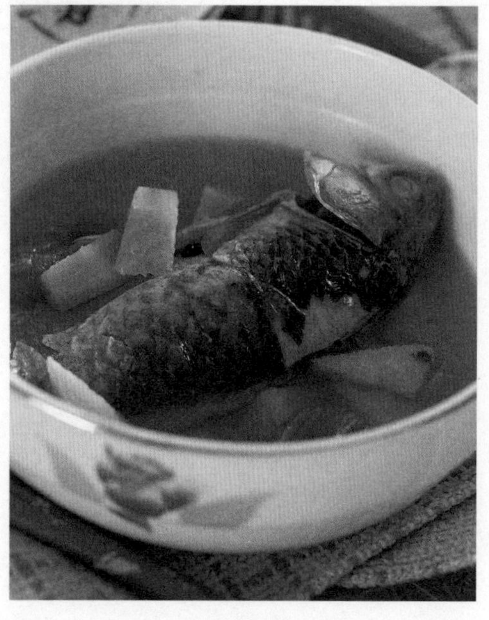

材料： 粉葛600克，鲫鱼1条，蜜枣5颗，食用油、盐各适量。

制作：

① 蜜枣洗净；粉葛去皮洗净，切块；起油锅，将粉葛干爆5分钟。

② 鲫鱼去鳞、鳃及肠脏，洗净；烧锅下食用油，将鲫鱼煎至两面金黄色。

③ 瓦煲入清水2升煮沸，放入以上材料，用小火煲3小时，加盐调味即可。

功效： 本品具有补气养血、益气健脾、和中祛湿的功效，适合气血两虚、痰湿凝滞型的胃癌患者。

性味归经： 鲫鱼性平，味甘。归脾、胃、大肠经。

食疗机理： 鲫鱼可补阴血、通血脉、补体虚，还有益气健脾、利水消肿、清热解毒、通络下乳、祛风湿病痛之功效，适合气血两虚以及痰湿凝滞的胃癌患者食用。鲫鱼肉中富含极高的蛋白质，氨基酸也很高，所以对促进智力发育、降低胆固醇和血液黏稠度、预防心脑血管疾病有明显作用。

甲鱼 肉禽水产类

西洋参无花果甲鱼汤

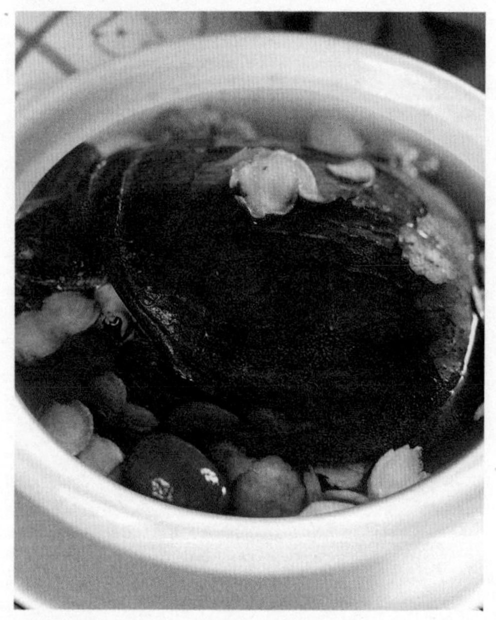

材料： 西洋参10克，无花果20克，甲鱼500克，红枣3颗，姜、盐各适量。

制作：

① 将甲鱼的血放净并与适量清水一同放入锅内，煮沸；西洋参、无花果、红枣均洗净。

② 将甲鱼捞出褪去表皮，去内脏，洗净，斩件，飞水。

③ 将2000毫升清水放入瓦煲内，煮沸后加入所有材料，大火煲滚后，改用小火煲3小时，加盐调味即可。

功效： 本品滋阴补虚、益气健脾，适合胃热伤阴、气血两虚型的胃癌患者。

性味归经： 甲鱼性平，味甘。归肝经。

食疗机理： 甲鱼具有益气补虚、滋阴壮阳、益肾健体、净血散结等功效，对预防和抑制胃癌、肝癌、急性淋巴性白血病，以及防治因放疗、化疗引起的贫血、虚弱、白细胞减少等症功效显著，还能降低血胆固醇，预防高血压、冠心病等症。

海带 肉禽水产类

海带排骨汤

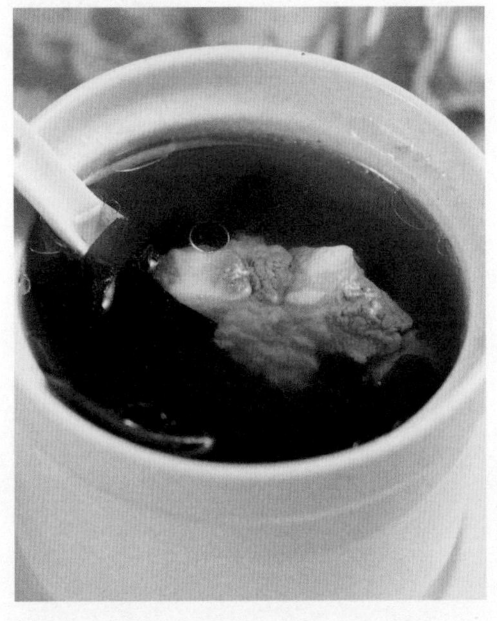

材料：排骨180克，海带50克，味精、鸡精、盐各适量。

制作：

1. 将排骨洗净斩成小块；海带泡发后洗净打结。
2. 将排骨、海带放入盅内，蒸2小时。
3. 最后放入盐、鸡精、味精调味即可。

功效：海带具有清热、燥湿、化痰的功效，适合痰湿凝滞型的胃癌患者。

性味归经：海带性寒，味咸。归肝、胃、肾经。

食疗机理：海带具有软坚散结、防癌抗癌、清热化痰的作用，适合痰湿凝滞的胃癌患者食用。海带还具有降血压、防治夜盲症、维持甲状腺正常功能的功效。另外，海带几乎不含热量，对于预防肥胖症颇有益。

干贝 肉禽水产类

干贝黄精炖瘦肉

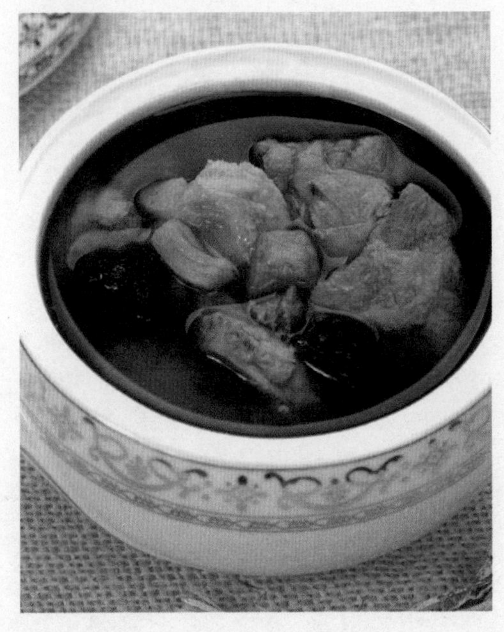

材料：瘦肉350克，干贝、黄精、生地、熟地各10克，盐、鸡精各适量。

制作：

1. 瘦肉洗净，切块，焯水；干贝、黄精、生地、熟地分别洗净，切片。
2. 锅中注水，烧沸，放入瘦肉块炖1小时。
3. 再放入干贝、黄精、生地、熟地慢炖1小时，加入盐和鸡精调味即可。

功效：本品具有滋阴、补虚、利五脏的功效，适合胃热伤阴型的胃癌患者。

性味归经：干贝性平，味甘、咸。归脾经。

食疗机理：干贝具有滋阴、补肾、调中、下气、利五脏之功效，对胃阴亏虚、脾胃虚弱的胃癌患者有很好的滋补作用。此外，干贝还可用于辅助治疗头晕目眩、咽干口渴、虚劳咯血等症，常食有助于降血压、降胆固醇，补益健身。

花菜 蔬菜菌菇类

花菜炒西红柿

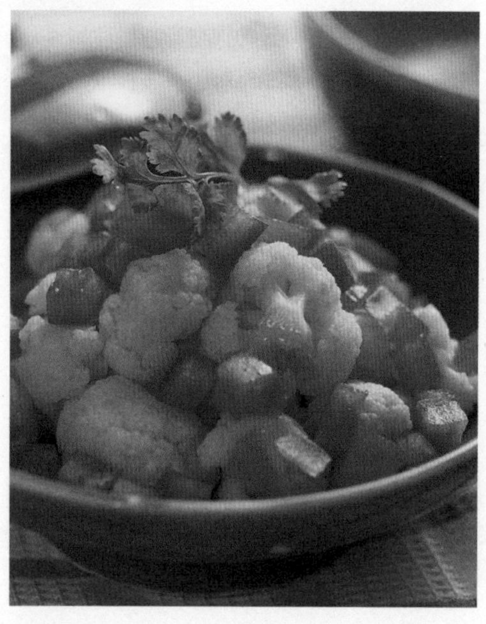

材料：花菜250克，西红柿200克，香菜、食用油、盐、鸡精各适量。

制作：

1. 花菜去除根部，切成小朵，用清水洗净，焯水，捞出沥干水待用；香菜洗净切小段；西红柿洗净，切小丁。
2. 锅中加油烧至六成热，将花菜和西红柿丁放入锅中，再调入盐、鸡精翻炒均匀，盛盘，撒上香菜段即可。

功效：本品具有健脾开胃、防癌抗癌的功效，适合胃癌患者食用。

性味归经：花菜性凉，味甘。归肝、肺经。

食疗机理：花菜具有润肺止咳、健脾开胃、防癌抗癌、润肠等功效。常吃花菜还可以增强肝脏的解毒能力。花菜是含有黄酮类化合物最多的食物之一，可以防止感染，阻止胆固醇氧化，防止血小板凝结成块，从而减少患心脏病和中风的危险。

白萝卜 蔬菜菌菇类

麦枣甘草萝卜汤

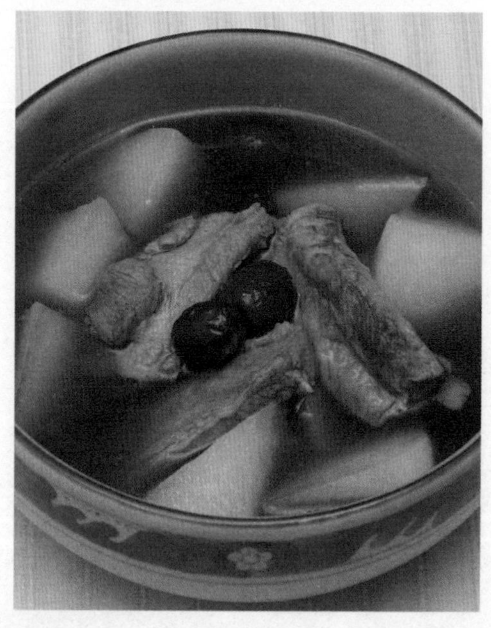

材料：排骨250克，小麦100克，萝卜100克，甘草15克，红枣10颗，盐少许。

制作：

1. 小麦淘净，用清水浸泡1小时，沥干；排骨切段焯水，捞起，冲净。
2. 萝卜削皮，洗净、切块；红枣、甘草洗净。
3. 将所有材料放入炖锅，加8碗水煮沸，转小火炖约40分钟，加盐调味即成。

功效：本品具有化痰清热、防癌抗癌的功效，适合痰湿凝滞型的胃癌患者。

性味归经：白萝卜性凉，味辛、甘。归肺、胃经。

食疗机理：白萝卜能增强食欲、化痰清热、帮助消化、化积滞、防癌抗癌，对食积腹胀的胃癌患者大有益处。白萝卜还对咳痰失音、吐血、消渴、痢疾、头痛、排尿不利等症有食疗作用。常吃白萝卜可降低血脂，稳定血压，预防冠心病、动脉硬化等疾病。

豆角 蔬菜菌菇类

芝麻酱拌豆角

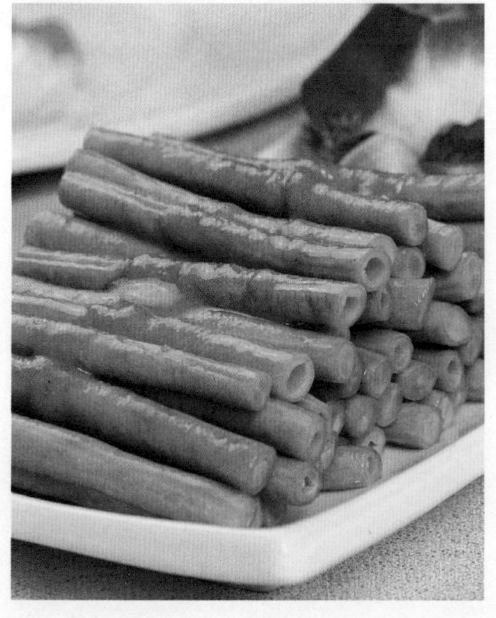

材料：豆角500克，芝麻酱100克，大蒜末20克，香油、盐各适量。

制作：

❶将豆角择洗干净，放入沸水中焯熟，捞出沥干水分，切成长段，放入盘内。

❷将芝麻酱用凉开水化开，加入盐、香油、大蒜末，调成味汁。

❸将味汁淋在豆角上即可。

功效：本品具有健脾养胃、理中益气、防癌抗癌、增强免疫力的功效，适合各种胃癌患者。

性味归经：豆角性平，味甘。归脾、胃经。

食疗机理：豆角具有健脾养胃、理中益气、促消化、增食欲、降血糖、防癌抗癌、提高免疫力等功效，对胃癌患者有益。豆角所含B族维生素能使机体保持正常的消化腺分泌和肠胃道蠕动的功能，平衡胆碱酯酶活性，有帮助消化、增进食欲的功效。

胡萝卜 蔬菜菌菇类

葱香胡萝卜丝

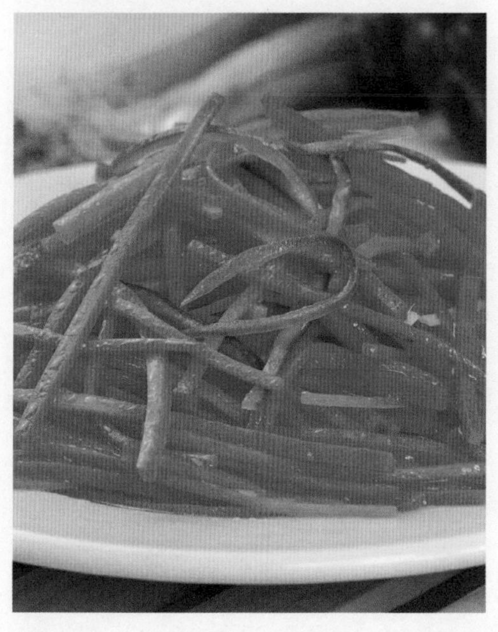

材料：胡萝卜500克，葱丝、姜丝、料酒、盐、味精各适量。

制作：

❶将胡萝卜洗净，去皮，切细条状。

❷锅置火上，下油，用中火烧至五六成热时放入葱丝、姜丝炝锅，烹入料酒，倒入胡萝卜丝煸炒一会儿，加入盐，添少许清水稍焖一会儿。

❸待胡萝卜丝熟后再用味精调味，翻炒均匀，盛入盘中即成。

功效：本品具有健脾和胃、增强免疫力的作用，适合胃癌等各种癌症患者。

性味归经：胡萝卜性平，味甘、涩。归心、肺、脾、胃经。

食疗机理：胡萝卜中的胡萝卜素转变成维生素A，有助于增强机体的免疫力，对预防上皮细胞癌变有一定的作用。胡萝卜中的木质素也能提高机体免疫机制，间接消灭癌细胞；此外，胡萝卜还有健脾和胃、补肝明目、清热解毒、壮阳补肾、透疹、降气止咳等功效。

西蓝花 蔬菜菌菇类

西蓝花双菇

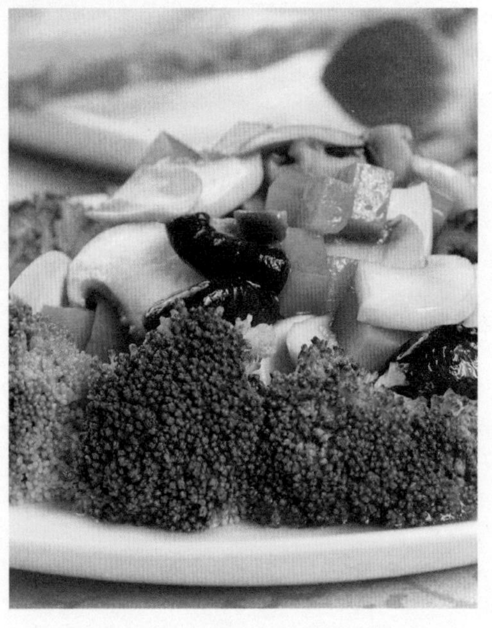

材料：草菇100克，水发香菇10朵，西蓝花1棵，胡萝卜1根，盐、鸡精、蚝油、白糖、水淀粉各适量。

制作：

1. 草菇、香菇洗净，撕块；西蓝花洗净，切好；胡萝卜洗净去皮，切丁。
2. 锅加适量水烧开，将胡萝卜、草菇、西蓝花分别放入焯水。
3. 锅烧热，放入蚝油，放香菇、胡萝卜丁、草菇、西蓝花炒匀，加少许清水，加盖焖煮至所有材料熟，加盐、鸡精、白糖调味，以水淀粉勾薄芡，炒匀即可。

功效：本品具有防癌抗癌的功效，尤其适合胃癌、乳腺癌患者食用。

性味归经：西蓝花性凉，味甘。归肺、胃经。

食疗机理：西蓝花具有防癌抗癌的功效，尤其是在防治胃癌、乳腺癌方面效果尤佳。研究表明，患胃癌时人体血清硒的水平明显下降，胃液中的维生素C浓度也显著低于正常人，而西菜花能给人补充一定量的硒和维生素C，可阻止癌前病变细胞形成，抑制癌肿生长。

莴笋 蔬菜菌菇类

大刀笋片

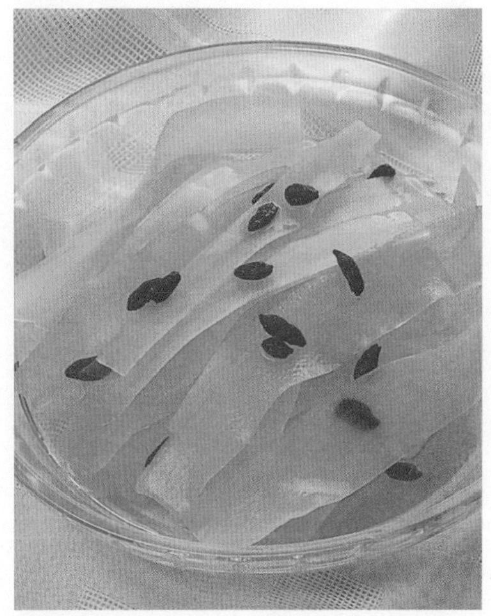

材料：莴笋400克，枸杞子30克，盐、味精、白糖、香油各适量。

制作：

1. 将莴笋去皮洗净后，用刀切成大刀片，放开水中焯至断生，捞起沥干水，装盘。
2. 枸杞子洗净，放开水中烫熟，撒在莴笋片上。
3. 把调味料一起放碗中拌匀，淋在笋片上即可。

功效：本品具有增进食欲、防癌抗癌的作用，适合胃癌等消化道肿瘤患者食用。

性味归经：莴笋性凉，味甘、苦。归胃、膀胱经。

食疗机理：莴笋有增进食欲、刺激消化液分泌、促进肠胃蠕动、防癌抗癌等功效，对胃癌患者大有益处。此外，莴笋有利尿、降血压、预防心律失常的作用，还能改善消化系统和肝脏功能，有助于抵御风湿性疾病的痛风。

猴头菇 蔬菜菌菇类

三鲜猴头菇

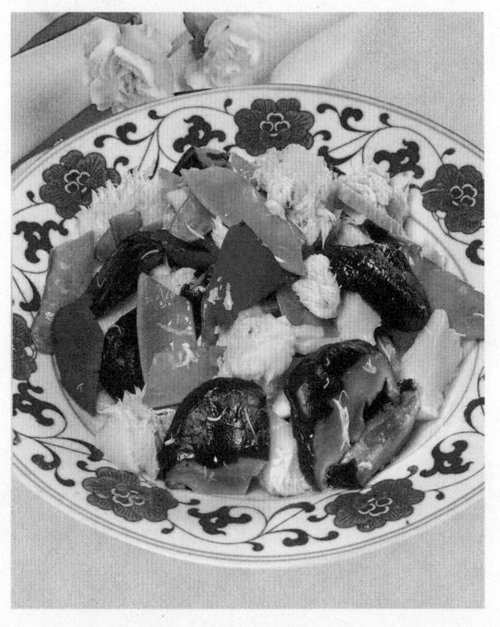

材料：猴头菇150克，香菇100克，荷兰豆50克，红椒、食用油、盐、鸡精、生抽各适量。

制作：

1. 猴头菇、香菇、红椒分别洗净，切块；荷兰豆去老筋洗净，切段。
2. 油锅烧热，放入猴头菇、香菇、荷兰豆炒至断生，加入红椒翻炒至熟。
3. 加入盐、鸡精、生抽调味，起锅盛盘即可。

功效：本品具有健胃补虚、防癌抗癌的功效，适合胃癌、食管癌等消化道恶性肿瘤患者。

性味归经：猴头菇性平，味甘。归脾、胃、肺经。

食疗机理：猴头菇具有健胃、补虚、抗癌之功效，对胃癌、食管癌等消化道恶性肿瘤，以及胃溃疡、胃窦炎、消化不良、胃痛腹胀、神经衰弱等病症有一定的食疗作用。

蘑菇 蔬菜菌菇类

蘑菇海鲜汤

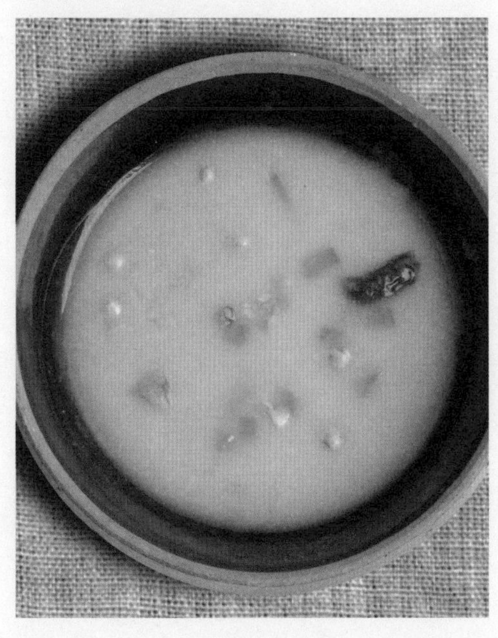

材料：虾仁35克，鲜干贝2粒，蘑菇35克，洋葱20克，胡萝卜75克，豌豆仁10克，鲜奶50毫升，奶油15克，防风、甘草各5克，白术10克，红枣3颗，盐、黑胡椒粉各少许。

制作：

1. 将药材洗净，打包煮沸，滤取药汁备用；虾仁洗净切小丁，其他材料均洗净切丁。
2. 锅烧热，放入奶油，爆香洋葱丁，再倒入做法1中的药汁、胡萝卜丁等其他材料，煮滚后即可盛盘，再撒上少许盐和黑胡椒粉即可。

功效：本品具有防癌抗癌、增强免疫力的功效，适合胃癌患者。

性味归经：蘑菇性平，味甘。归肝、胃经。

食疗机理：蘑菇中含有一种毒蛋白，能有效地阻止癌细胞的蛋白合成。研究人员在蘑菇有效成分中分析出一种超强力抗癌物质，能抑制癌细胞的生长，所以非常适合胃癌患者食用，常食还能增强癌症患者的免疫力。

香菇 蔬菜菌菇类

香菇烧花菜

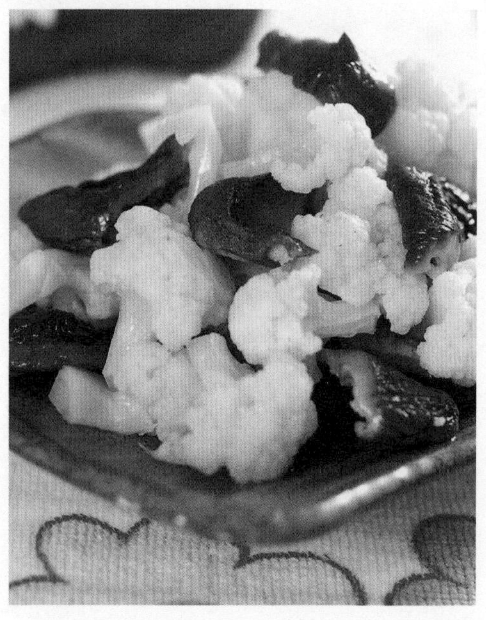

材料：香菇50克，花菜100克，鸡汤200毫升，食用油、盐、味精、姜丝、葱花、淀粉、鸡油各适量。

制作：

1. 将花菜洗净，掰成小块；香菇洗净切成丝。
2. 锅中加水烧开后，下入花菜焯至熟透后捞出。
3. 将油烧热后放入葱、姜煸出香味，放入盐、味精、鸡汤，烧开后将香菇、花菜分别倒入锅内，用小火烧至入味后，以淀粉勾芡，淋鸡油，翻匀即可。

功效：本品具有化痰祛湿、行气和中的功效，适合痰湿凝滞型的胃癌患者。

性味归经：香菇性平，味甘。归脾、胃经。

食疗机理：香菇具有疏肝理气、益胃和中、化痰抗癌、透疹解毒之功效，对胃癌患者大有益处。香菇还对食欲不振、身体虚弱、肝气郁结、小便失禁、大便秘结、形体肥胖等病症有食疗功效。

黑木耳 蔬菜菌菇类

木耳小菜

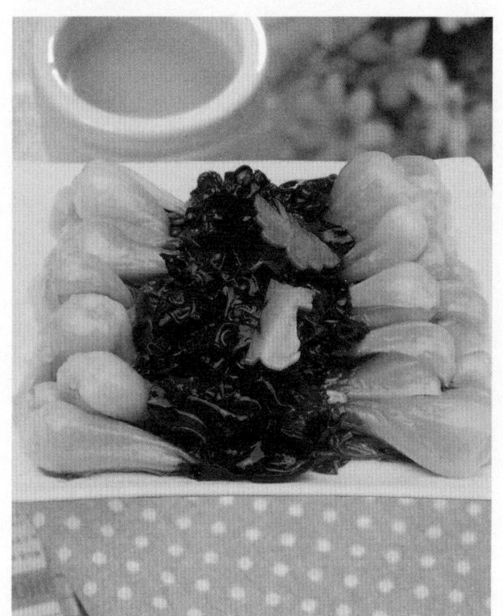

材料：黑木耳100克，上海青200克，盐、味精、醋、生抽、香油各适量。

制作：

1. 黑木耳洗净泡发；上海青洗净。
2. 锅内注水烧沸，放入黑木耳、上海青焯熟后，捞起沥干并装入盘中。
3. 用盐、味精、醋、生抽、香油一起混合调成汤汁，浇在上面即可。

功效：本品具有补气养血、活血、滋阴的功效，适合气血两虚、瘀血内结、胃热伤阴型等证型的胃癌患者。

性味归经：黑木耳性平，味甘。归肺、胃、肝经。

食疗机理：黑木耳含有抗肿瘤活性物质，能增强机体免疫力，经常食用可防癌抗癌。黑木耳具有补气血、滋阴、补肾、活血、通便等功效，非常适合胃癌患者食用。此外，黑木耳还可防止血液凝固，有助于减少动脉硬化、冠心病等疾病的发生。

南瓜 蔬菜菌菇类

南瓜百合甜点

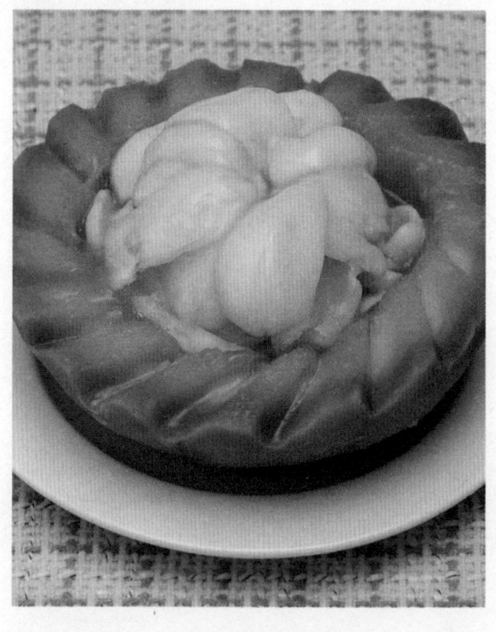

材料： 南瓜、百合各250克，白糖、蜂蜜各适量。

制作：

1. 南瓜洗净，先切成两半，然后用刀在表面切锯齿形状的刀纹。
2. 百合洗净，逐片削去黄尖，用白糖拌匀，放入勺状的南瓜中，盛盘；大火煮开后转小火，约蒸8分钟即可。
3. 煮熟后取出，淋上备好的蜂蜜即可。

功效： 本品具有祛痰化湿、防癌抗癌的功效，适合痰湿凝滞型的胃癌患者。

性味归经： 南瓜性温，味甘。归脾、胃经。

食疗机理： 南瓜具有消炎止痛、润肺益气、止喘化痰、防癌抗癌等功效，对胃癌、肠癌等癌症患者有很好的食疗作用。南瓜还对高血压及肝脏的一些病变也有预防和辅助治疗作用。另外，南瓜中胡萝卜素含量较高，可保护眼睛。

葡萄 水果干果类

葡萄红枣汤

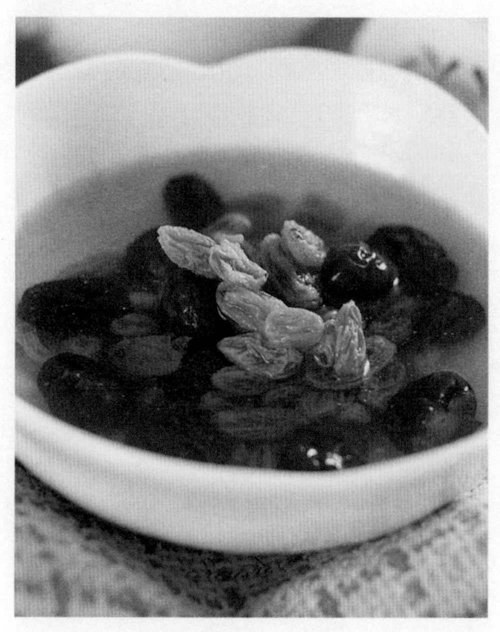

材料： 葡萄干30克，红枣15克。

制作：

1. 葡萄干洗净；红枣去核，洗净。
2. 锅中加适量水，放入葡萄干和红枣，煮至枣烂即可。

功效： 本品具有补血养气、滋阴生津、防癌抗癌的功效，适合气血两虚、胃热伤阴型的胃癌患者。

性味归经： 葡萄性平，味甘、酸。归肺、脾、肾经。

食疗机理： 葡萄具有滋补肝肾、养血益气、强壮筋骨、生津除烦、防癌抗癌的功效，适合气血两虚以及胃热伤阴的胃癌患者食用。葡萄中含有较多酒石酸，有助消化，可减轻肠胃负担。此外，葡萄中所含白藜芦醇可保护心血管系统。

榛子 水果干果类

杏仁榛子豆浆

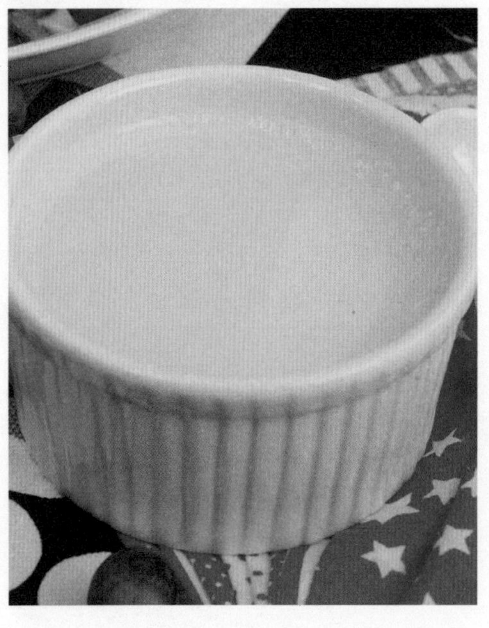

材料：黄豆60克，杏仁、榛子各30克。

制作：

1. 黄豆用清水泡至发软，捞出洗净；杏仁洗净；榛子去壳洗净。
2. 将上述材料放入豆浆机中，加水至上下水位线之间。
3. 搅打成豆浆，烧沸后滤出即可。

功效：本品具有补脾益气的功效，适合气血两虚型的胃癌患者。

性味归经：榛子性平，味甘。归脾、胃、肾经。

食疗机理：榛子含有抗癌化学成分紫杉醇，对胃癌、卵巢癌、乳腺癌、宫颈癌等癌症有一定的辅助疗效。榛子有补脾胃、益气、明目的功效，有益于体弱、病后虚弱、易饥饿者的补养，还能有效地延缓衰老、防治血管硬化、润泽肌肤。

桂圆 水果干果类

桂圆山药红枣汤

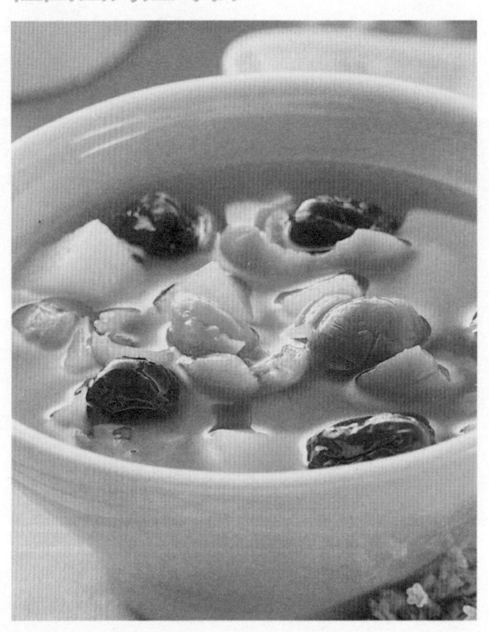

材料：桂圆肉100克，新鲜山药150克，红枣6颗，冰糖适量。

制作：

1. 山药削皮洗净，切小块；红枣洗净。
2. 锅中加3碗水煮开，加入山药煮沸，再下红枣；待山药熟透、红枣松软，将洗净的桂圆肉剥散加入。
3. 待桂圆之香甜味渗入汤中即可熄火，可加适量冰糖提味。

功效：本品可补气养血、补益脾胃，适合气血两虚型胃癌患者。

性味归经：桂圆肉性温，味甘。归心、脾经。

食疗机理：桂圆肉是传统的补血补气药，具有补益心脾、养血宁神、健脾止泻、利尿消肿等功效，适合气血两虚型的胃癌患者食用，是病后体虚、血虚萎黄、气血不足、神经衰弱、心悸怔忡、健忘失眠等病症的调养佳品。

荔枝 水果干果类

荔枝百合炖鹌鹑

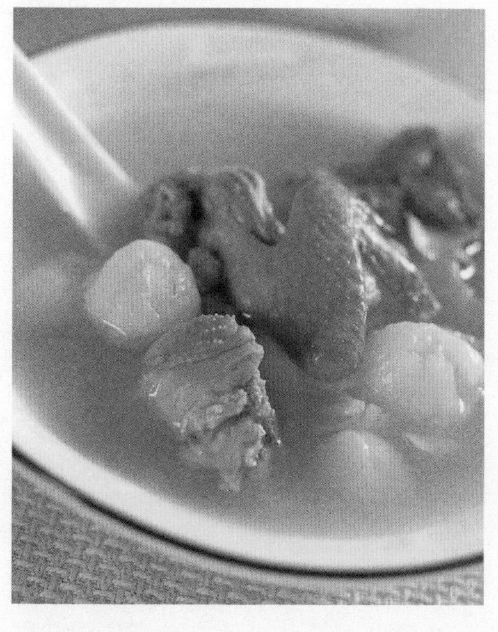

材料： 荔枝肉15克，百合30克，鹌鹑2只，盐适量。

制作：

1. 将鹌鹑宰杀后去毛和内脏，洗净。
2. 鹌鹑与洗净的荔枝、百合同放碗内，加适量沸水，再上笼隔水炖熟，加盐调味后饮汤食肉。

功效： 本品具有温胃散寒的功效，适合脾胃虚寒型的胃癌患者。

性味归经： 荔枝性热，味甘。归心、脾经。

食疗机理： 鲜荔枝能生津止渴、和胃平逆；干荔枝有补肝肾、健脾胃、益气血的功效，适合脾胃虚寒、体质虚弱的胃癌患者食用，还可辅助治疗脾胃虚寒型胃痛、呕吐等症。荔枝富含铁元素及维生素C，能使人面色红润，使皮肤细腻富有弹性。

杏仁 水果干果类

杏仁核桃牛奶饮

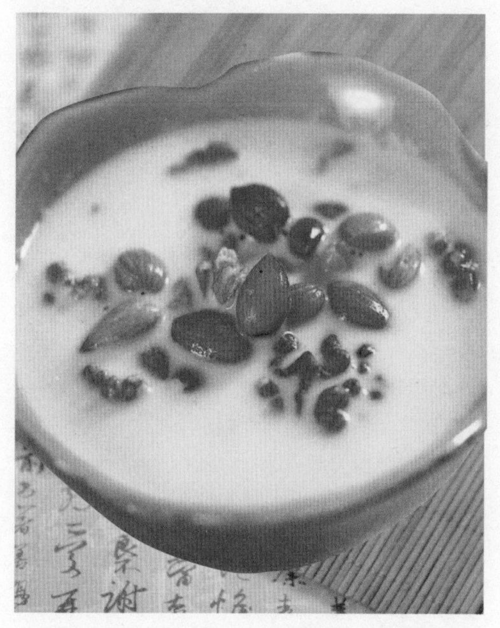

材料： 杏仁35克，核桃仁30克，牛奶250毫升，白糖10克。

制作：

1. 杏仁、核桃仁放入清水中洗净。
2. 所有材料放入炖锅内，加入适量清水，将炖锅置火上烧沸。
3. 再用小火煎煮25分钟，加入白糖即成。

功效： 本品具有抗癌止痛的作用，适合胃癌、肝癌等癌症患者。

性味归经： 杏仁性温，味苦。归肺、脾、大肠经。

食疗机理： 苦杏仁苷能帮助体内胰蛋白酶消化癌细胞的透明样黏蛋白膜，使体内白细胞更易接近癌细胞，并吞噬癌细胞。杏仁还有较好的镇痛作用，可减轻癌症患者的疼痛，对肝癌、胃癌等患者大有益处。

西瓜 水果干果类

板蓝根西瓜汁

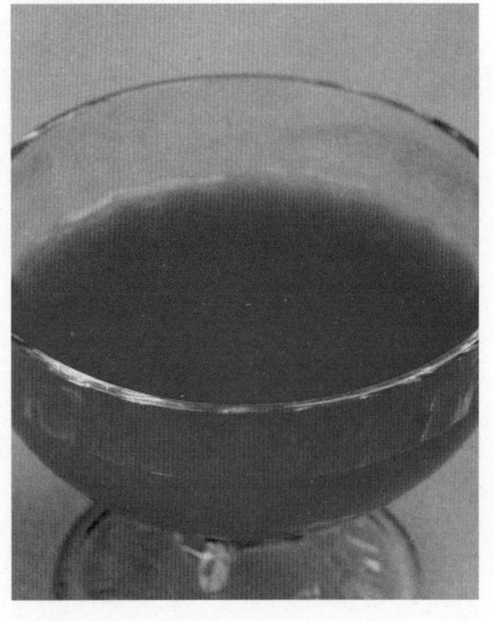

材料： 西瓜300克，板蓝根、山豆根各8克，甘草5克，白糖适量。

制作：

1. 将板蓝根、山豆根、甘草分别洗净，沥水备用。
2. 全部药材与清水150毫升置入锅中，以小火加热至沸腾，约1分钟后关火，滤取药汁降温备用。
3. 西瓜去皮，切小块，放入果汁机内，加入凉凉的药汁和白糖，搅拌均匀即可。

功效： 本品具有清热生津、防癌抗癌的功效，适合胃热伤阴型的胃癌患者。

性味归经： 西瓜性寒，味甘。归心、胃、膀胱经。

食疗机理： 西瓜具有清热止渴、解暑除烦、降压美容、利水消肿、预防癌症等功效，适合胃热伤阴型胃癌患者食用。西瓜富含多种维生素，具有平衡血压、调节心脏功能、软化及扩张血管的作用，还可以促进新陈代谢。

甘蔗 水果干果类

西红柿甘蔗包菜汁

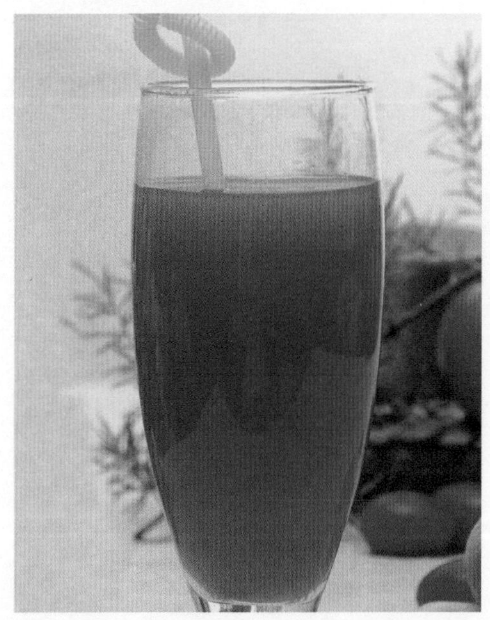

材料： 西红柿、包菜各100克，甘蔗汁1杯，冰块少许。

制作：

1. 将西红柿洗净，切块。
2. 包菜洗净，撕成片。
3. 将准备好的材料倒入榨汁机内，搅打2分钟即可。

功效： 本品有清热生津、调中下气的功效，适合胃热伤阴型的胃癌患者。

性味归经： 甘蔗性凉，味甘。归肺、脾、胃经。

食疗机理： 甘蔗具有清热润燥、益胃生津、下气及解酒等功效，适合胃热伤阴型的胃癌患者食用，可减轻胃内灼热疼痛、反胃呕吐、口干口渴等症状。此外，甘蔗还常用来治疗热病伤津、心烦口渴、肺燥咳嗽、大便燥结、小便短赤涩痛、醉酒等病症。

牛奶 其他类

五香鲜奶茶

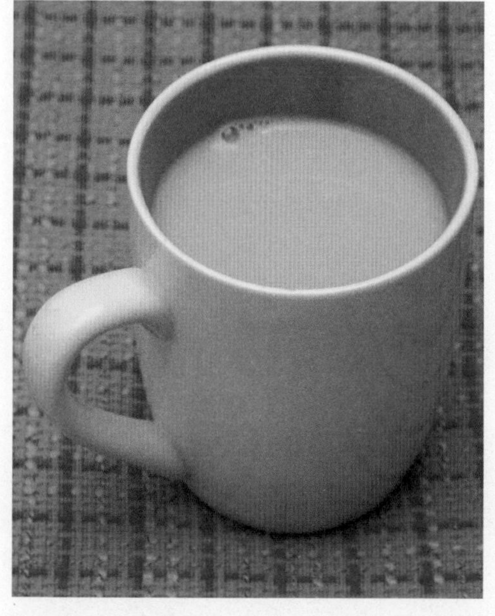

材料：红茶包1袋，鲜牛奶150毫升，杏仁粉15克，芝麻粉15克，蜂蜜适量。

制作：

1. 瓷杯先以热水烫过，放入茶袋，加200毫升热水冲泡2分钟，将茶袋取出。
2. 加入杏仁粉、芝麻粉拌匀。
3. 鲜奶放入微波炉加热40秒，取出与做法2中的材料混合，加蜂蜜拌匀。
4. 直接与凉茶混合即可，亦可泡制冰品。

功效：本品具有养胃生津的功效，适合胃热伤阴型的胃癌患者。

性味归经：牛奶性平，味甘。归心、肺、肾、胃经。

食疗机理：牛奶具有补肺养胃、生津润肠之功效，适合胃热伤阴型的胃癌患者食用。牛奶中含有碘、镁、锌和卵磷脂，能提高大脑的工作效率，还能提高心脏和中枢神经系统的耐疲劳性。睡前喝牛奶能促进睡眠安稳，常喝牛奶还能润泽美白肌肤。

蜂蜜 其他类

人参蜂蜜粥

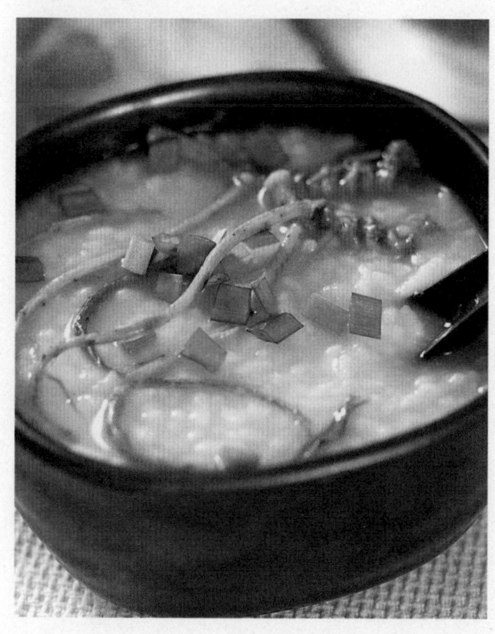

材料：人参3克，蜂蜜50毫升，韭菜末5克，大米100克，姜2片。

制作：

1. 将人参置清水中浸泡1夜。
2. 将泡好的人参连同泡参水与洗净的大米一起放入砂锅中，小火煨粥。
3. 待粥将熟时放入蜂蜜、姜片、韭菜末调匀，再煮片刻即成。

功效：本品具有补气健脾、通便润肠的功效，适合气血两虚型的胃癌患者。

性味归经：蜂蜜性平，味甘。归脾、胃、肺、大肠经。

食疗机理：蜂蜜中含有数量惊人的抗氧化剂，能清除体内的垃圾——氧自由基，达到抗癌的作用。蜂蜜还有调补脾胃、缓急止痛、润肺止咳、润肠通便、润肤生肌、解毒的功效，对脘腹虚痛、肺燥咳嗽、肠燥便秘、口疮、溃疡不敛、水火烫伤、手足皲裂都有很好的辅助疗效。

酸奶 其他类

银耳酸奶羹

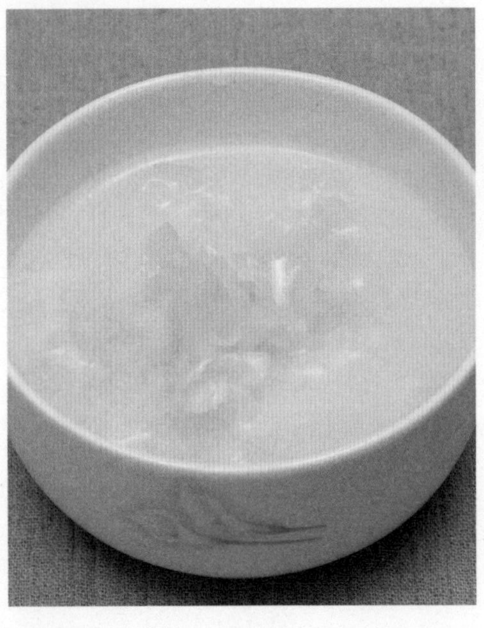

材料：原味酸奶120毫升，蜂蜜20毫升，银耳10克。

制作：

1. 银耳泡至水中发胀软化，洗净后剪去硬根部，叶片的部分剥成小片状。
2. 锅内加水、银耳以小火煮沸，约2分钟后，加入蜂蜜搅拌融化。
3. 将银耳汁倒出后，加入酸奶搅拌均匀即可。

功效：本品具有滋阴生津、益胃抗癌的功效，适合胃热伤阴型的胃癌患者。

性味归经：酸奶性平，味甘、酸。归胃、大肠经。

食疗机理：酸奶具有生津止渴、补虚开胃、润肠通便、防癌抗癌的功效，能调节机体内微生物的平衡。经常喝酸奶可以防治癌症和贫血，对体质虚弱、气血亏虚的癌症患者大有益处。老人和小孩每天喝杯酸奶可以矫正由于偏食引起的营养缺乏。

无花果 其他类

无花果煎鸡肝

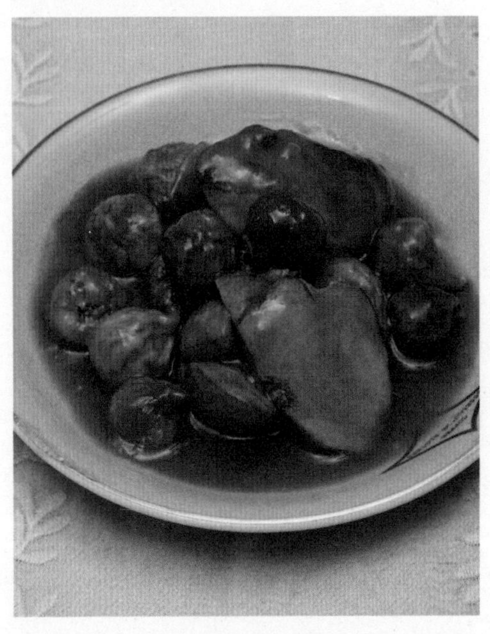

材料：鸡肝3对，食用油、无花果、砂糖各适量。

制作：

1. 鸡肝洗净，入沸水中焯烫，捞起沥干。
2. 将无花果洗净、切小片。
3. 平底锅加热，入油，待热时加入鸡肝、无花果一同爆炒，直到鸡肝熟透，无花果飘香。
4. 砂糖加适量水煮至溶化，待鸡肝煎熟时盛起，淋上糖液调味即可。

功效：本品具有滋阴、健胃、增强免疫力的功效，适合胃热伤阴型的胃癌患者。

性味归经：无花果性平，味甘。归胃、大肠经。

食疗机理：无花果有健胃、润肠、利咽、防癌、滋阴、催乳的功效。口服无花果液，能提高细胞的活力，提高人体免疫功能，具有抗衰防老、减轻肿瘤患者化疗毒副作用的功效。

山药 中药类

党参山药猪肚汤

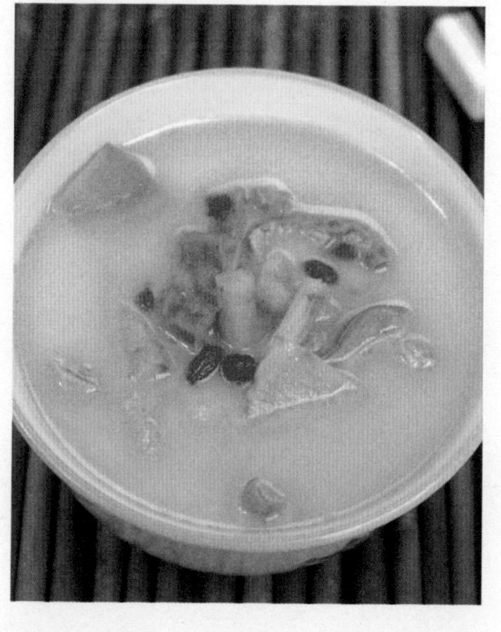

材料：猪肚150克，党参、山药各20克，黄芪5克，枸杞子5克，盐适量，姜片10克。

制作：

❶ 猪肚洗净；党参、山药、黄芪、枸杞子洗净。

❷ 锅中注水烧开，放入猪肚汆透。

❸ 将所有材料和姜片放入砂煲内，加清水淹过食材，大火煲沸后改小火煲2.5小时，调入盐即可。

功效：本品具有健脾益气、益肾养精的功效，适合气血两虚型的胃癌患者。

性味归经：山药性平，味甘。归肺、脾、肾经。

食疗机理：山药具有健脾益胃、养肺气、益肾精、聪耳明目、长志安神、延年益寿的功效，对体质虚弱、气血两虚型的胃癌患者大有好处。山药还对倦怠无力、食欲不振、久泻久痢、肺气虚燥、痰喘咳嗽、下肢痿弱、消渴尿频、遗精早泄、皮肤赤肿、肥胖等病症有一定的食疗作用。

白芍 中药类

归芪白芍粥

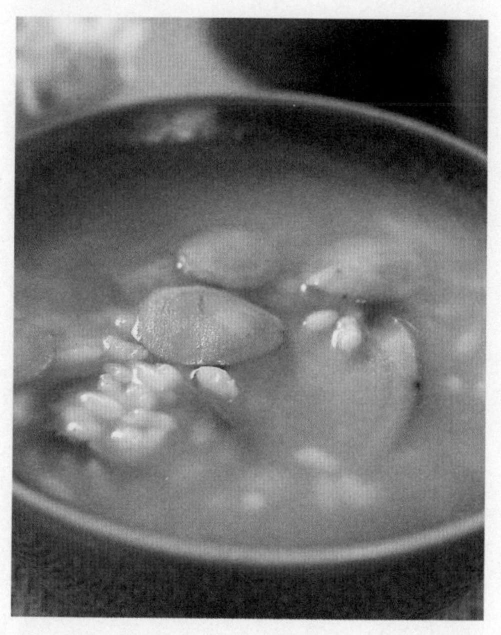

材料：当归20克，黄芪、白芍各10克，红糖、大米各适量。

制作：

❶ 将黄芪、当归、白芍洗净，入锅加入水煎煮15分钟。

❷ 再放入大米煮粥。

❸ 快熟烂时，加入适量红糖继续煮熟即可。

功效：本品具有补气血、健脾胃、止疼痛的功效。主治胃癌晚期患者气血亏虚、疼痛难耐等症。

性味归经：白芍性凉，味苦、酸。归肝、脾经。

食疗机理：白芍是常见的止痛良药，具有养血柔肝、和胃止痛、敛阴收汗的功效，适合胃癌患者服用，可以辅助治疗胃痛、胸腹胁肋疼痛、自汗盗汗、阴虚发热等症。

附子 中药类

附子蒸羊肉

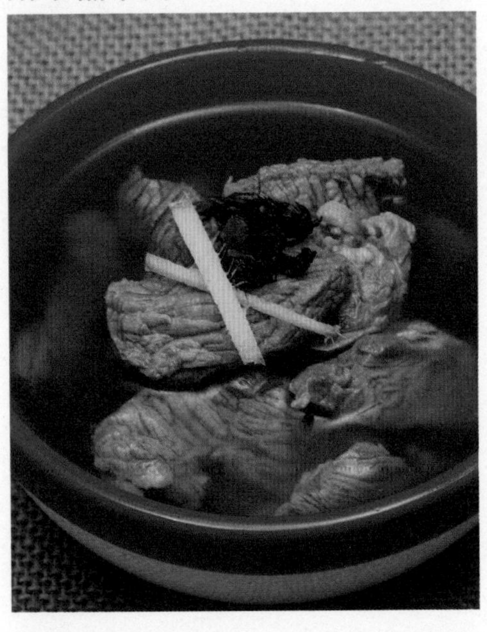

材料： 鲜羊肉500克，制附子20克，葱段、姜丝、料酒、肉清汤、盐、熟猪油、味精、胡椒粉各适量。

制作：

1. 将羊肉洗净，随冷水下锅煮熟。
2. 取大碗1个，放入羊肉、制附子、料酒、熟猪油、葱段、姜丝、肉清汤、盐。
3. 隔水蒸3小时，加胡椒粉、味精调味即可。

功效： 本品温胃散寒、补阳止痛，适用于脾胃虚寒所致的胃癌，如胃痛喜温喜按、胃寒怕冷、手脚冰凉等症。

性味归经： 附子性热，味辛、甘。归心、肾、脾经。

食疗机理： 附子具有散寒除湿、补火助阳、回阳救逆的功效，适合脾胃虚寒型的胃癌患者服用。附子还常用来治疗心腹冷痛、脾泄冷痢、阴盛格阳、大汗亡阳、吐痢厥逆、脚气水肿、小儿慢惊、风寒湿痹、拘挛、阳痿、宫冷、阴疽疮疡及一切沉寒痼冷之疾。

炮姜 中药类

炮姜薏米粥

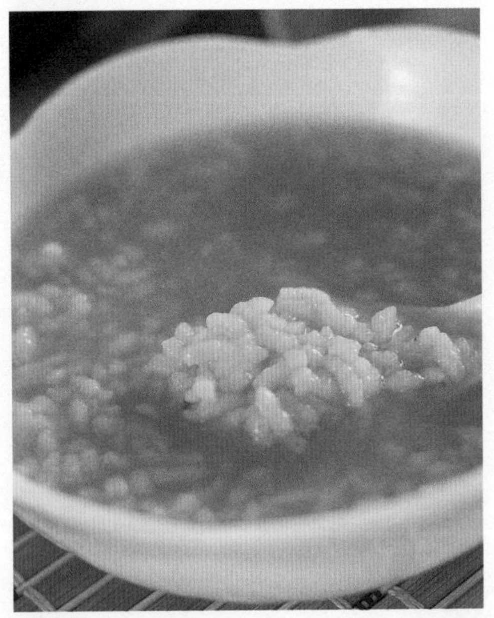

材料： 炮姜6克，艾叶10克，薏米30克，大米50克，红糖少许。

制作：

1. 将艾叶洗净，与炮姜一起水煎取汁；薏米、大米洗净备用。
2. 将薏米、大米煮粥至八成熟，入药汁同煮至熟。
3. 加入红糖调匀即可。

功效： 本品具有散寒除湿、温经化瘀的功效，适合脾胃虚寒、瘀血内结型的胃癌患者。

性味归经： 炮姜性热，味辛。归脾、胃、肾经。

食疗机理： 炮姜具有温中散寒、温经止血等功效，适合脾胃虚寒型的胃癌患者食用，常用于治疗脾胃虚寒、腹痛吐泻、吐衄崩漏、阳虚失血等病症的治疗。

苏子 中药类

苏子牛蒡茶

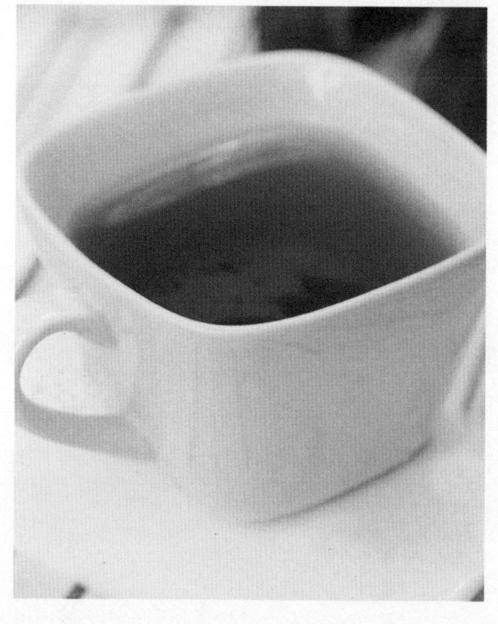

材料：苏子、牛蒡子各10克，枸杞子5克，绿茶20毫升，冰糖适量。

制作：

❶ 枸杞子与苏子、牛蒡子洗净后，一起放入锅中，加500毫升水用小火煮至沸腾。

❷ 倒入杯中，加入冰糖、绿茶汁搅匀即可饮用。

功效：本品具有消痰润肠的功效，适合痰湿凝滞型的胃癌患者。

性味归经：苏子性温，味辛。归肺、脾经。

食疗机理：苏子具有降气消痰、平喘、润肠的功效，适合痰湿凝滞的胃癌患者服用，常用于治疗痰壅气逆、咳嗽气喘、肠燥便秘等症。苏梗解表散寒，行气和胃，适用于风寒感冒、咳嗽气喘、妊娠呕吐、胎动不安等症。

厚朴 中药类

半夏厚朴茶

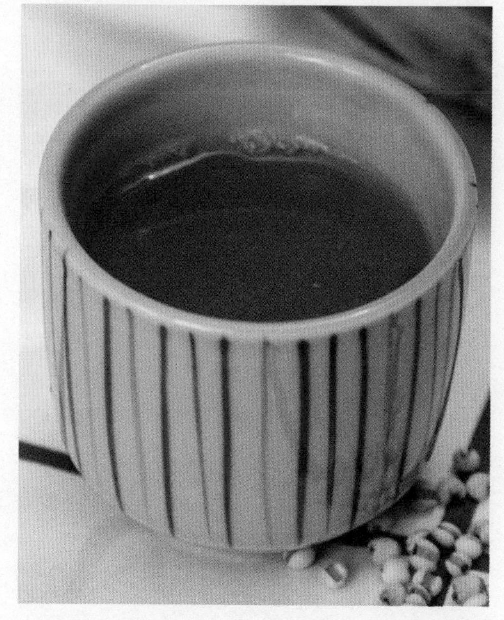

材料：半夏5克，厚朴4克，冰糖适量。

制作：

❶ 将半夏和厚朴分别洗净。

❷ 砂锅内加水适量，下入半夏和厚朴熬煮成药汁即可饮用。

❸ 可根据个人口味适当添加冰糖调味。

功效：本品具有温中下气、燥湿消痰的功效，适合痰湿凝滞型胃癌患者。

性味归经：厚朴性温，味辛、苦。归脾、胃、大肠经。

食疗机理：厚朴具有温中下气、燥湿、消痰的功效，主治胸腹痞满、胀痛、反胃、呕吐、宿食不消、痰饮喘咳、寒湿泻痢等症，对痰湿凝滞的胃癌患者大有益处，其常与苍术、陈皮等配合用于湿困脾胃、脘腹胀满等症。

延胡索 中药类

延胡鸭

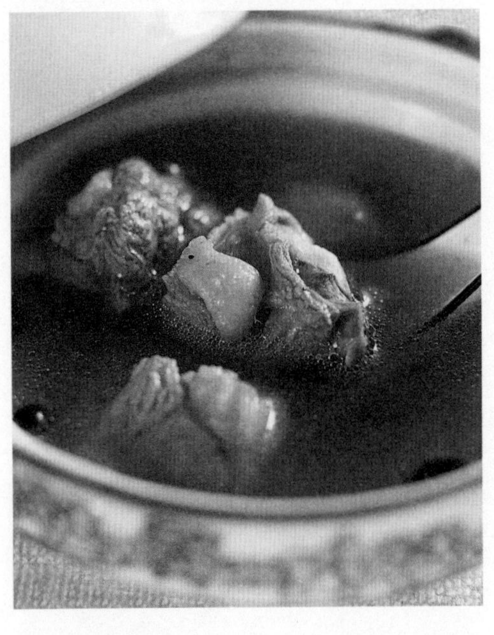

材料：延胡索9克，鸭肉500克，盐、食醋各适量。

制作：

1. 将鸭肉洗净，用少许盐搽一遍，让咸味入内。
2. 延胡索洗净，放入碗内，加适量水，隔水蒸30分钟左右，去渣存汁。
3. 将鸭肉放入大盆内，倒上药汁，隔水蒸至鸭熟软，食前滴少许醋调味即可。

功效：本品具有活血散瘀、理气止痛的功效，适用于瘀血内结型胃癌、胃脘刺痛伴舌质紫暗等症。

性味归经：延胡索性温，味辛、苦。归肝、心、胃经。

食疗机理：延胡索具有活血散瘀、行气止痛的功效，适合瘀血内结的胃癌患者服用，可减轻胃癌疼痛的症状。延胡索还常用于治疗胸痹心痛、胁肋、脘腹诸痛、头痛、腰痛、疝气痛、筋骨痛、痛经、经闭、产后瘀血腹痛、跌打损伤等病症。

姜黄 中药类

姜黄粥

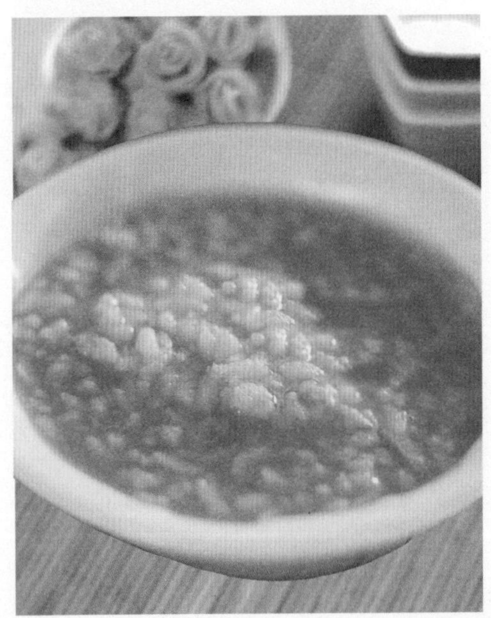

材料：黄芪、当归各15克，泽兰10克，姜黄10克，大米100克，红糖少许。

制作：

1. 将黄芪、当归、泽兰洗净，加水煎15分钟，去渣取汁。
2. 药汁与洗净的大米一起煮粥，煮熟后加入姜黄，继续煮至熟烂时，加入适量红糖即可。

功效：本品具有活血化瘀、理气通经的功效，适合瘀血内结型的胃癌患者。

性味归经：姜黄性温，味辛、苦。归脾、肝经。

食疗机理：姜黄具有破血、行气、通经、止痛的功效，对瘀血内结型的胃癌患者有较好的疗效。姜黄常用来治疗心腹痞满胀痛、痹痛、癌肿、妇女血瘀经闭、产后瘀血腹痛、跌扑损伤、痈肿等症。用于气滞血瘀的胸腹痛、痛经及肢体疼痛。

荔枝核 中药类

荔枝核粥

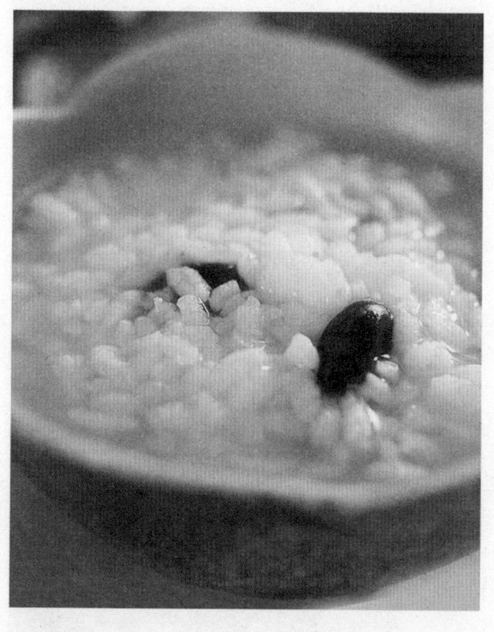

材料：荔枝核15克，莪术10克，大米100克，盐适量。

制作：

1. 将荔枝核、莪术洗净捣碎，置锅中，加清水100毫升，大火煮开10分钟，滤渣取汁。
2. 将大米洗净，和药汁共入锅中，加清水500毫升，大火煮开5分钟。
3. 改小火煮30分钟，成粥，加盐调味即可。

功效：本品具有行气止痛，散结破气的功效，适合气滞痰结型的胃癌患者。

性味归经：荔枝核性温，味辛、微苦。归肝、胃经。

食疗机理：荔枝核具有理气止痛、祛寒散滞的功效，对气滞痰结型的胃癌患者有很好的效果。常用于治疗胃脘痛、疝气痛、睾丸肿痛、痛经及产后腹痛等病症。现代科学证明，荔枝核水提取物对乙型肝炎病毒表面抗原有抑制作用。

香附 中药类

香附豆腐汤

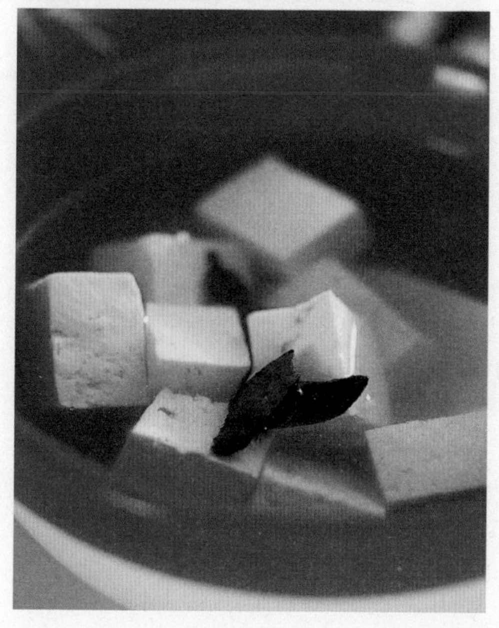

材料：香附20克，豆腐200克，食用油、姜、葱、盐各适量。

制作：

1. 把香附洗净，去杂质；豆腐洗净，切成3厘米见方的块；姜洗净切片；葱洗净切段。
2. 炒锅置于大火上烧热，加入油烧至六成熟。
3. 下入葱段、姜片爆香，注入清水600毫升，加香附，烧沸，下入豆腐、盐，煮5分钟即成。

功效：本品疏肝理气、活血化瘀，适合气滞痰结、瘀血内结型的胃癌患者。

性味归经：香附性平，味辛、甘，微苦。归肝、三焦经。

食疗机理：香附具有疏肝解郁、行气化瘀、调经止痛的功效，适合气滞痰结以及瘀血内结型的胃癌患者食用。香附还常用来治疗肝胃不和、气郁不舒、胸腹胁肋胀痛、痰饮痞满、月经不调、崩漏带下等症。

胃癌患者
忌吃食物及忌吃原因

胃癌患者应戒烟、戒酒，忌暴饮暴食、偏食，进食过烫、过硬、煎炸过焦食物，以及熏制食物等。除此之外，以下所列食物也应绝对禁吃。

油条

忌吃关键词：
营养破坏、大分子化合物、致癌物质、铝。

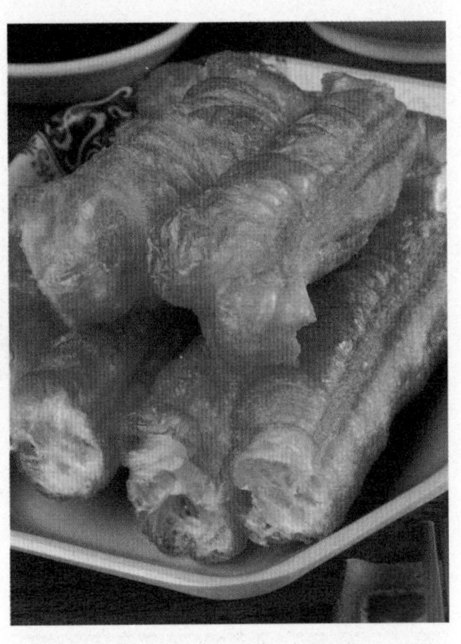

忌吃油条的原因

1. 油条是经过高温油炸制而成，其原材料和油脂中的营养物质基本上被氧化破坏掉了，胃癌患者需要摄入足够的营养素，多食油条无益。
2. 油脂中的不饱和脂肪在高温作用下发生聚合，形成不容易被消化的二聚体、多聚体等大分子化合物，胃癌患者食用后无疑增加了胃的消化负担。
3. 油条经高温油炸可产生大量的致癌物质，胃癌患者不宜食用。同时，油条还含有人体非必需的微量元素铝，可抑制脑内酶的活性，影响患者的精神状态，长期食用可导致阿尔茨海默病。

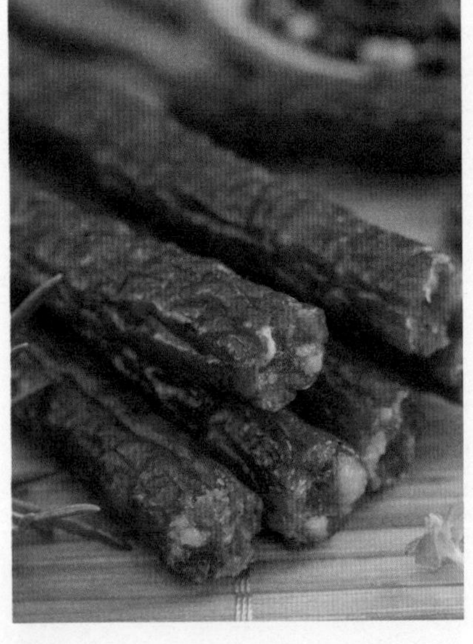

腊肉

忌吃关键词：
硝酸盐、营养失衡。

忌吃腊肉的原因

1. 研究发现，每天食用火腿腊肉类肉食的数量超过30克，发生胃癌的风险就高出15%~38%。这表明，罹患胃癌风险的增加与这些食品中添加的硝酸盐有关，或者与腊肉在熏制过程中产生的有毒物质有关。
2. 腊肉在制作过程中，肉中的很多维生素和微量元素都已丧失，如维生素B_1、维生素B_2、烟酸、维生素C等，这样营养失衡的食物对于需要营养支持的胃癌患者来说并不适宜，而且腊肉的脂肪、胆固醇、盐含量都极高，对身体不利。

酸菜

忌吃关键词：
亚硝胺、乳酸。

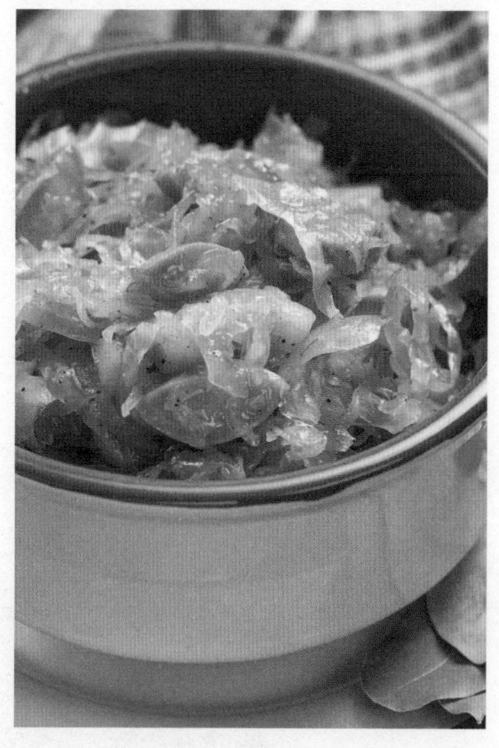

忌吃酸菜的原因

1. 传统的腌渍酸菜，是在大缸等开放容器中，靠附着在容器和菜叶上的少量乳酸菌自然发酵而制成。在乳酸菌繁殖的同时，其他杂菌也在生长，在这些生长的杂菌中，有部分能够产生亚硝酸，部分能合成胺，二者结合能生成致癌物亚硝胺。
2. 在酸菜的腌渍过程中，蔬菜的乳糖成分被乳酸杆菌分解，转化为乳酸。乳酸使蔬菜具有酸味，食用后，酸味可对胃形成刺激，损害胃黏膜，所以胃癌患者应慎食酸菜。

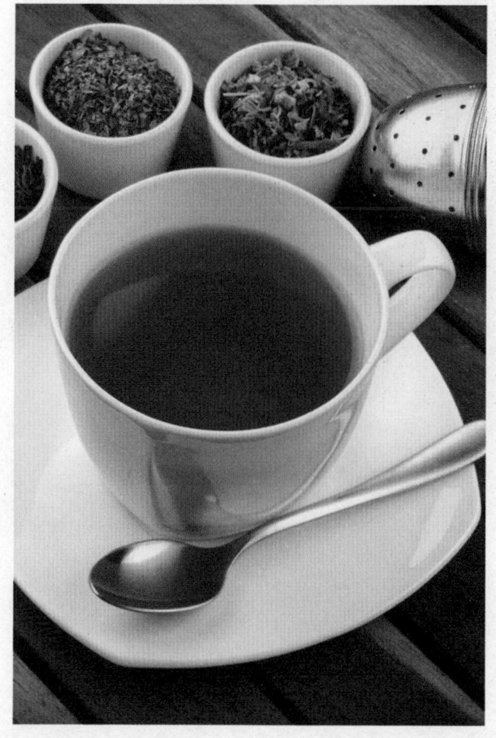

浓茶

忌吃关键词：
稀释胃液、鞣酸。

忌喝浓茶的原因

1. 浓茶是指使用过多茶叶泡出来的茶，淡茶有益于健康，而浓茶对健康不利。浓茶可以稀释胃液，使胃液的浓度降低，从而影响胃的消化能力，对于胃功能欠佳的胃癌患者来说是不适宜的。
2. 浓茶中的鞣酸可与食物中的蛋白质结合，生成不易消化吸收的鞣酸蛋白，可导致便秘，增加了人体吸收有毒物质和致癌物质的危险。

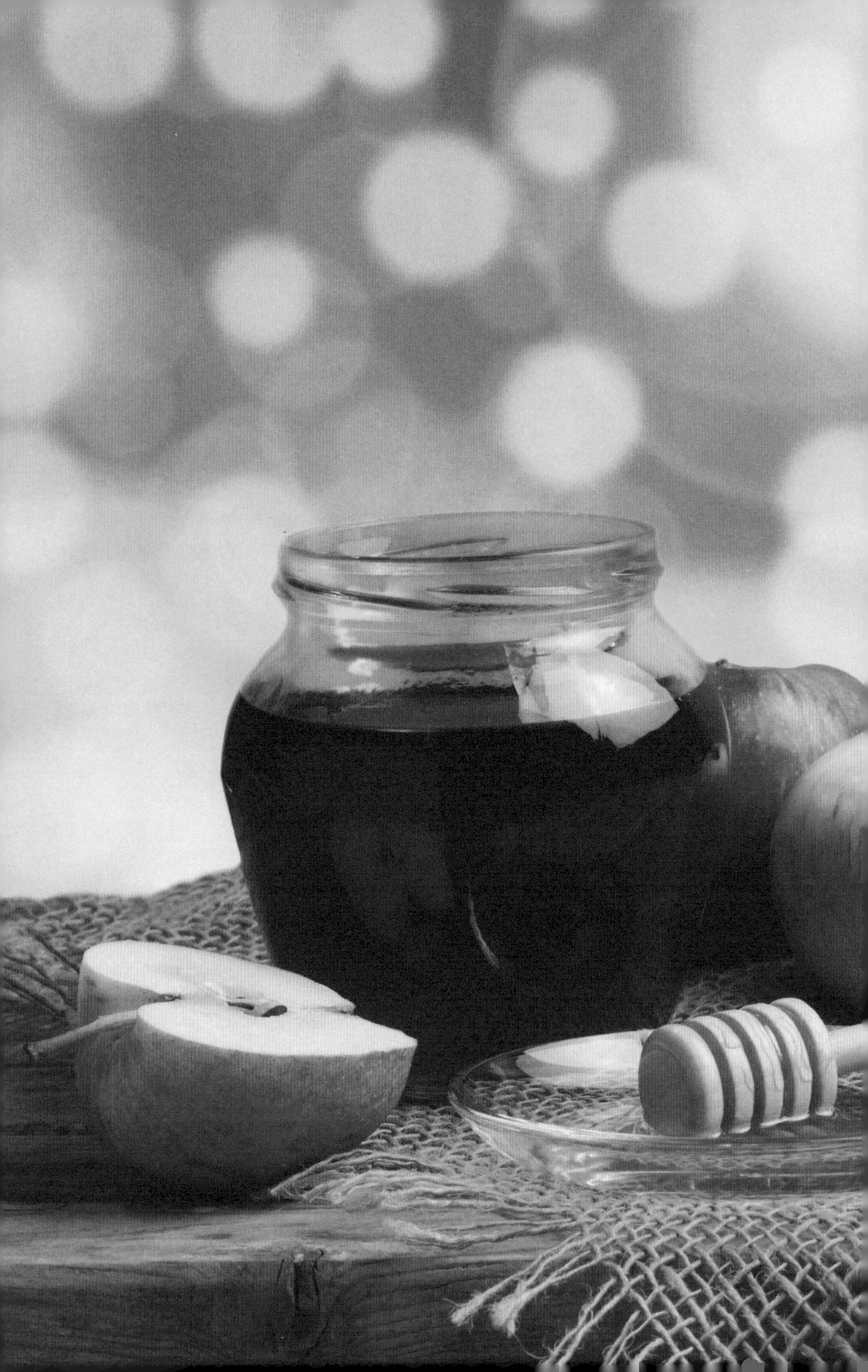

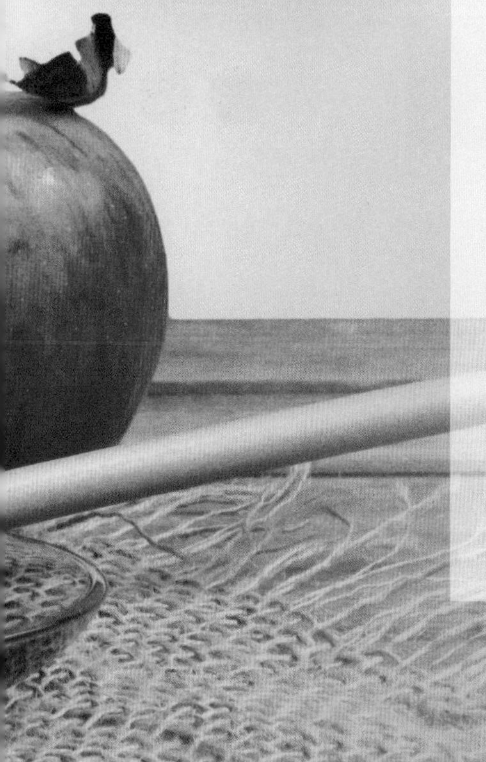

第六章

便秘吃什么？禁什么？

便秘是临床上常见的一组复杂的症状，其发病率高达 27%，严重影响着人们的生活质量。便秘可分为急性便秘和慢性便秘两类，主要表现为大便次数减少，间隔时间延长；或时间正常，但粪质干燥，排出困难；或粪质不干，排出不畅。可伴随出现腹胀、腹痛、食欲减退等症状。便秘不是一种具体的疾病，而是多种疾病的症状之一。

中医将便秘大致分为虚证和实证两大类，实证分为肠胃积热、气机郁滞两种证型，虚证分为气虚、血虚、阴虚、阳虚四种证型。我们根据每种证型的病症特点，配制了科学合理的对症药膳，患者可结合自身的症状，选择相应的药膳进行调理，对疾病的治疗能起到积极的作用。

中医分型

肠胃积热型

对症药材

·大黄·决明子
·火麻仁

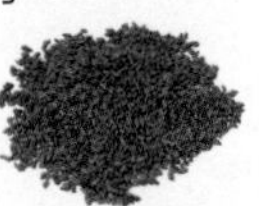

对症食材

·香蕉·山竹·苦瓜·黄瓜
·白菜·火龙果

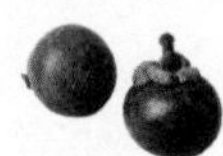

症状剖析

大便干结，排出困难，腹胀腹痛，小便短赤，烦躁不安，面红身热，口干口臭，舌色红，苔黄燥。

治疗原则 清热泻火、泻下通便。

饮食禁忌 忌食燥热性和辛辣刺激性食物。

气机郁滞型

对症药材

·厚朴·陈皮

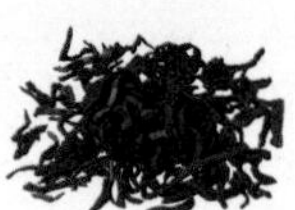

对症食材

·萝卜·苹果·猪肠·燕麦
·酸奶·黑芝麻

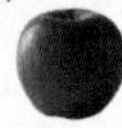

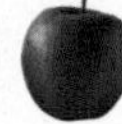

症状剖析

大便秘结，或便不干燥但排出不畅，腹中胀痛伴胸胁满闷、嗳气、摄食减少、舌苔薄腻等症状。

治疗原则 行气消积、泻下通便。

饮食禁忌 忌食易造成腹胀的食物。

气虚型

对症药材

·益智仁·党参

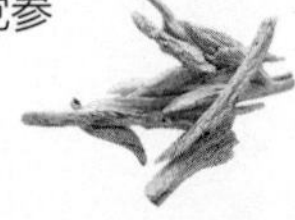

对症食材

·杏仁·牛奶·甲鱼·小米
·糙米·大米·黑木耳

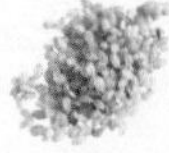

症状剖析

患者有便意，但排便时感觉乏力，难以排出。大便并不干结，伴有出汗气短、便后乏力，平日神疲倦怠、少气懒言，舌淡嫩、苔薄白等症状，多见于老年人及旧病体虚者。

治疗原则 益气通便。

饮食禁忌 忌食寒凉性食物，忌食耗气伤气食物。

血虚型

对症药材

·当归·熟地

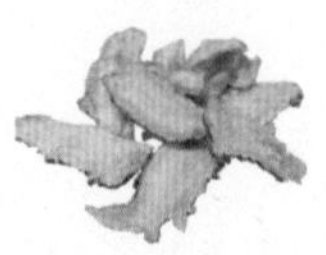

对症食材

·桑葚·菠菜·猪血·黑米·香菇
·猪蹄·豆浆

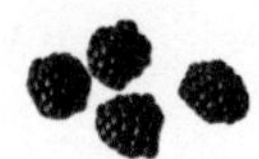

症状剖析

大便干结，面色苍白无华，口唇、指甲色淡，头晕目眩，心悸，舌质淡，多见于产后妇女以及出血过多导致血虚的患者。

治疗原则 养血润肠。

饮食禁忌 忌食燥热伤阴血食物，忌食生冷食物。

阴虚型

对症药材

·麦冬·生地·百合

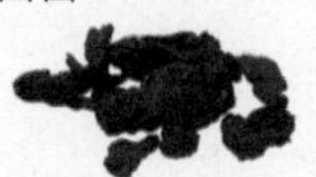

对症食材

·甘蔗·银耳·油菜·蜂蜜
·金针菇·猪蹄·甲鱼

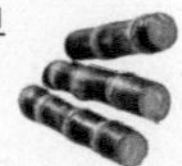

症状剖析

大便干结，如羊粪般成颗粒状，口渴喜饮，伴有潮热盗汗、两颧潮红、舌红少苔等症状，多见于体型消瘦之人。

治疗原则 滋阴润肠。

饮食禁忌 忌食燥热伤阴食物。

阳虚型

对症药材

·肉苁蓉·补骨脂

对症食材

·韭菜·蒜薹·核桃·洋葱
·松子仁·葵花籽

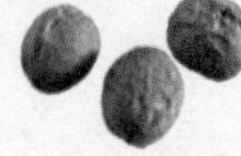

症状剖析

大便艰涩，排出困难，面色青白，四肢不温，喜热怕冷，腹中冷痛，小便清长，舌淡苔白。

治疗原则 温阳通便。

饮食禁忌 忌食寒凉生冷食物，忌食难消化食物。

宜	✓ 便秘患者应当多吃蔬菜、水果，以及玉米、大豆等食物，增加膳食纤维的摄入量。 ✓ 便秘患者在吃早餐前，可以喝点冷开水、牛奶之类，对缓解便秘有益。在吃饭前，要尽可能地喝点汤，这是个好习惯。
忌	× 忌食用辛辣刺激性食物，如辣椒、咖喱等，禁止饮用酒、浓茶、咖啡等。

香蕉	菠菜	油菜

民间秘方

❶ 取番泻叶3克用开水浸泡，加少许冰糖搅匀，一次性喝完，可泻下通便，缓解便秘症状，适用于便秘患者。

❷ 取土豆适量捣烂，加水适量炖熟取汁服用，每天早晨和午饭前分别喝半杯，有润肠通便、预防大便干燥的作用，适用于便秘患者。

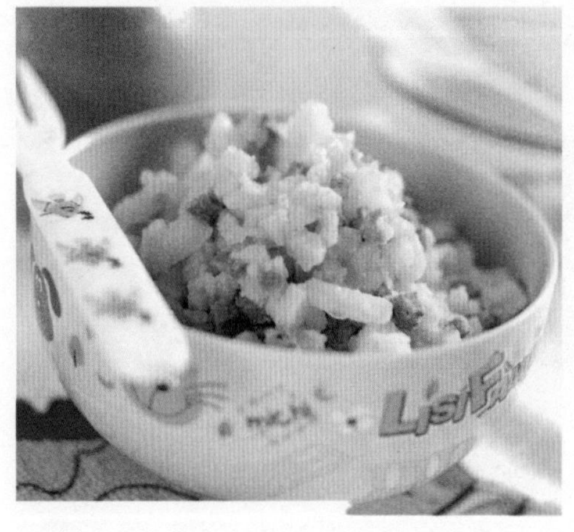

生活保健

✓ 经常便秘者一定要注意把排便安排在合理时间，每到时间就去上厕所，养成良好的排便习惯。

✓ 散步、跑步、做深呼吸运动、练气功、打太极拳、转腰抬腿、参加文体活动和体力劳动等，均可使肠胃活动加强、食欲增加，膈肌、腹肌、肛门肌得到锻炼，进而提高排便动力，预防便秘。

✓ 可做腹部顺时针方向按摩运动，每天2次，每次5～10分钟。

× 便秘患者慎用泻药，泻药虽然能够暂时让人摆脱便秘的困扰，但是如果长期使用，会使肠道形成对泻药的依赖，从而使自主运动减弱，肠神经系统受到损害，最终使便秘症状加重。

便秘患者
宜吃的食物及其简易食疗方

我们根据便秘的六种中医分型，贴心地为每一种证型的患者挑选了宜吃的食物，分析每一种食物的性味归经及其对每种证型的食疗功效，并推荐了合适的调养食疗方，详解其材料、做法，以及功效。食疗方的材料均简单易得，做法清晰明了，患者可根据自身症状判断自己属于哪一证型，然后根据证型选择适合自己的食疗方法及菜例，于日常饮食中轻松达到调理的目的。

苦瓜	火龙果	黄瓜

糙米 谷物粮豆类

糙米米浆

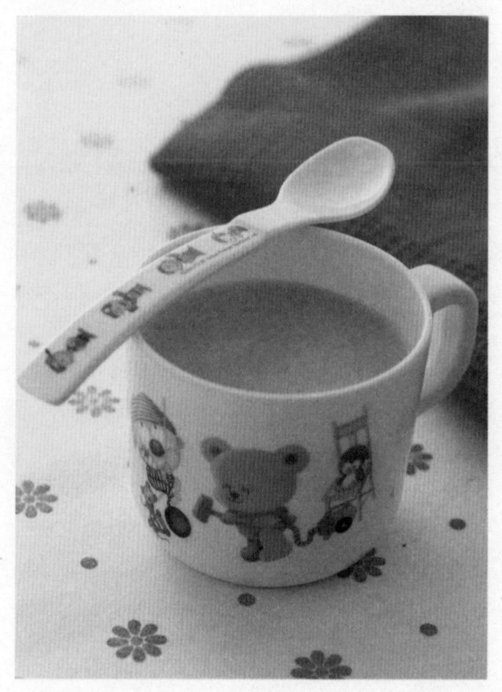

材料： 糙米3大匙，去壳花生仁3大匙，葡萄糖浆30毫升。

制作：

1. 糙米洗净，泡水3小时后沥干水分；花生仁洗净后平铺于烤盘上，放入烤箱，以130℃烤至表面呈金黄色。
2. 将糙米、花生仁、500毫升水一起放入果汁机中，搅打至颗粒绵细。
3. 用纱布过滤出米汁，再将米汁用大火煮开后转中小火，边煮边将浮沫捞除，煮约10分钟后熄火，再加入葡萄糖浆拌匀即可。

功效： 本品具有温阳通便的功效，适合阳虚型的便秘患者。

性味归经： 糙米性温，味甘。归脾、胃、大肠经。

食疗机理： 糙米具有健脾益胃、促进肠道有益菌繁殖、加速肠道蠕动、软化粪便等功效，对预防便秘、肠癌等肠胃疾病大有益处。此外，糙米还能提高人体免疫力，加速血液循环，消除烦躁，对预防心脑血管疾病、肥胖症、贫血症等有一定帮助。

大米 谷物粮豆类

鹌鹑蛋粥

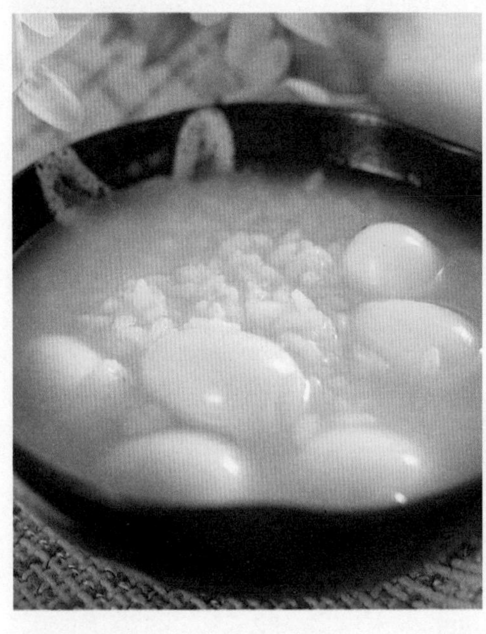

材料：鹌鹑蛋100克，大米50克。

制作：

❶ 将鹌鹑蛋洗净，煮熟，去壳；大米洗净。

❷ 将大米煮粥，将熟时，下入鹌鹑蛋即可。

功效：本品具有补中益气、健脾和胃、滋阴润肠的功效，适合气虚、阴虚型的便秘患者。

性味归经：大米性平，味甘。归脾、胃经。

食疗机理：大米具有补中气、健脾胃、利肠道、养阴生津、除烦止渴的功效，适合气虚型的便秘患者食用。用大米煮米粥时，浮在锅面上的浓稠液体俗称米汤、粥油，具有补虚的功效，对于病后、产后体弱的人有良好的食疗效果。

黑米 谷物粮豆类

黑米黑豆粥

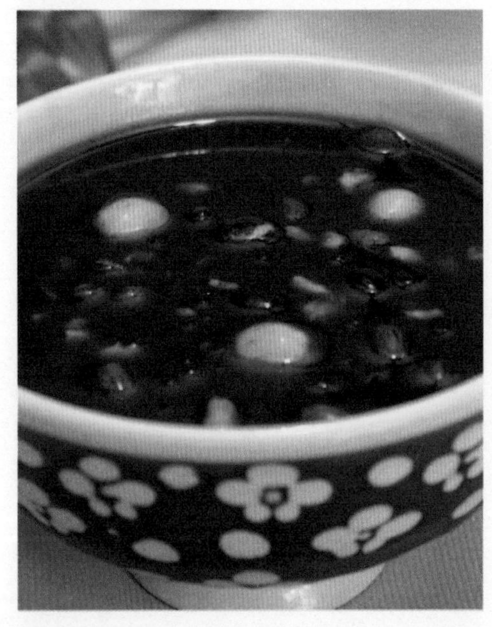

材料：糙米40克，燕麦30克，黑米、黑豆、红豆各20克，白糖适量。

制作：

❶ 糙米、黑米、黑豆、红豆、燕麦均洗净，泡发。

❷ 锅置火上，加入适量清水，放入糙米、黑豆、黑米、红豆、燕麦，开大火煮沸。

❸ 最后转小火煮至各材料均熟，粥呈浓稠状时，调入白糖拌匀即可。

功效：本品具有滋阴养血、益气补肾的功效，适合血虚、阴虚、气虚型的便秘患者。

性味归经：黑米性平，味甘。归脾、胃经。

食疗机理：黑米具有健脾开胃、滋阴养血、益气补肾、养精固精的功效，适合血虚、阴虚以及气虚的便秘患者食用，同时，黑米含B族维生素、蛋白质等，对于脱发、白发、贫血、流感、咳嗽、支气管炎、肝病、肾病患者都有一定的食疗保健作用。

燕麦 谷物粮豆类

红豆燕麦粥

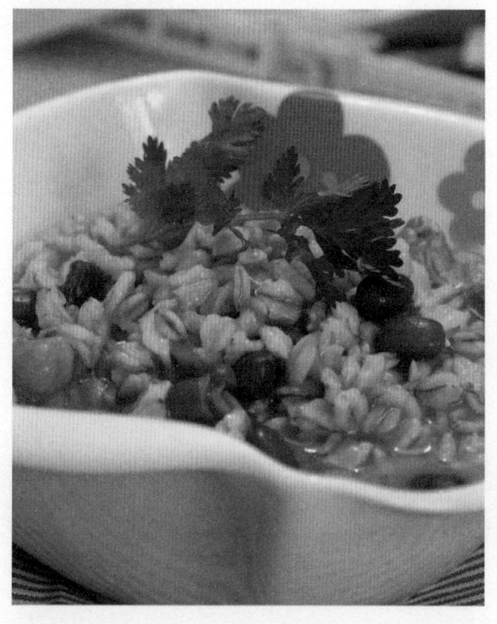

材料： 红豆、燕麦片各10克，枸杞子5克，白糖适量。

制作：

❶ 燕麦片洗净；红豆洗净，泡水约4小时，直到泡胀为止；枸杞子洗净浸泡。

❷ 将泡软的红豆、燕麦片放入锅中，加入适量水后，用中火煮，水滚后，转小火煮至熟透。

❸ 加入泡好的枸杞子，再加入适量白糖调味即可。

功效： 本品具有益气通便、补虚养胃的功效，适合气虚、阳虚型的便秘患者。

性味归经： 燕麦性温，味甘。归脾、心经。

食疗机理： 燕麦具有健脾、益气、补虚、止汗、养胃、润肠的功效。燕麦富含膳食纤维，对改善便秘有一定的疗效，尤其适合气虚、阳虚型便秘患者食用。老年人常食燕麦可预防动脉硬化、脂肪肝、糖尿病、冠心病，增强体力。

猪血 肉禽水产类

韭菜花烧猪血

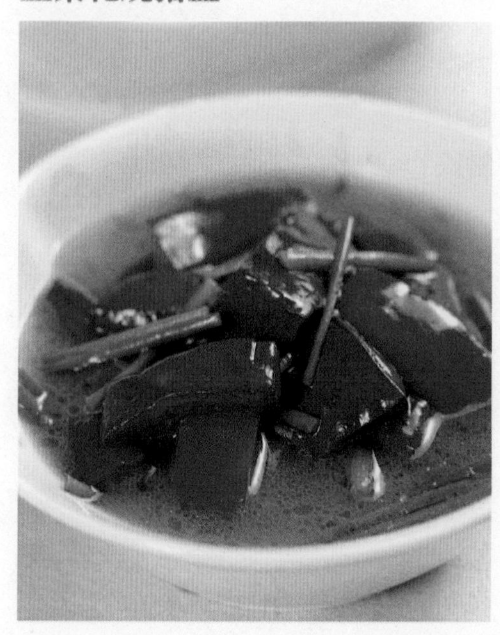

材料： 韭菜花100克，猪血150克，上汤200毫升，食用油、盐、味精各适量，豆瓣酱20克。

制作：

❶ 猪血洗净切块；韭菜花洗净切段。

❷ 锅中加水烧开，放入猪血焯烫，捞出沥水。

❸ 油烧热，加入猪血、上汤及调味料煮入味，再加入韭菜花煮熟即可。

功效： 本品具有温阳通便的功效，适合阳虚型的便秘患者。

性味归经： 猪血性平，味咸。无毒。归肝、脾经。

食疗机理： 猪血有理血祛瘀、止血、利大肠之功效，可辅助治疗贫血、中腹胀满、肠胃嘈杂、宫颈糜烂等症。猪血中含有的钴是防止人体内恶性肿瘤生长的重要微量元素，常食猪血对预防肠癌有一定的食疗作用。

猪蹄 肉禽水产类

百合猪蹄汤

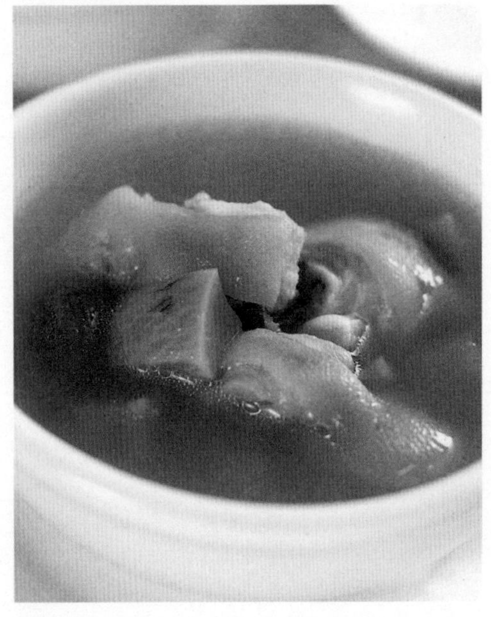

材料： 萝卜干30克，百合20克，猪蹄600克，蜜枣5颗，盐适量。

制作：

❶ 萝卜干浸泡1小时，洗净、斩块；蜜枣洗净；百合泡发。

❷ 猪蹄斩件，洗净、汆水，入烧锅，将猪蹄干爆5分钟。

❸ 瓦煲内加入适量清水，煮沸后加入以上材料，大火煲沸后，改用小火煲3小时，加盐调味即可。

功效： 本品具有补血、滋阴的功效，适合血虚、阴虚的便秘患者。

性味归经： 猪蹄性平，味甘、咸。归肾、胃经。

食疗机理： 猪蹄具有补虚弱、填肾精、滋阴润燥等功效，适合血虚以及阴虚的便秘患者食用，常食猪蹄还可改善贫血及神经衰弱等症。猪蹄对于经常性的四肢疲乏、腿部抽筋、麻木、消化道出血、失血性休克等病症有一定辅助疗效。

猪肠 肉禽水产类

猪肠核桃汤

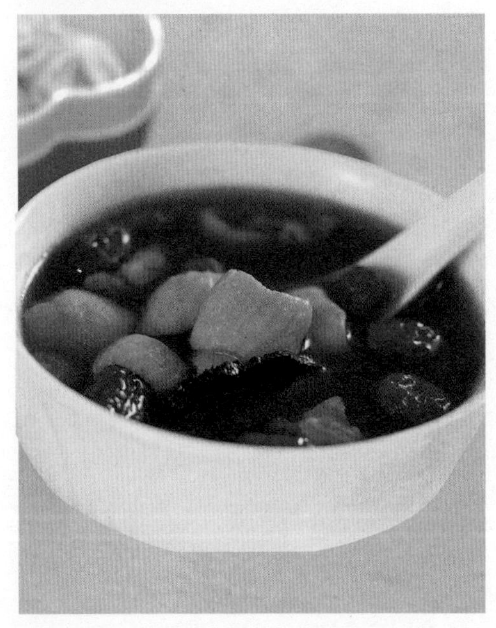

材料： 猪大肠200克，核桃仁60克，熟地30克，红枣10颗，姜丝、葱末、料酒、盐各适量。

制作：

❶ 将猪大肠反复漂洗干净，入沸水中焯2~3分钟，捞出切块；核桃仁捣碎。

❷ 红枣洗净，备用；熟地用干净纱布包好。

❸ 锅内加水适量，放入猪大肠、核桃仁、药袋、红枣、姜丝、葱末、料酒，大火烧沸，改用小火煮40~50分钟，拣出药袋，调入盐即成。

功效： 本品具有养血润肠的功效，适合血虚型的便秘患者。

性味归经： 猪肠性微温，味甘。归大肠经。

食疗机理： 猪肠有润肠、祛风、解毒、止血、通便、止泻的功效，对肠道有双向调节作用，适用于肠风便血、血痢、便秘、痔疮、脱肛等症。猪肠常用来“固大肠”，作为治疗久泻脱肛、便血、痔疮的辅助品。可用适当的药物如槐花、枳壳纳入肠中，扎定，煮熟食，效果不错。

甲鱼 肉禽水产类

阿胶淮杞炖甲鱼

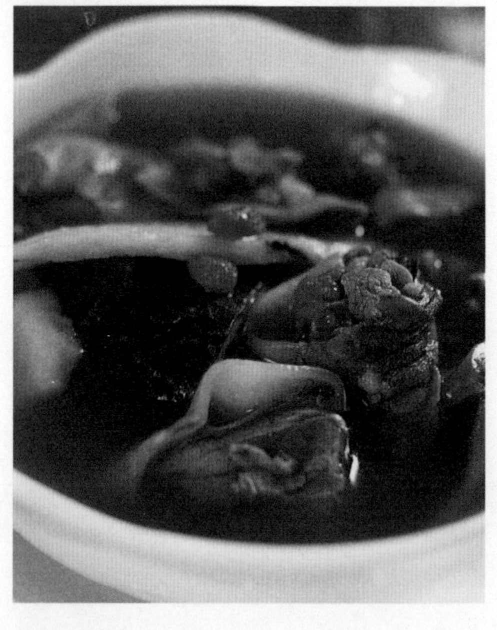

材料： 甲鱼1只，清鸡汤700毫升，山药15克，枸杞子6克，阿胶20克，姜1片，料酒5毫升，盐、味精各适量。

制作：

1. 甲鱼宰杀洗净，切块，飞水去血污；山药、枸杞子洗净。
2. 将甲鱼肉、清鸡汤、山药、枸杞子、姜、料酒置于炖盅，盖上盅盖，用中火隔水炖2小时。
3. 放入阿胶，再用小火炖30分钟，调入盐、味精即可。

功效： 本品滋阴补血、益气补虚，适合阴虚、血虚、气虚型的便秘患者。

性味归经： 甲鱼性平，味甘。归肝经。

食疗机理： 甲鱼具有益气补虚、滋阴补血、益肾健体、净血散结等功效，对阴虚、血虚、气虚型的便秘患者均有食疗作用。甲鱼对预防和抑制胃癌、肠癌等症有一定的功效，还能降低血胆固醇，预防高血压、冠心病等症。

海带 肉禽水产类

豆腐海带鱼尾汤

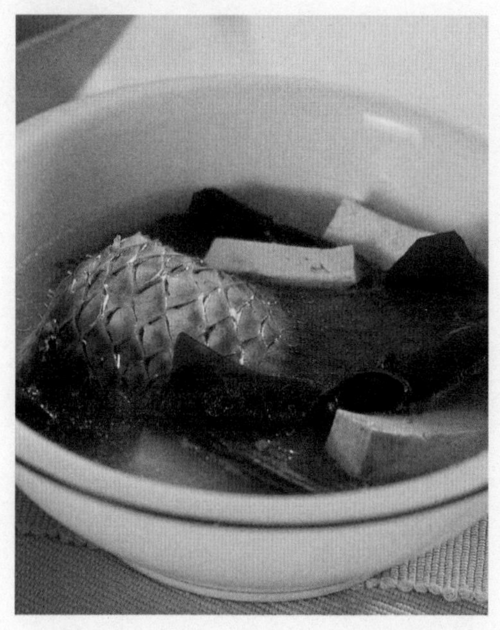

材料： 豆腐1块，海带50克，鲩鱼尾500克，姜2片，食用油、盐各适量。

制作：

1. 豆腐放入冰箱急冻30分钟。
2. 海带浸泡24小时，洗净；鲩鱼尾去鳞，洗净。
3. 烧锅下油、姜片，将鱼尾两面煎至金黄色，加入沸水1000毫升，煲20分钟后放入豆腐、海带，再煮15分钟，加盐调味即可。

功效： 本品具有清热、润肠、通便的功效，适合肠胃积热型的便秘患者。

性味归经： 海带性寒，味咸。归肝、胃、肾经。

食疗机理： 海带具有润肠通便、软坚散结、防癌抗癌、清热化痰的作用，适合肠胃积热的便秘患者食用。海带还具有降血压、防治夜盲症、维持甲状腺正常功能的功效。另外，海带几乎不含热量，对于预防肥胖症颇有益。

苦瓜 蔬菜菌菇类

杏仁拌苦瓜

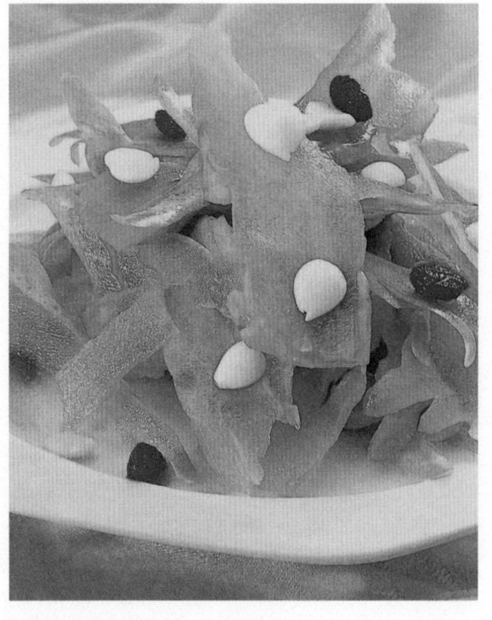

材料： 杏仁50克，苦瓜250克，枸杞子、鸡精、香油、盐各适量。

制作：

❶苦瓜洗净，剖开，去掉瓜瓤，切成薄片，放入沸水中焯至断生，捞出，沥干水分，放入碗中。

❷杏仁用温水泡一下，撕去外皮，掰成两半，放入开水中烫熟；枸杞子洗净、泡发。

❸将香油、盐、鸡精与苦瓜搅拌均匀，撒上杏仁、枸杞子即可。

功效： 本品具有清热泻火、泻下通便的功效，适合肠胃积热型的便秘患者。

性味归经： 苦瓜性寒，味苦。归心、肝、脾、胃经。

食疗机理： 苦瓜具有清热泻火、解毒通便、消暑明目、降低血糖、补肾健脾、提高机体免疫力的功效，对肠胃积热、大便秘结的患者有很好的食疗作用。此外，苦瓜汁外涂可治疗小儿痱子。

黄瓜 蔬菜菌菇类

黄瓜扒百合

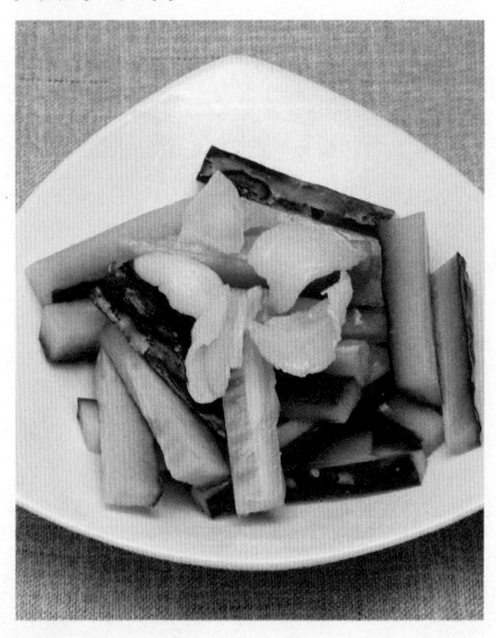

材料： 黄瓜300克，生百合50克，盐、鸡汤块、糖、淀粉各适量。

制作：

❶生百合洗净后，入水汆烫。

❷黄瓜洗净后切条，加入少量盐搅拌均匀后，腌渍10分钟。

❸将适量鸡汤块加入热水中溶解，放入百合、盐、糖等调料，最后以淀粉勾芡。

❹将黄瓜条摆放至盘中，淋上百合勾芡酱料即可。

功效： 本品具有清热、滋阴的功效，适合肠胃积热、阴虚型的便秘患者。

性味归经： 黄瓜性凉，味甘。归肺、胃、大肠经。

食疗机理： 黄瓜具有清热、利尿、降脂、镇痛、促消化的功效，尤其是黄瓜中所含的纤维素能促进肠内腐败食物排泄，有效预防便秘。黄瓜所含的丙醇、乙醇和丙醇二酸还能抑制糖类物质转化为脂肪，对肥胖者和高血压、高脂血症患者有利。

油菜 蔬菜菌菇类

油菜拌花生仁

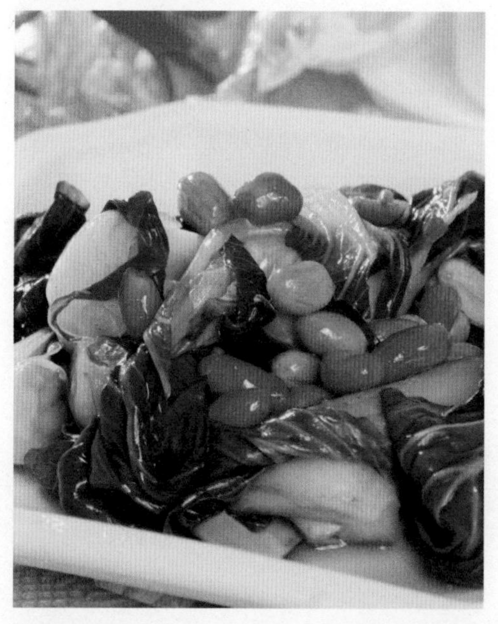

材料： 油菜300克，花生仁100克，醋、香油、盐、鸡精各适量。

制作：

❶ 将油菜洗净，沥干，入沸水锅中焯水，沥干，装盘；花生仁洗净，入油锅中炸熟，捞出控油，装盘。

❷ 将醋、香油、盐和鸡精调成味汁，淋在油菜和花生仁上，搅拌均匀即可。

功效： 本品具有活血化瘀、润肠通便的作用，适合习惯性便秘患者。

性味归经： 油菜性温，味辛。归肝、肺、脾经。

食疗机理： 油菜具有润肠通便、活血化瘀、消肿解毒、促进血液循环、美容养颜、强身健体的功效，对习惯性便秘、肠癌等患者有较好的食疗作用。此外，油菜对游风丹毒、手足疖肿、乳痈、老年人缺钙等病症也有明显的食疗作用。

金针菇 蔬菜菌菇类

甜椒拌金针菇

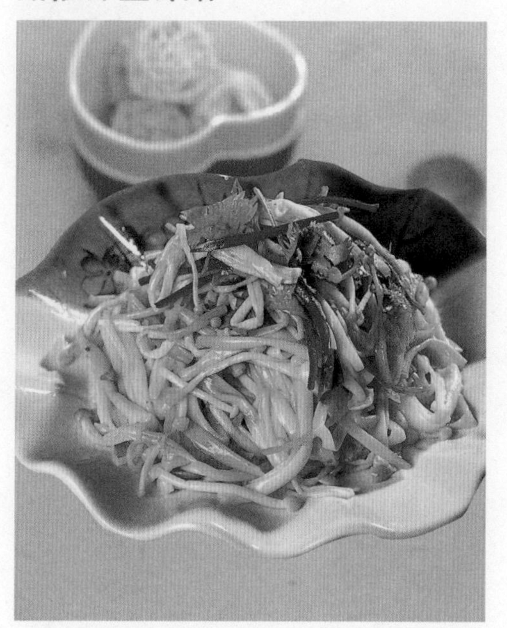

材料： 金针菇500克，甜椒50克，盐、味精、香菜叶、酱油、香油各适量。

制作：

❶ 金针菇洗净，去须根；甜椒洗净，切丝备用。

❷ 将备好的原材料放入开水稍烫，捞出，沥干水分，放入容器中。

❸ 加入盐、味精、酱油、香油搅拌均匀，装盘，撒上香菜叶即可。

功效： 本品具有润肠通便、益肠胃的功效，适合各种证型的便秘患者。

性味归经： 金针菇性凉，味甘滑。归脾、大肠经。

食疗机理： 金针菇具有补肝、益肠胃、抗癌之功效，对便秘、肠胃道炎症、溃疡、肿瘤、肝病等病症有食疗作用。此外，金针菇含锌较高，对预防男性前列腺疾病较有助益。

银耳 蔬菜菌菇类

木瓜炖银耳

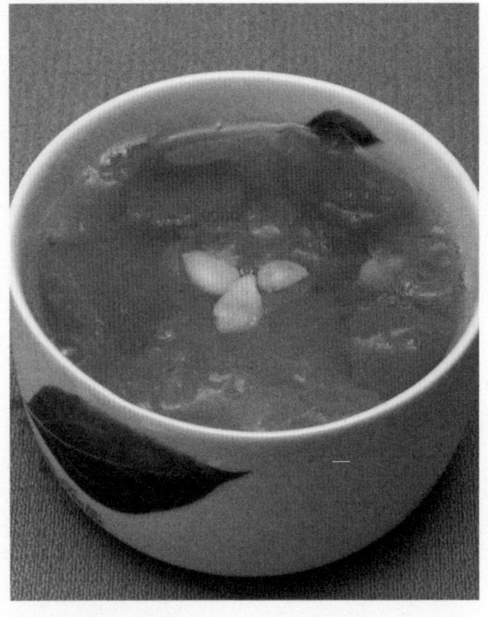

材料： 木瓜1个，瘦肉、银耳、鸡爪各100克，盐、味精、白糖各适量。

制作：

❶ 将木瓜洗净，去皮切块；银耳洗净、泡发；瘦肉洗净、切块；鸡爪洗净沥水。

❷ 炖盅中放水，将木瓜、银耳、瘦肉、鸡爪一起放入炖盅，先以大火烧沸，转入小火炖制1.5小时。

❸ 炖盅内调入盐、味精、白糖，拌匀即可。

功效： 本品具有滋阴、益气、润肠的功效，适合阴虚、气虚型的便秘患者。

性味归经： 银耳性平，味甘。归肺、胃、肾经。

食疗机理： 银耳是一味滋补良药，特点是滋润而不腻滞，具有滋补生津、润肺养胃的功效，主要用于辅助治疗虚劳、大便秘结、咳嗽、痰中带血、津少口渴、病后体虚、气短乏力等病症，对阴虚以及气虚型的便秘患者皆有很好的食疗功效。

黑木耳 蔬菜菌菇类

芥蓝黑木耳

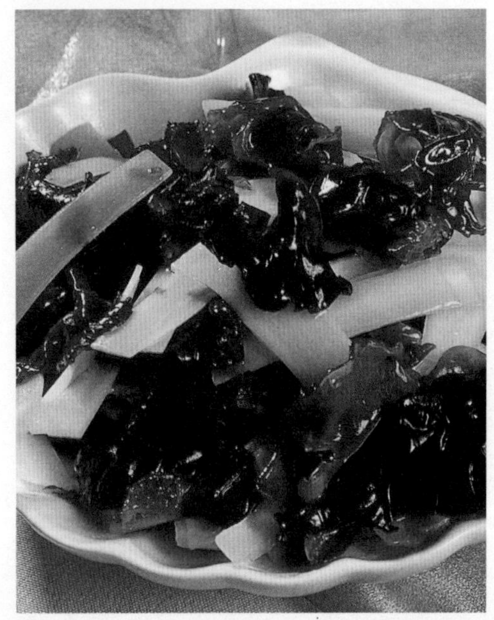

材料： 芥蓝200克，水发黑木耳80克，香油、盐、味精、醋各适量。

制作：

❶ 芥蓝去皮，洗净，切成小片，入水中焯一下。

❷ 水发黑木耳洗净，择去蒂，晾干，撕小片，入开水中烫熟。

❸ 将芥蓝、黑木耳装盘，淋上盐、味精、醋、香油，搅拌均匀即可。

功效： 本品具有活血益气、滋阴补血的功效，适合气虚、血虚、阴虚型的便秘患者。

性味归经： 黑木耳性平，味甘。归肺、胃、肝经。

食疗机理： 黑木耳具有补气血、滋阴、补肾、活血、通便等功效，适合气虚、血虚、阴虚型的便秘患者食用。此外，黑木耳对痔疮、胆石症、肾结石、膀胱结石等病症也有食疗作用。其还可防止血液凝固，有助于减少动脉硬化、冠心病等疾病的发生。

白菜 蔬菜菌菇类

枸杞白菜

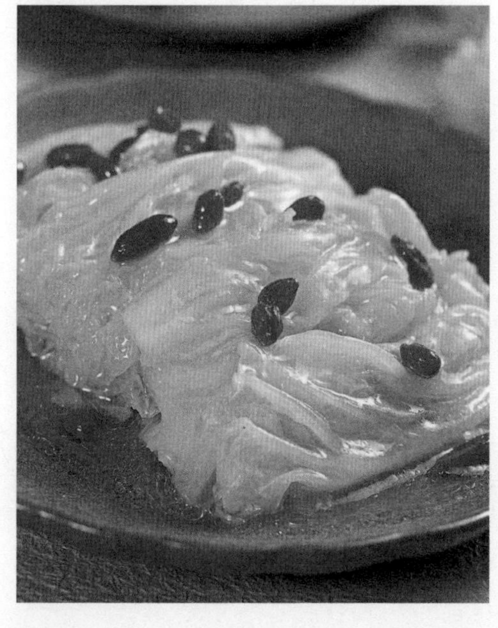

材料：白菜500克，枸杞子20克，盐、鸡精、水淀粉、上汤各适量。

制作：

❶ 将白菜洗净切片；枸杞子入清水中浸泡后洗净。

❷ 锅中倒入上汤煮开，放入白菜煮至软，捞出放入盘中。

❸ 汤中放入枸杞子，加盐、鸡精调味，勾芡，浇淋在白菜上即成。

功效：本品具有清热解毒、通利肠胃的功效，适合肠胃积热型的便秘患者。

性味归经：白菜性平，味苦、辛、甘。归肠、胃经。

食疗机理：白菜具有通利肠胃、清热解毒、止咳化痰、利尿养胃的功效，其所含丰富的粗纤维能促进肠壁蠕动，稀释肠道毒素，有效预防便秘。常食白菜可增强人体免疫力，对伤口难愈、牙齿出血有防治作用，还有降低血压、降低胆固醇、预防心血管疾病的功用。

韭菜 蔬菜菌菇类

核桃仁拌韭菜

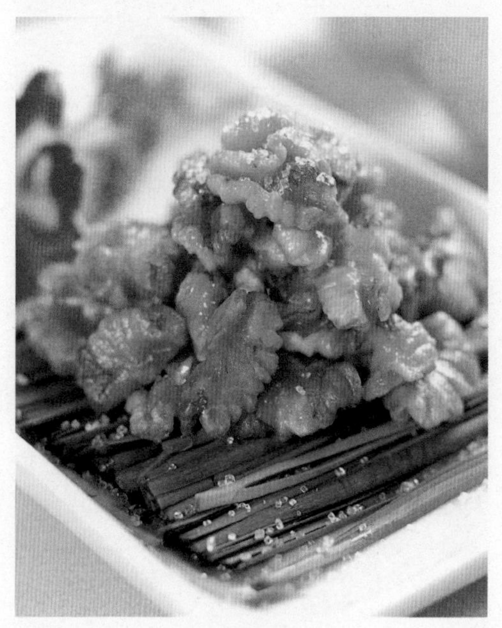

材料：核桃仁300克，韭菜150克，食用油、白糖、白醋、盐、香油各适量。

制作：

❶ 韭菜洗净，焯熟，切段。

❷ 锅内放入油，待油烧至五成热时，下入核桃仁炸成浅黄色捞出。

❸ 在另一只碗中放入韭菜、白糖、白醋、盐、香油拌匀，和核桃仁一起装盘即成。

功效：本品具有温肾助阳、行气理血的功效，适合阳虚、气机郁滞型的便秘患者。

性味归经：韭菜性温，味甘、辛。归肝、肾经。

食疗机理：韭菜能温肾助阳、益脾健胃、行气理血。多吃韭菜，可养肝，增强脾胃之气。韭菜中富含膳食纤维，可促进肠胃蠕动，有效防止便秘，尤其适合阳虚型便秘患者食用。韭菜还有降血脂及疏通血管的作用，常食可预防心脑血管疾病。

白萝卜 蔬菜菌菇类

虾米白萝卜丝

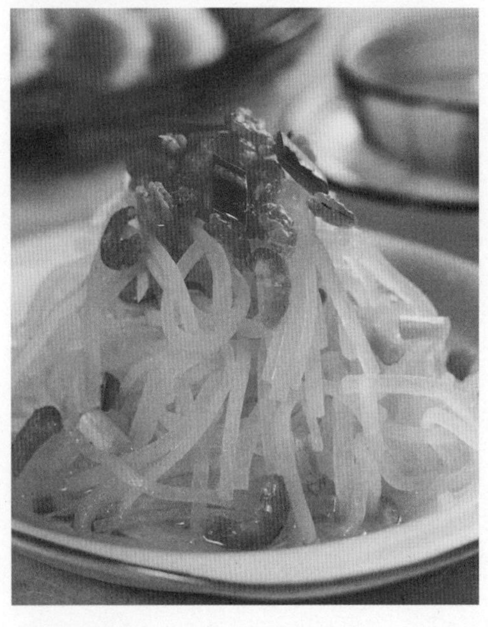

材料： 虾米50克，白萝卜350克，姜1块，色拉油、料酒、盐、鸡精各适量。

制作：

❶ 将虾米泡胀；白萝卜洗净切丝；姜洗净切丝。

❷ 炒锅置火上，加水烧开，下白萝卜丝焯水，倒入漏勺滤干水分。

❸ 炒锅上火加入色拉油，下白萝卜丝、虾米，放入调味料，炒匀出锅装盘即可。

功效： 本品具有清热、化积滞的功效，适合肠胃积热型的便秘患者。

性味归经： 白萝卜性平，味甘、涩。归心、肺、脾、胃经。

食疗机理： 白萝卜具有增强食欲、化痰清热、帮助消化、化积滞等功效，对食积腹胀的便秘患者大有益处。白萝卜还对咳痰失音、吐血、消渴、痢疾、头痛、排尿不利等症有食疗作用。常吃白萝卜可降低血脂、稳定血压，预防冠心病、动脉硬化等疾病。

蒜薹 蔬菜菌菇类

蒜薹炒山药

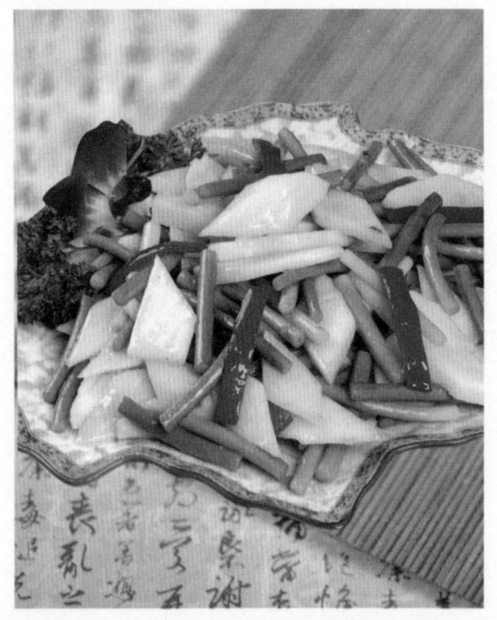

材料： 山药200克，蒜薹200克，盐、食用油各适量。

制作：

❶ 将山药去皮洗净，斜切成片；蒜薹洗净，切段。

❷ 热锅下油，放入蒜薹段和山药片翻炒至熟，调入盐炒匀即可。

功效： 本品具有补脾养胃、润肠通便的作用，尤其适合各种类型的便秘患者。

性味归经： 蒜薹性平，味甘。无毒。归肺、脾经。

食疗机理： 蒜薹外皮含有丰富的纤维素，可刺激大肠排便，调治便秘。经常食用蒜薹，能预防痔疮，降低痔疮的复发次数，并对轻中度痔疮有一定的辅助治疗效果。蒜薹还有抗菌消炎、降血脂及预防冠心病和动脉硬化的作用。

香蕉 水果干果类

甘草冰糖炖香蕉

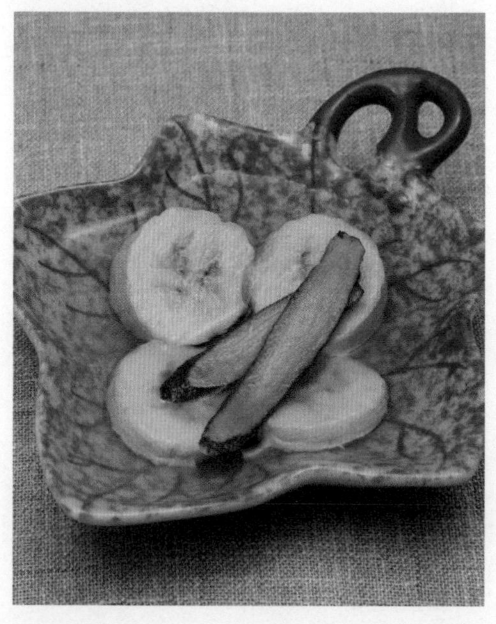

材料： 熟香蕉1根，冰糖、甘草各适量。

制作：

❶ 将甘草洗净。

❷ 香蕉去皮，切段，放入盘中。

❸ 加冰糖、甘草适量，隔水蒸透。

功效： 本品具有清热通便、滋阴润燥、润肠通便的功效，适合肠胃积热、阴虚型的便秘患者。

性味归经： 香蕉性寒，味甘。归脾、胃、大肠经。

食疗机理： 香蕉具有清热、通便、解酒、降血压、抗癌之功效，其富含纤维素，可润肠通便，对于便秘、痔疮患者大有益处。香蕉还富含钾，能降低机体对钠盐的吸收，有降血压的作用。香蕉所含的维生素C是天然的免疫强化剂，可抵抗各类感染。

核桃 水果干果类

四仁鸡蛋粥

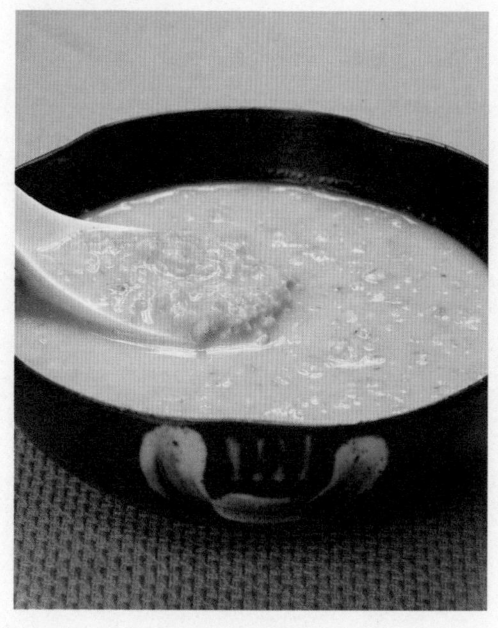

材料： 核桃仁、花生仁各40克，白果仁、甜杏仁各20克，鸡蛋2个。

制作：

❶ 白果仁去壳、去皮；将白果仁、甜杏仁、核桃仁、花生仁洗净，共研成粉末，用干净干燥的瓶罐收藏，放于阴凉处。

❷ 每次取20克加水煮沸，冲入鸡蛋，盛一小碗，搅拌均匀即可。

功效： 本品具有温肾助阳、润肠通便的功效，适合阳虚型的便秘患者。

性味归经： 核桃性温，味甘。归肺、肾经。

食疗机理： 核桃具有补肾、温肺、润肠的功效，常用于辅助治疗腰膝酸软、阳痿遗精、虚寒喘嗽、大便秘结等症。核桃中富含油酸、亚油酸等不饱和脂肪酸，是预防动脉硬化、冠心病的佳品。核桃还能润肌肤、乌须发，并有润肺强肾、降低血脂的功效。

苹果 水果干果类

苹果玫瑰奶酪

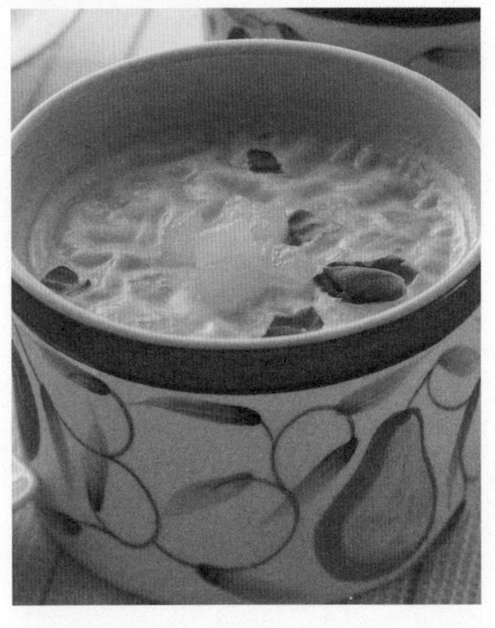

材料：玫瑰花10克，山楂8克，苹果350克，低脂鲜奶、鲜奶油各250毫升，白糖适量。

制作：

❶ 将玫瑰花、山楂洗净，煎取药汁1杯备用。

❷ 苹果去皮切小丁，加10克白糖，入锅用小火煮至苹果颜色变深，舀入模型杯中。

❸ 药汁、低脂鲜奶、鲜奶油和40克白糖倒入锅中，边加热边搅拌，沸腾时关火；倒入模型杯，待凉后放入冰箱冷藏至凝固即可。

功效：本品具有行气消积、健胃生津的功效，适合气机郁滞型的便秘患者。

性味归经：苹果性凉，味甘、微酸。归脾、肺经。

食疗机理：苹果具有润肺、健胃、生津、通便、止泻、消食、顺气、醒酒的功能，对于癌症有良好的食疗作用。此外，苹果含有大量的纤维素，常吃可以使肠道内胆固醇减少，缩短排便时间，降低直肠癌的发生概率。

甘蔗 水果干果类

西红柿甘蔗汁

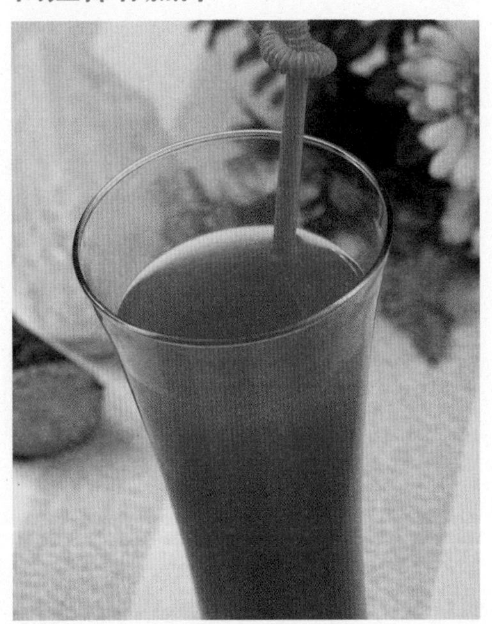

材料：西红柿100克，甘蔗汁1杯，冰块少许。

制作：

❶ 将西红柿洗净，切块。

❷ 将准备好的材料倒入榨汁机内，搅打2分钟即可。

功效：本品具有清热生津的功效，适合肠胃积热型的便秘患者。

性味归经：甘蔗性凉，味甘。归肺、脾、胃经。

食疗机理：甘蔗具有清热、生津、下气、润燥及解酒等功效，主治热病伤津、心烦口渴、反胃呕吐、肺燥咳嗽、大便燥结、醉酒等病症，实为夏暑秋燥之良品。此外，甘蔗不但能给食物添加甜味，还可以提供人体所需的营养和热量。

猕猴桃 水果干果类

猕猴桃梨香蕉奶

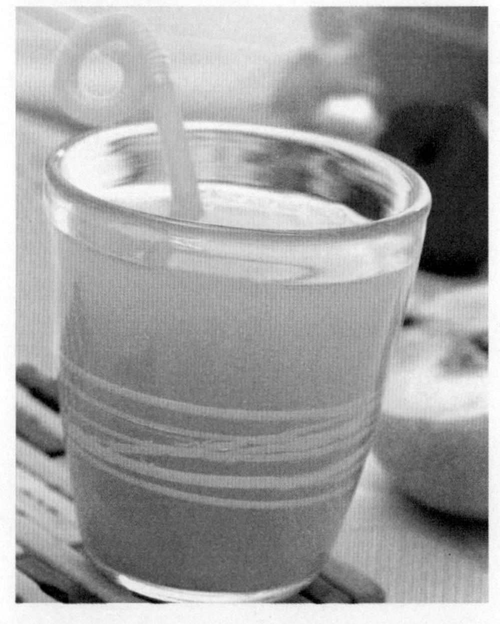

材料：猕猴桃2个，梨半个，香蕉半个，酸奶半杯，牛奶100毫升，蜂蜜1小勺。

制作：

❶ 猕猴桃与香蕉去皮；梨洗净后去皮去核，均切块。

❷ 将所有材料放入榨汁机一起搅打成汁，滤出果肉。

功效：本品具有清热润肠、滋阴生津的功效，适合肠胃积热、阴虚型的便秘患者。

性味归经：猕猴桃性寒，味甘、酸。归胃、膀胱经。

食疗机理：猕猴桃有生津解热、调中下气、通便利尿、滋补强身之功效，对肠胃积热以及阴虚型的便秘患者有很好的食疗作用。其含有的硫醇蛋白的水解酶和超氧化物歧化酶，具有养颜、提高免疫力、抗癌、抗衰老、抗肿消炎的功效。

柚子 水果干果类

西红柿沙田柚汁

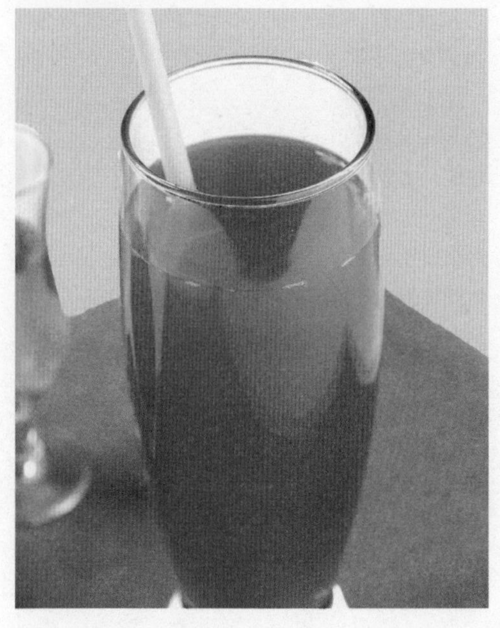

材料：沙田柚半个，西红柿1个，凉开水200毫升，蜂蜜适量。

制作：

❶ 将沙田柚去皮切开取肉，放入榨汁机中榨汁。

❷ 将西红柿洗净，切块，与沙田柚汁、凉开水放入榨汁机内榨汁。

❸ 加适量蜂蜜调味即可。

功效：本品具有清热通便、滋阴生津的功效，适合肠胃积热、阴虚型的便秘患者。

性味归经：柚子性寒，味甘、酸。归肺、脾经。

食疗机理：柚子有助于下气消食、醒酒、清热化痰、健脾、生津止渴、增食欲、增强毛细血管韧性、降低血脂等作用，对肠胃积热以及阴虚的便秘患者有一定的食疗作用。此外，柚子有独特的降血糖的功效，还可以美容。

山竹 水果干果类

胡萝卜山竹汁

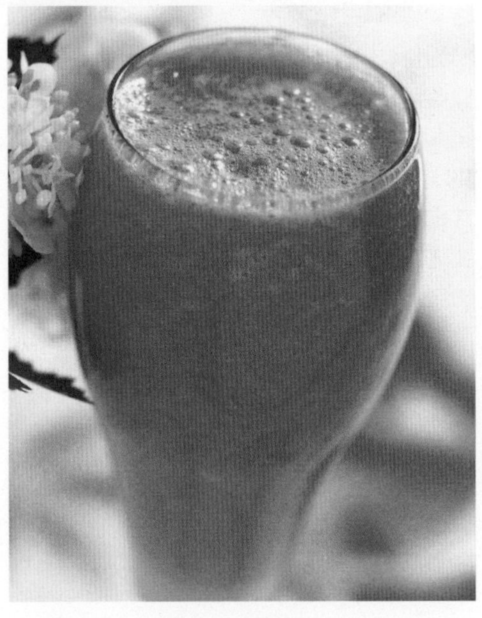

材料： 胡萝卜50克，山竹2个，柠檬1个。

制作：

❶ 将胡萝卜洗净，去皮切成薄片；将山竹洗净，去皮；柠檬洗净，切成小片。

❷ 将准备好的材料放入搅拌机，加水搅打成汁即可。

功效： 本品具有清热泻火、滋阴润肠的功效，适合肠胃积热、阴虚型的便秘患者。

性味归经： 山竹性凉，味甘、微酸。归脾经。

食疗机理： 山竹具有滋阴润燥、清凉解热的作用，适合肠胃积热以及阴虚型便秘的患者食用。体质偏寒者宜少吃山竹。山竹富含蛋白质和脂肪，对于皮肤粗糙、营养不良的人有很好的食疗效果，饭后食用山竹还能分解脂肪，有助于消化。

桑葚 水果干果类

桑葚黑豆汁

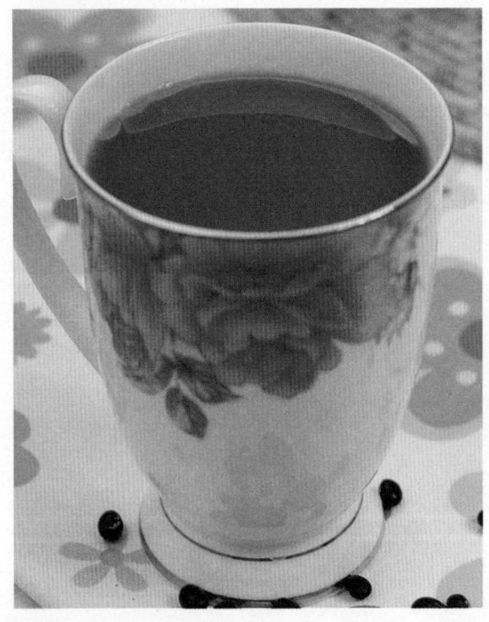

材料： 桑葚50克，黑豆150克。

制作：

❶ 将桑葚洗净备用；黑豆洗净，用水浸泡约1小时至泡软。

❷ 将桑葚与黑豆一起放入豆浆机中，添水搅打煮沸成汁。

❸ 滤出装杯即可。

功效： 本品具有滋阴生津、补益肝肾的功效，适合阴虚型的便秘患者。

性味归经： 桑葚性寒，味甘。归心、肝、肾经。

食疗机理： 桑葚具有补肝益肾、生津润肠、明目乌发等功效，适合阴虚型的便秘患者。桑葚可以促进血红细胞的生长，防止白细胞减少，常食桑葚可以明目，缓解眼睛疲劳干涩的症状。桑葚还有改善皮肤血液供应、营养肌肤、使皮肤白嫩等作用，并能延缓衰老。

火龙果 水果干果类

火龙果豆浆

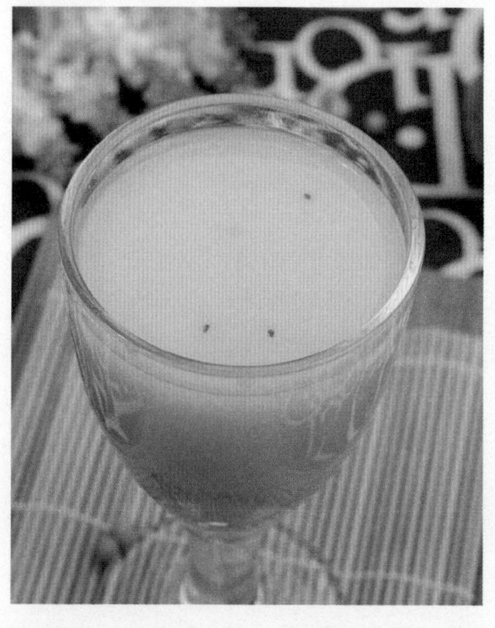

材料： 黄豆100克，火龙果1个，白糖适量。

制作：

❶ 黄豆加水浸泡5小时，捞出洗净；火龙果切开，挖出果肉捣碎。

❷ 将黄豆、火龙果果肉放入豆浆机中，添水搅打成火龙果豆浆，煮沸后滤出豆浆，加入白糖拌匀即可饮用。

功效： 本品具有清热泻火、泻下通便的作用，适合肠胃积热型的便秘患者。

性味归经： 火龙果性凉，味甘。归胃、大肠经。

食疗机理： 火龙果具有明目、降火的功效，有预防高血压作用，还可以美容。由于火龙果含有的植物性白蛋白是具黏性和胶质性的物质，对重金属中毒有解毒的作用，所以对胃壁有保护作用。其所含花青素成分较多，有抗氧化、抗自由基、抗衰老的作用，能预防脑细胞病变，预防阿尔茨海默病的发生。

黑芝麻 水果干果类

核桃黑芝麻糊

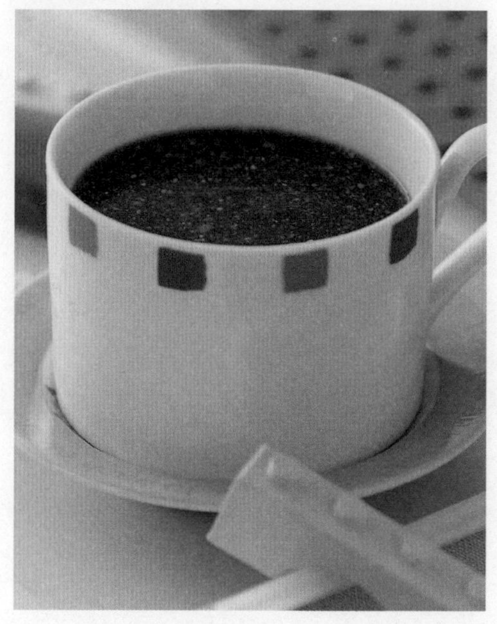

材料： 白芥子10克，核桃仁15克，黑芝麻20克，杏仁粉10克，蜂蜜少许。

制作：

❶ 白芥子洗净用棉布袋包起，和水500毫升一起熬煮至水剩下约300毫升，取汤汁备用。

❷ 核桃仁、黑芝麻洗净，一起用小火炒香，取出待凉后，放入搅拌机中搅打成细末，放入杯中。

❸ 加入杏仁粉，倒入已备好的汤汁，待冷却至65℃以下时，再加入蜂蜜搅拌均匀即可。

功效： 本品具有润肠通便、补益肝肾的功效，适合习惯性便秘患者。

性味归经： 黑芝麻性平，味甘。归肝、肾、肺、脾经。

食疗机理： 黑芝麻具有润肠通便、补肝、益肾、养发、强身体、抗衰老等功效，对于习惯性便秘以及肝肾不足所致的视物不清、腰酸腿软、耳鸣耳聋、发枯发落、眩晕、眼花、头发早白等症有一定的食疗效果。

杏仁 水果干果类

芝麻花生杏仁粥

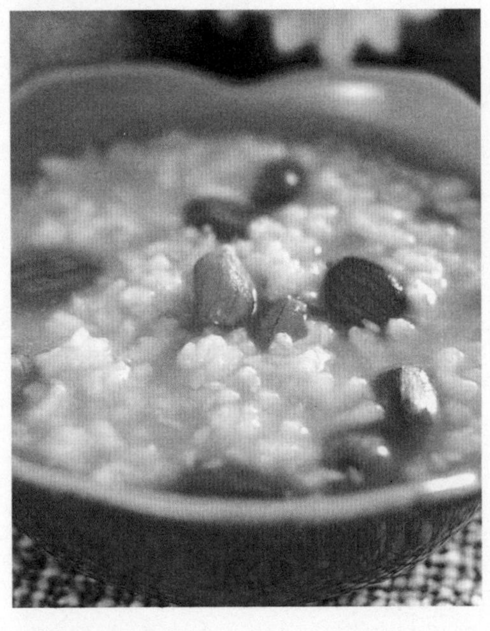

材料：芝麻、花生、杏仁、大米、白糖各适量。

制作：

❶ 将芝麻、花生、杏仁、大米洗净。

❷ 将上述材料一同放入锅中，加适量水。

❸ 煮成粥后，加入白糖拌匀即可。

功效：本品具有温阳通便的功效，适合阳虚型的便秘患者。

性味归经：杏仁性温，味苦。归肺、脾、大肠经。

食疗机理：杏仁下气除满、润肠通便，适用于腹胀满闷、大便燥结的患者食用。现代医学研究证明，杏仁含有丰富的脂肪油，有降低胆固醇的作用。杏仁还具有美容功效，能促进皮肤微循环，使皮肤红润光洁。

葵花子 水果干果类

葵花腰果豆浆

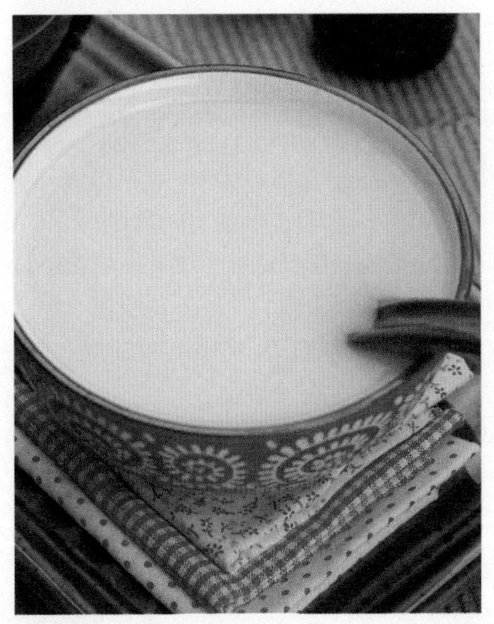

材料：黄豆40克，葵花子、腰果各25克，板栗、薏米、冰糖各适量。

制作：

❶ 黄豆、薏米分别浸泡至软，捞出洗净；葵花子、腰果洗净；板栗去皮洗净。

❷ 将黄豆、葵花子、腰果、板栗、薏米放入豆浆机中，添水搅打成豆浆，煮沸后加入冰糖拌匀即可。

功效：本品具有润肠道、补虚损的功效，适合气虚、血虚、阴虚、阳虚等证型的便秘患者。

性味归经：葵花子性平，味甘。归心、大肠经。

食疗机理：葵花子补虚损、润肠道、抗癌肿，适合便秘、血痢、肠癌等患者食用。葵花子所含丰富的钾元素对保护心脏功能、预防高血压颇有裨益；所含维生素E可促进血液循环，抗氧化，防衰老；所含植物固醇和磷脂能够抑制人体内胆固醇的合成，防止血浆胆固醇过多，可防止动脉硬化。此外，多食葵花子可以美发。

松子仁 水果干果类

松子南瓜烙

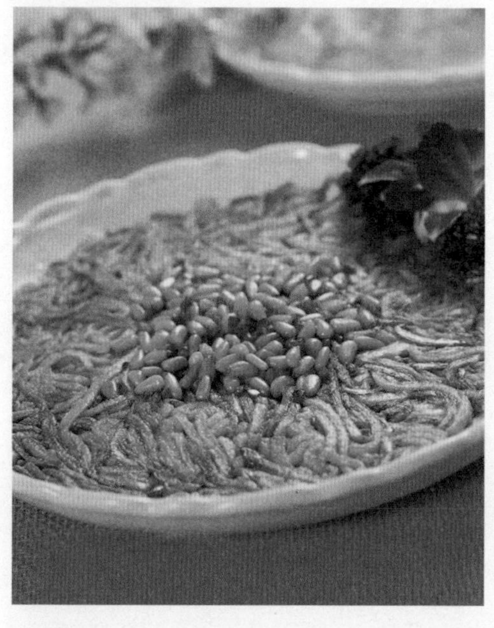

材料：嫩南瓜500克，松子仁100克，盐、味精、淀粉、食用油各适量。

制作：

1. 南瓜去皮洗净切丝，用盐、味精腌制，挤去水，拌入淀粉。
2. 锅置火上，用油滑锅，均匀撒上南瓜丝，用小火慢慢烙成饼状。
3. 出锅前均匀撒上松子仁即可。

功效：本品具有温阳通便的功效，适合阳虚型的便秘患者。

性味归经：松子仁性平，味甘。归肝、肺、大肠经。

食疗机理：松子仁具有滑肠通便的功效，可用于便秘的辅助治疗。此外，松子仁还可强阳补骨、和血美肤、润肺止咳，可辅助治疗风痹、头眩、燥咳、吐血等症。松子仁对大脑和神经大有补益作用，可以预防阿尔茨海默病；其含有油脂，可滋养肌肤、提高机体免疫功能、延缓衰老、增强性功能等。

牛奶 其他类

牛奶炖花生

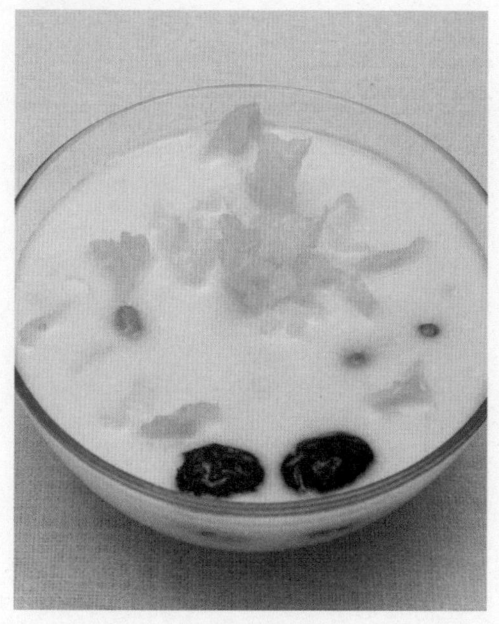

材料：花生100克，银耳10克，红枣2颗，牛奶1500毫升，冰糖适量，枸杞子20克。

制作：

1. 将银耳、枸杞子、花生、红枣洗净。
2. 银耳切成小片，用水泡发半小时；枸杞子、红枣泡发备用。
3. 砂锅上火，倒入牛奶，加入泡好的银耳、枸杞子、花生、红枣，加入冰糖同煮，至花生煮烂时即成。

功效：本品具有滋阴生津、润肠通便的功效，适合阴虚型的便秘患者。

性味归经：牛奶性平，味甘。归心、肺、肾、胃经。

食疗机理：牛奶具有补肺养胃、生津润肠之功效，可用于肠燥便秘患者的辅助治疗。此外，喝牛奶还能促进睡眠安稳，泡牛奶浴可以辅助治疗失眠；牛奶中的碘、锌和卵磷脂能提高大脑的工作效率；牛奶中的镁元素能增强心脏和神经系统的耐疲劳性；牛奶能润泽肌肤，经常饮用可使皮肤白皙光滑，增加弹性。

酸奶 其他类

双果蔬菜酸奶

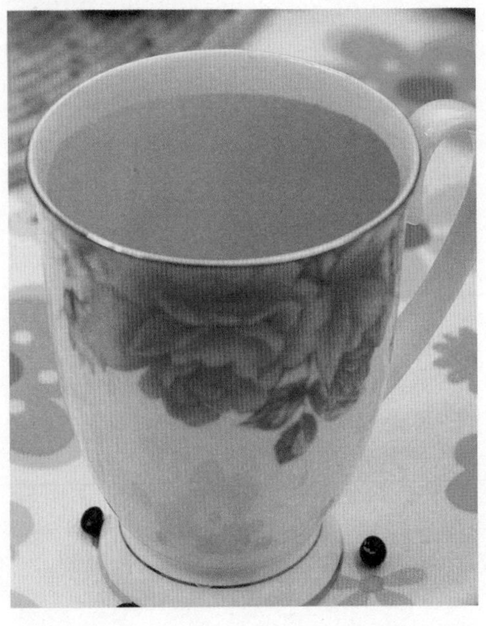

材料： 生菜、芹菜各50克，西红柿1个，苹果1个，酸奶250毫升。

制作：

❶ 将生菜洗净，撕成块；芹菜洗净，切成段；西红柿洗净，切成块；苹果洗净，去皮、去核切成块。

❷ 将所有准备好的材料倒入拌搅机内，搅打成汁即可。

功效： 本品具有补虚损、润肠通便的功效，适合气虚、血虚、阴虚、阳虚等证型的便秘患者。

性味归经： 酸奶性平，味甘、酸。归心、胃、大肠经。

食疗机理： 酸奶补虚润肠、防癌抗癌，适合体虚、肠燥便秘、消化道癌症的患者食用。经常喝酸奶可以预防贫血，并可以改善牛皮癣和缓解儿童营养不良；老年人喝酸奶可以矫正由于偏食引起的营养缺乏。

蜂蜜 其他类

蜂蜜香油茶

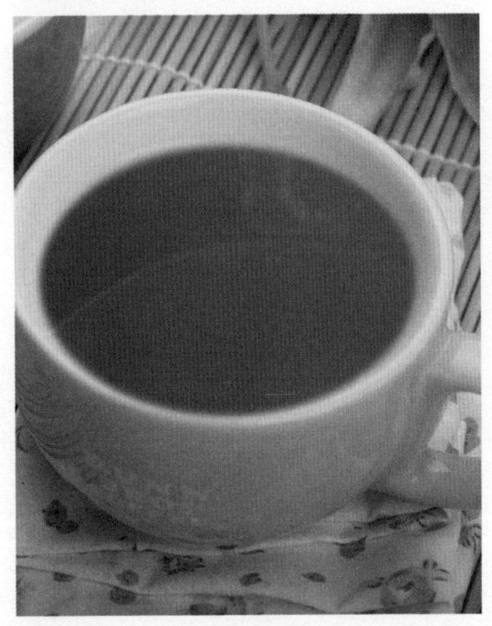

材料： 蜂蜜10毫升，绿茶6克，香油适量。

制作：

❶ 将绿茶洗净，加香油搅拌，加300毫升开水冲泡，冷却片刻。

❷ 再加入蜂蜜搅拌均匀即可饮用。

功效： 本品具有清热解毒、滋阴润燥的功效，适合肠胃积热、阴虚型的便秘患者。

性味归经： 蜂蜜性平，味甘。归脾、肺、胃、大肠经。

食疗机理： 蜂蜜具有补虚、润燥、解毒的功效，对于肠胃积热型便秘有很好的食疗作用。此外，它还有保护肝脏、营养心肌、降血压、预防动脉硬化等功效，对中气亏虚、肺燥咳嗽、风疹、胃痛、口疮、水火烫伤、高血压等病症有一定的食疗作用。

豆浆 其他类

橘子蜂蜜豆浆

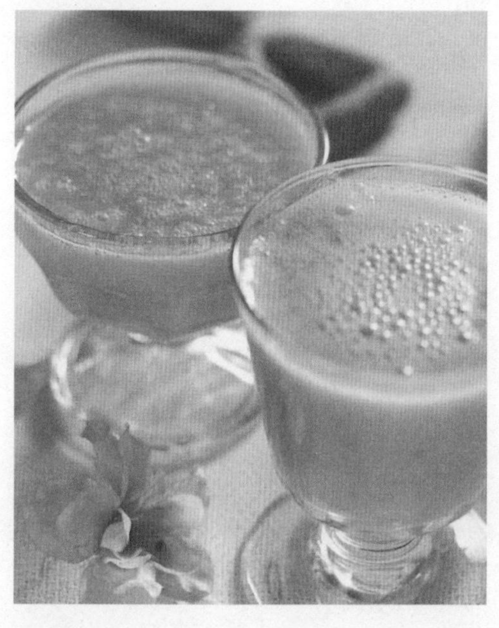

材料：橘子250克，蜂蜜适量，豆浆200毫升，冰块少许。

制作：

❶橘子剥去皮，去除囊衣、子。

❷将豆浆和蜂蜜倒入搅拌机中充分搅拌，放入少许冰块继续搅拌。

❸放入橘子，搅拌30秒即可。

功效：本品具有清热泻火、润肠通便的功效，适合肠胃积热型的便秘患者。

性味归经：豆浆性平，味甘。归心、脾、肾经。

食疗机理：豆浆具有清火润肠的功效，适合肠胃积热等证型的便秘患者。此外，豆浆还有降脂降糖、化痰补虚、防病抗癌、增强免疫等功效，常饮鲜豆浆对高血压、糖尿病、冠心病、慢性支气管炎、便秘、动脉硬化及骨质疏松等患者大有益处。

大黄 中药类

大黄蜂蜜茶

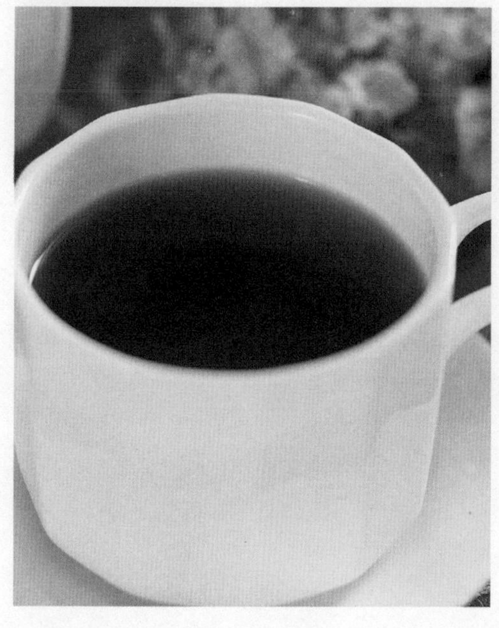

材料：大黄5克，番泻叶3克，蜂蜜适量。

制作：

❶将大黄、番泻叶洗净。

❷大黄用适量水煎煮15分钟。

❸熄火加番泻叶、蜂蜜，加盖闷10分钟，取汁即可。

功效：本品具有清热泻火、泻下通便的功效，适合肠胃积热型的便秘患者。

性味归经：大黄性寒，味苦。归胃、大肠、肝、脾经。

食疗机理：大黄具有攻积滞、清湿热、泻火的功效，对于肠胃积热型便秘有很好的功效。此外，它还有凉血、祛瘀、解毒的功效，主治热结胸痞、湿热泻痢、黄疸、淋病、水肿腹满、小便不利、目赤、咽喉肿痛、口舌生疮、胃热呕吐、各种血热出血症、闭经、产后瘀滞腹痛、跌打损伤、热毒痈疡等病症。

决明子 中药类

菊花决明子茶

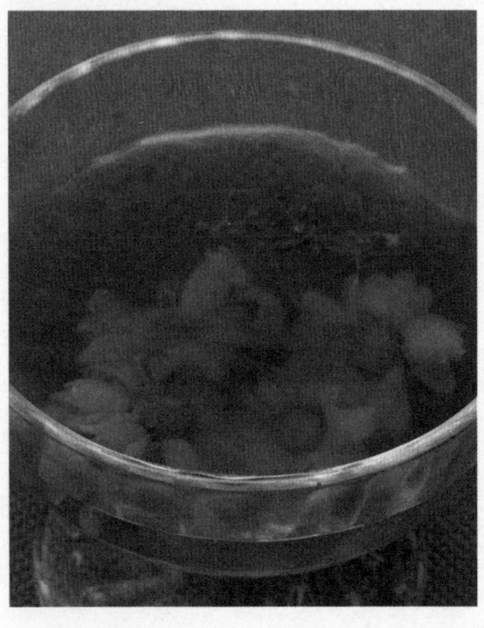

材料： 红枣15颗，黑糖适量，决明子15克，菊花10克。

制作：

❶ 红枣洗净，切开去除枣核。

❷ 决明子、菊花分别洗净、沥水，备用。

❸ 锅内加水800毫升，入红枣、决明子与菊花，以大火煮沸后转小火再煮15分钟。

❹ 待菊花泡开、决明子熬出药味后，用滤网滤净残渣，加入适量黑糖，搅拌、调匀即可。

功效： 本品具有润肠通便的作用，适合各种原因所致的便秘患者。

性味归经： 决明子性凉，味甘、苦。归肝、肾、大肠经。

食疗机理： 决明子具有利水通便的功效，适合肠燥便秘患者食用。此外，它还有益肾、清肝、明目之功效，常用于治疗白内障、青光眼、视网膜炎、视神经萎缩、眼结膜炎等疾病。决明子能抑制葡萄球菌生长，还具有降压、降血脂、降胆固醇、收缩子宫等功效，对防治血管硬化与高血压也有明显的效果。

火麻仁 中药类

火麻仁绿茶

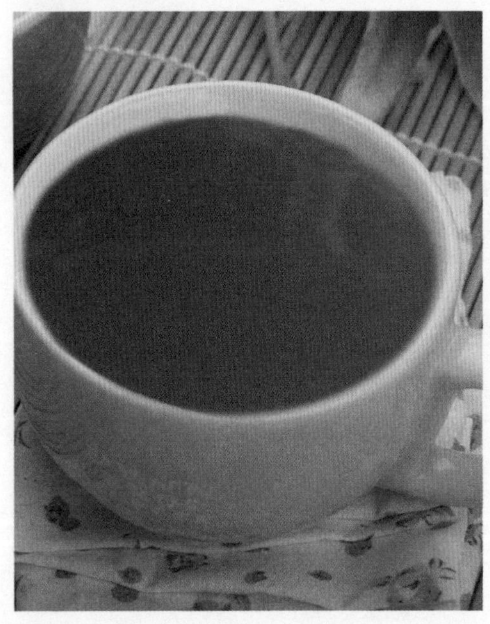

材料： 火麻仁20克，绿茶2克，蜂蜜适量。

制作：

❶ 将火麻仁洗净备用。

❷ 锅内入火麻仁、绿茶，加适量清水熬煮。

❸ 待熬出药味后，加蜂蜜调匀即可饮用。

功效： 本品具有活血润肠的功效，适合血虚型的便秘患者。

性味归经： 火麻仁性平，味甘。归脾、胃、大肠经。

食疗机理： 现代研究证明，火麻仁属于滑润性泻药，其所含的脂肪油对肠壁和粪便可以起到润滑作用，能软化大便，使之易于排出，作用缓和，无肠绞痛副作用，泻后也不会引起便秘。此外，火麻仁还有通淋、活血等功效，可用于治疗消渴、热淋、风痹、痢疾等症。

厚朴 中药类

厚朴蔬果汁

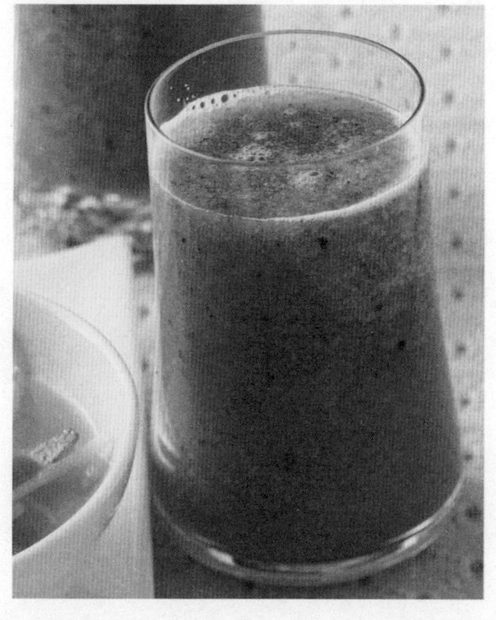

材料： 厚朴15克，陈皮10克，干姜3片，西芹、菠萝、苹果各适量。

制作：

❶ 厚朴、陈皮、干姜洗净入锅，加水适量，煎取药汁备用。

❷ 西芹、菠萝、苹果洗净切块，放入果汁机搅打成汁。

❸ 倒入杯中，加入药汁混合即可饮用。

功效： 本品具有温阳通便的功效，适合阳虚型的便秘患者。

性味归经： 厚朴性温，味辛、苦。归脾、胃、大肠经。

食疗机理： 厚朴具有温中下气、燥湿、消痰的功效，适用于治疗胸腹痞满、胀痛、反胃、呕吐、宿食不消、痰饮喘咳、寒湿泻痢等症。现代药理学研究证明，厚朴还有健胃、治疗腹胀的作用。

陈皮 中药类

陈皮绿豆汤

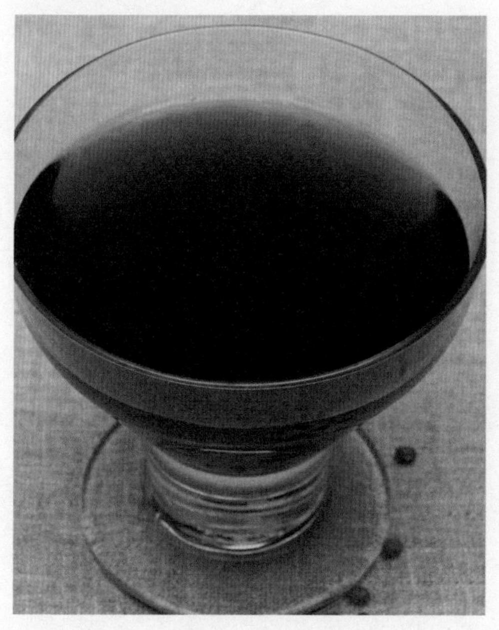

材料： 绿茶包1个，红糖适量，陈皮5克，绿豆30克。

制作：

❶ 陈皮洗净，切成小块备用。

❷ 绿豆洗净，浸泡2小时。

❸ 砂锅洗净，将绿茶与陈皮放入，先加水800毫升，滚后改小火再煮5分钟，滤渣取汤。

❹ 在汤内加入泡软的绿豆与少许红糖，续煮10分钟，滤出汤即可饮用。

功效： 本品具有健脾益气、温阳通便的功效，适合气虚、阳虚型的便秘患者。

性味归经： 陈皮性温，味苦、辛。归脾、胃、肺经。

食疗机理： 陈皮具有理气健脾、燥湿化痰的功效，对于阳虚便秘有一定的食疗作用，也可用于胸脘胀满、食少吐泻、咳嗽多痰等症。现代研究证明，陈皮挥发油对肠胃道有温和的刺激作用，可刺激肠胃道液体的分泌。

益智仁 中药类

益智仁鸡汤

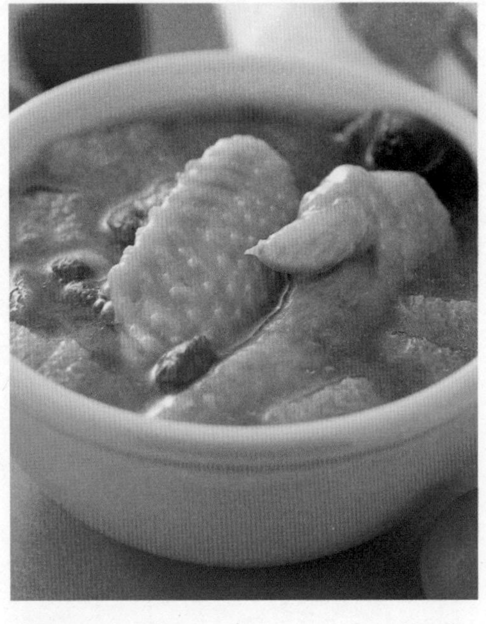

材料： 党参、益智仁各10克，枸杞子、竹荪各15克，鸡翅200克，鲜香菇20克，盐适量。

制作：

❶ 将所有药材分别洗净。

❷ 鸡翅洗净剁小块，汆烫；竹荪泡软，洗净后切段；香菇洗净。

❸ 将党参、益智仁、枸杞子、鸡翅、香菇和1500毫升水一起放入锅中，大火煮开后转小火，炖煮至鸡肉熟烂，放入竹荪，煮约10分钟，加盐调味即可。

功效： 本品具有补脾益气、温阳通便的功效，适合气虚、阳虚型的便秘患者。

性味归经： 益智仁性温，味辛。归脾、肾经。

食疗机理： 益智仁有润肠通便的功效，可用于津液耗损所致的便秘。此外，益智仁还可温脾暖肾、固气涩精，可用于治疗腰腹冷痛、中寒吐泻、多唾遗精、小便余沥、夜尿频等症。现代研究证明，益智仁还具有强心与抗癌的功效，并能提高机体的能量代谢，改善记忆功能。

当归 中药类

当归红枣牛肉汤

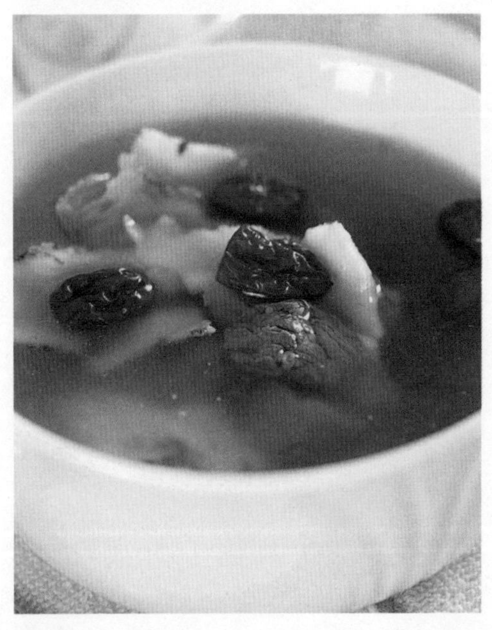

材料： 牛肉500克，当归50克，红枣10颗，盐、味精各适量。

制作：

❶ 牛肉洗净，切块。

❷ 当归、红枣洗净。

❸ 以上用料放入煲内，用适量水，大火煲至滚，改用小火煲2~3小时，加盐、味精调味可用。

功效： 本品具有养血润肠、温阳通便的功效，适合血虚、阳虚型的便秘患者。

性味归经： 当归性温，味甘、辛。归肝、心、脾经。

食疗机理： 当归具有润燥滑肠的功效，对于肠燥便秘、赤痢后重有很好的疗效。此外，当归还可补血和血、调经止痛，可用于治疗月经不调、经闭腹痛、症瘕积聚、崩漏、血虚头痛、眩晕、痿痹、赤痢后重、痈疽疮疖、跌打损伤等症。

麦冬 中药类

麦冬石斛粥

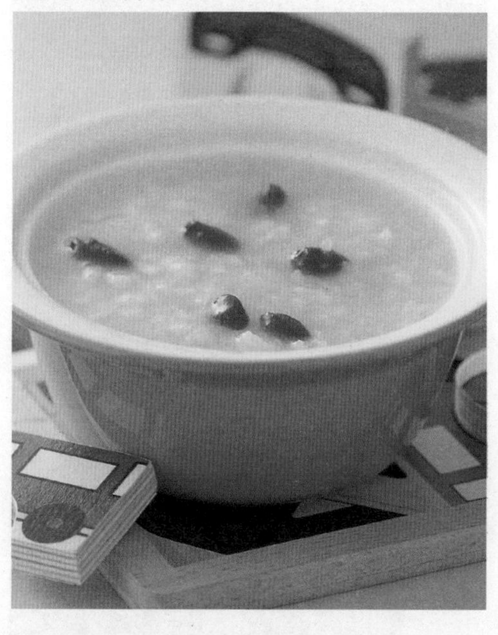

材料： 麦冬、石斛各10克，西洋参、枸杞子各5克，大米70克，冰糖适量。

制作：

❶ 西洋参磨成粉末状；麦冬、石斛分别洗净，放入棉布袋中包起；枸杞子洗净后用水泡软备用。

❷ 大米洗净，和800毫升水、枸杞子、药材包一起放入锅中，熬煮成粥。

❸ 再加入西洋参粉、冰糖，煮至冰糖溶化后即可。

功效： 本品具有滋阴润肠的功效，适合阴虚型的便秘患者。

性味归经： 麦冬性微寒，味甘、微苦。归心、肺、胃经。

食疗机理： 麦冬具有养阴生津、润肺清心的功效，可用于治疗肠燥便秘、肺燥干咳、虚痨咳嗽、津伤口渴、心烦失眠、内热消渴、咽白喉、吐血、咯血、肺痿、肺痈、消渴、热病津伤、咽干口燥等症。

肉苁蓉 中药类

黑豆苁蓉汤

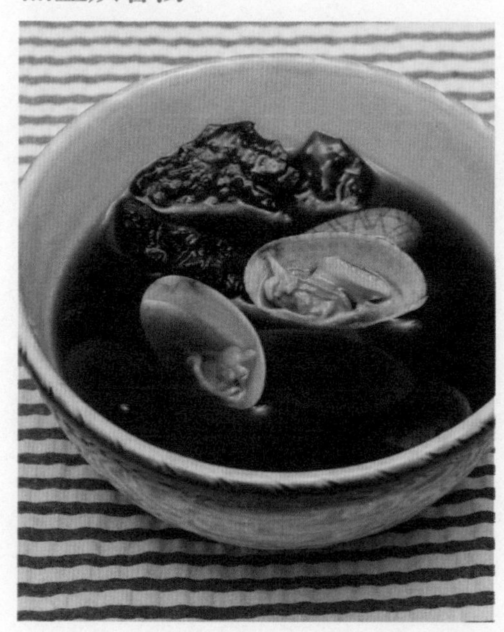

材料： 黑豆250克，淡菜200克，肉苁蓉10克，姜片、盐各适量。

制作：

❶ 铁锅不加油，将黑豆洗净后，下锅炒至裂开，用清水洗去浮渣，晾干。

❷ 淡菜洗净；肉苁蓉和姜洗净，切片备用。

❸ 在煲锅内放入适量清水，将姜片投入其中，开大火煮沸。

❹ 放入黑豆、肉苁蓉、淡菜，用中火煲煮3小时加入少许盐调味即可。

功效： 本品具有温阳通便的功效，适合阳虚型的便秘患者。

性味归经： 肉苁蓉性温，味甘、酸、咸。归肾、大肠经。

食疗机理： 肉苁蓉具有润肠通便的功效，可用于肠燥便秘的治疗。此外，肉苁蓉可补肾阳、益精血、润肠通便，常用于治疗男子阳痿，女子不孕、带下、血崩，以及腰膝酸软、筋骨无力等病症，是男性和女性滋补的佳品。

便秘患者
忌吃食物及忌吃原因

便秘意味着体内的毒素无法排出，这对人体危害极大。因此，便秘患者要非常注意饮食习惯的调整，切勿进食辛辣刺激性食品，以下食品绝对禁吃。

高粱

忌吃关键词：
鞣酸、性温。

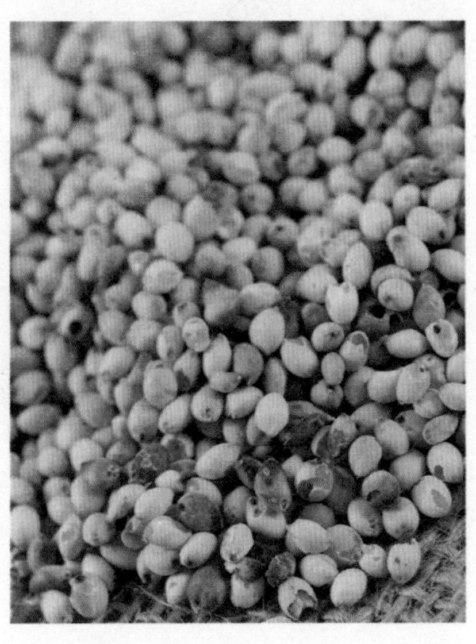

忌吃高粱的原因

❶ 高粱中含有一种具有收敛固涩作用的物质——鞣酸，它对于腹泻者有益，但是对于便秘者就相当于加重了其便秘病情，而且鞣酸能够与食物中的蛋白质结合生成一种块状、不易消化吸收的鞣酸蛋白，也会导致便秘，使便秘患者病情加重。

❷ 高粱性温，多食可积温成热。肠胃积热型的便秘患者食用后，可加重其大便干结、排出困难、腹胀腹痛、小便短赤、烦躁不安、面红身热、口干口臭等症状。

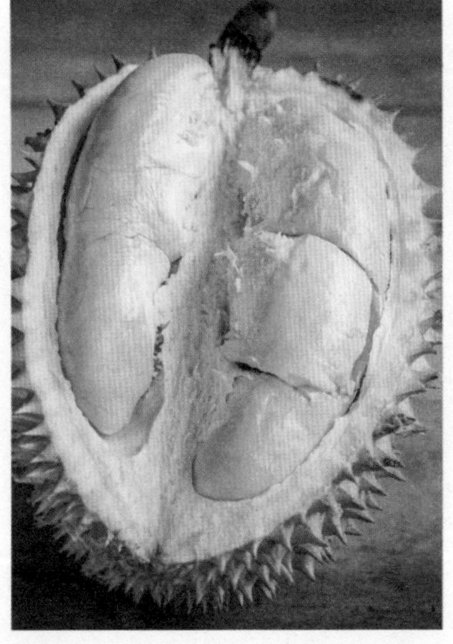

榴梿

忌吃关键词：
纤维素、性热而滞。

忌吃榴梿的原因

❶ 榴梿富含纤维素，每100克中含1.7克纤维素，它们可在肠胃中吸水膨胀，过多摄入则会阻塞肠道，引起便秘，便秘患者食用后会加重其便秘的病情。

❷ 榴梿性热而滞，肠胃积热型、气机郁滞型、阴虚型等证型的便秘患者均不宜食用，否则可加重其大便干结、排出不畅、腹胀疼痛、烦躁不安、面红身热等症状。

香蕉（生）

忌吃关键词：
性寒、鞣酸。

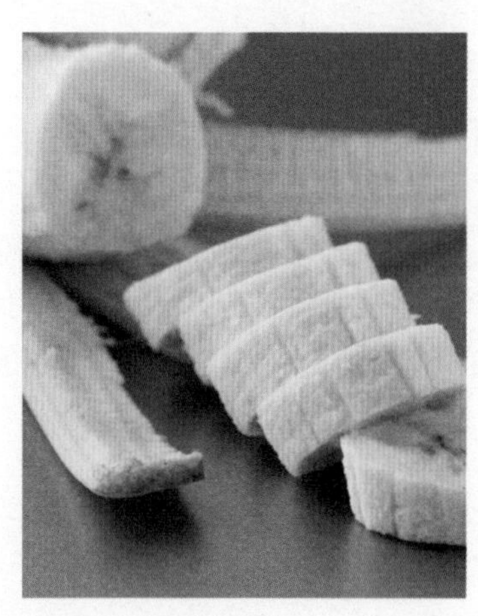

忌吃香蕉（生）的原因

❶ 中医将便秘分为实证和虚证，而实证又可分为肠胃积热、气机郁滞两种证型，肠胃积热缘于虚火上升，而气机郁滞则缘于气息不畅。香蕉性寒，对此两种证型有缓解作用，但是对于虚证引起的便秘则不适宜，甚至可加重便秘症状。

❷ 生香蕉中含有鞣酸，它具有非常强的收敛作用，可以使大便干结坚硬，从而造成便秘或加重便秘症状。

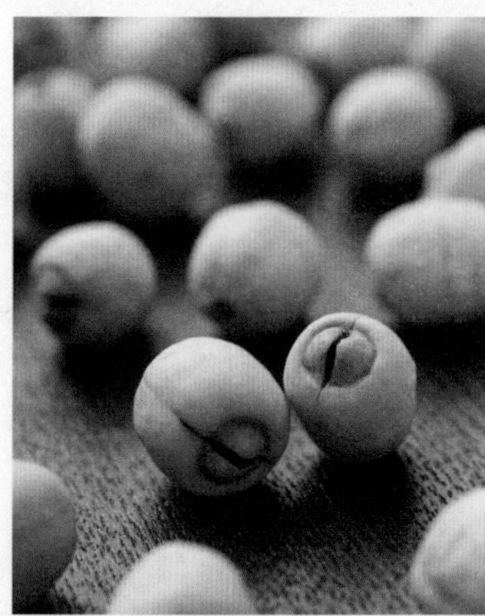

莲子

忌吃关键词：
味涩、性收敛。

忌吃莲子的原因

❶ 中医认为，大多数便秘患者以大便秘结之症为主，所以在治疗上应以润下通肠为原则，切忌收涩固肠。莲子味涩，其收敛之性较强，可用于脾虚便溏、腹泻者，但是对于便秘者，食用后反而会加重病情。

❷ 关于莲子的食用禁忌，《本草备要》中早有“大便燥者勿服”的记载。意即提醒人们，肠燥便秘的患者应忌食莲子，否则会加重便秘症状。

烈酒

忌吃关键词：
性温、刺激性。

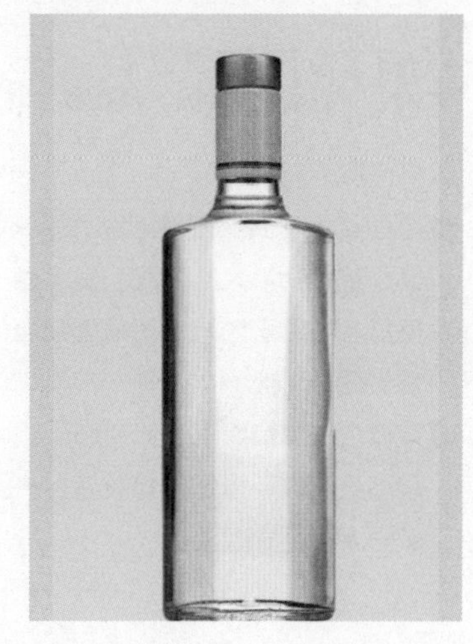

忌喝烈酒的原因

❶ 烈酒性温，过多饮用可使肠胃内积燥热，耗伤大肠津液，使大便干燥而结滞，从而导致便秘。便秘患者饮用烈酒后，可加重其大便秘结、排便不畅等症状。

❷ 医学上认为，便秘患者应尽量避免饮用刺激性饮品，如酒、浓茶、咖啡等，否则可加重便秘病情，不利于疾病的治疗。

浓茶

忌吃关键词：
儿茶酚胺、鞣酸。

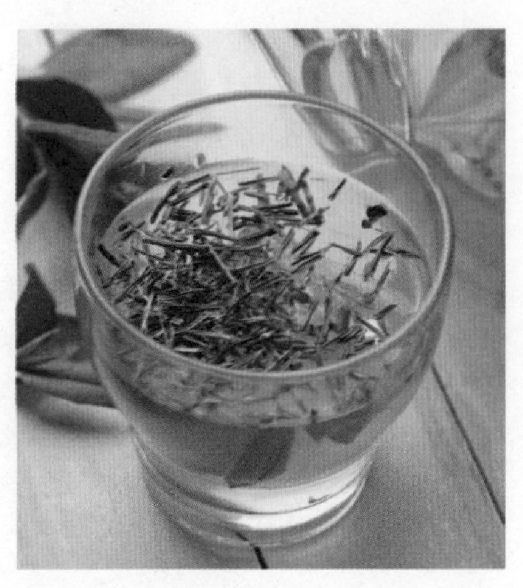

忌喝浓茶的原因

❶ 茶叶中含有儿茶酚胺类物质，此类物质对肠胃黏膜有一定的收敛作用。当饮用浓茶时，摄入的儿茶酚胺类物质较多，就会影响食物的消化吸收，使大便干结，从而引起便秘或加重便秘的程度。

❷ 茶叶中含有的鞣酸可与食物中的蛋白质结合形成一种块状、不易消化吸收的鞣酸蛋白，从而导致便秘的发生或加重便秘程度。

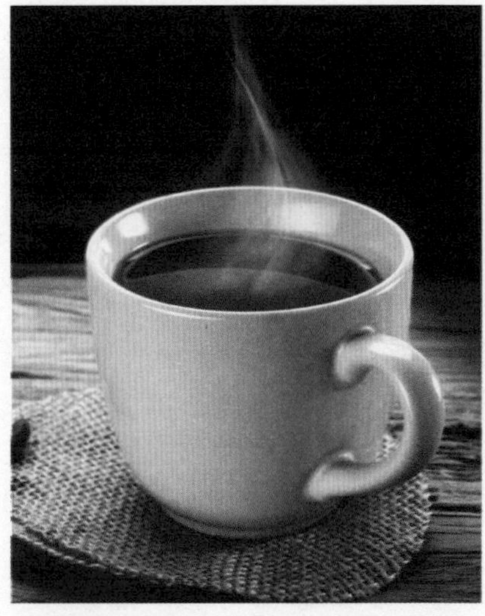

咖啡

忌吃关键词：
刺激性、咖啡因。

忌喝咖啡的原因

❶ 咖啡具有一定的刺激性，它可刺激肠蠕动加快，从而促进排便，但是如果长期饮用咖啡，会使肠胃产生耐受性，从而反射性地发生肠蠕动减慢，导致便秘。

❷ 咖啡中含有咖啡因，它具有一定的利尿作用，从而使大便干结，对于原本就有肠燥便秘的患者来说，无疑是加重了其病情。

辣椒

忌吃关键词：
性大热、辣椒素、刺激性。

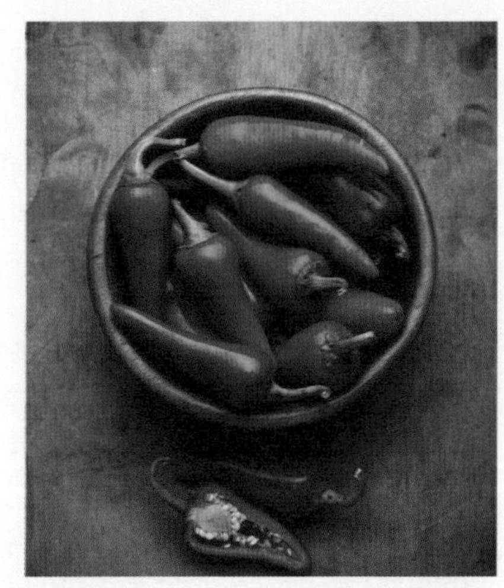

忌吃辣椒的原因

❶ 中医认为，辣椒性大热，食用后可使肠胃中积聚燥热，并且耗损大肠津液，使大便干燥积滞，从而导致便秘，而对于肠燥便秘患者则会加重其大便秘结、排便不畅的症状。

❷ 辣椒含有辣椒素等，具有强烈的刺激性，可使肠胃黏膜高度充血，损伤肠胃黏膜，严重者可导致胃炎、肠炎等疾病。

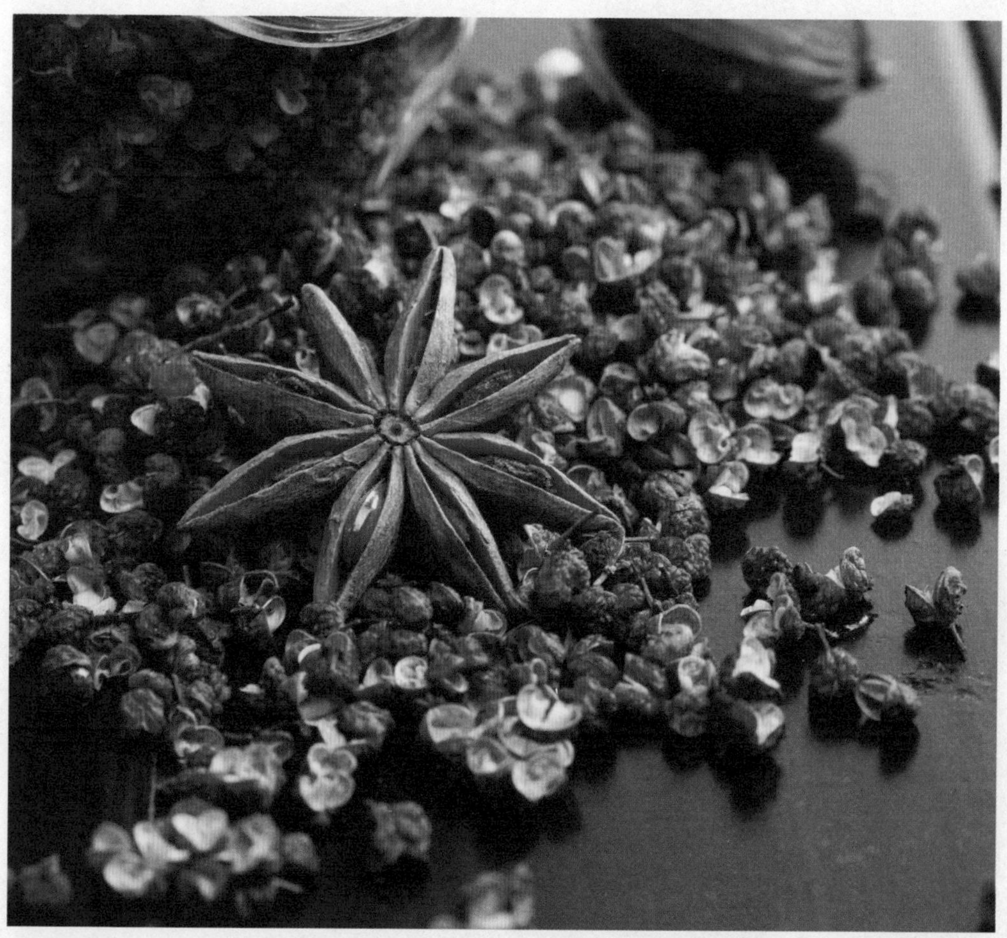

花椒

忌吃关键词：
热性、抑制肠胃运动。

忌吃花椒的原因

1. 花椒属于热性调料，多食可使肠胃燥热内积，耗损大肠中的水分，从而使大便干燥，导致便秘。肠燥便秘者食用花椒，会加重其大便秘结、排便不畅的症状。
2. 现代药理学研究表明，较大剂量的花椒可抑制肠胃运动，使食糜的通过速度减慢，所以便秘患者应慎食花椒。

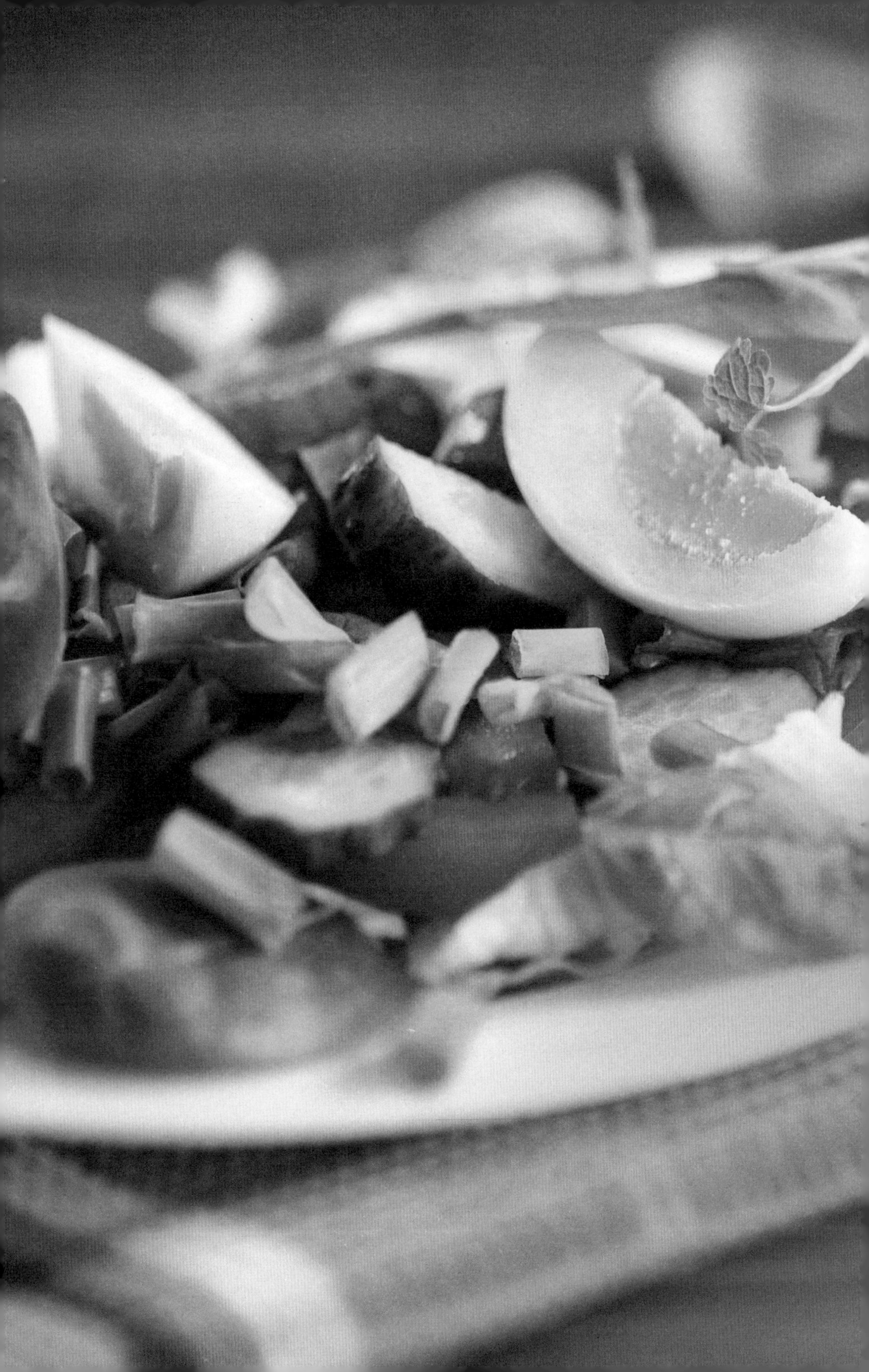

第七章

肛裂吃什么？禁什么？

肛裂是指肛管的皮肤全层纵行裂开并形成感染性溃疡，裂口呈线形或棱形，如将肛门张开，裂口的创面即成圆形或椭圆形，常引起剧痛，愈合困难。中医认为，肛裂主要是由于阴虚或热结肠燥而导致大便秘结，排便困难，使肛门皮肤撑开裂伤所致。肛裂可分为早期肛裂和陈旧性肛裂，主要症状为肛门周期性疼痛、便秘、裂口出血。其好发于青壮年，儿童也可发生，老年人较少。男性比女性多见，但有10%的女性在分娩后会发生肛裂。肛裂常发生于肛门后、前正中，以肛门后部居多，在两侧的较少。

中医将肛裂大致分为血热肠燥、阴虚津亏、气滞血瘀三种证型，我们根据每种证型的病症特点，配制了科学合理的对症药膳，患者可结合自身的症状，选择相应的药膳进行调理，对疾病的治疗能起到积极的作用。

中医分型

血热肠燥型

对症药材

·番泻叶·郁李仁·莲子

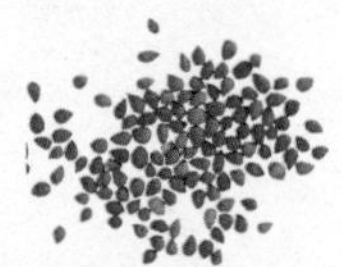

对症食材

·兔肉·苦瓜·荠菜·蜂蜜
·火龙果·马蹄·西瓜
·酸奶

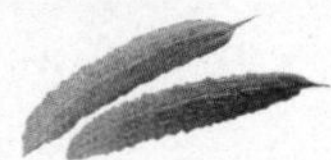

症状剖析

多因肠胃燥热，导致大便干燥秘结，使得肛门裂伤，大便干结，排出困难，强行用力排便时肛门裂伤，出血，有烧灼痛，腹胀腹痛，小便短赤，烦躁不安，面红身热，口干口臭，舌色红，苔黄燥。

治疗原则 清热泻火、通便敛疮。

饮食禁忌 忌食燥热性、辛辣刺激性食物。

阴虚津亏型

对症药材

·生地·百合·石斛·芦根

对症食材

·甲鱼·酸奶·黑豆·红枣
·牛奶·豆浆·猪肠·桑葚
·石斑鱼

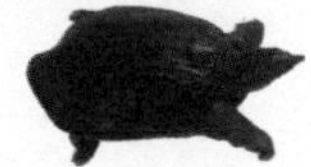

症状剖析

素体阴虚，大便干燥，排除不畅，致肛门裂伤，大便干结，如羊粪般成颗粒状，排出不畅致肛门裂伤出血，伤口干涩疼痛，伴口渴喜饮，两颧潮红，潮热盗汗，舌红少苔。

治疗原则 滋阴润肠、通便敛疮。

饮食禁忌 忌食辛辣刺激性食物，忌食发物，忌燥热伤阴食物。

气滞血瘀型

对症药材

·槐花·丹参

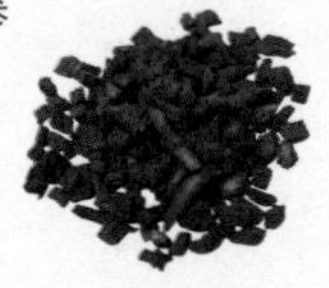

对症食材

·山楂·葡萄·茄子·燕麦·猪肠
·核桃·黑木耳

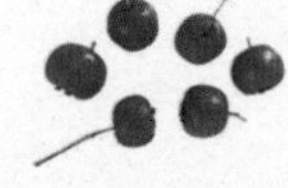

症状剖析

肛门溃裂日久，导致血液瘀阻，反复发作，形成慢性溃疡。肛门裂口裂开后修复，后又裂开，反反复复，并伴口苦咽干、胁肋刺痛，大便干燥，可见黑便，面色晦暗，舌质紫暗，有瘀点。

治疗原则 活血化瘀、止血敛疮。

饮食禁忌 忌食辛辣刺激性食物。

宜	✓ 多食用通利肠道的食物，且饮食不宜太精细，要粗细搭配，多吃蔬菜、水果、豆类、奶类等含粗纤维的食品。 ✓ 每天晨起喝一杯温白开水，有助于促进肠胃蠕动，使排便顺畅，预防便秘。 ✓ 蔬菜、芋类中富含纤维，能提供维生素和矿物质，是肛裂患者理想的食品，为使消化吸收更有效，应多食含纤维素的食品，但这类食物必须经过煮、蒸才能食用。 ✓ 宜食用易于消化而且质地较软的食物。
忌	✗ 忌辣椒、花椒等辛辣刺激性食物。 ✗ 忌烟、酒、咖啡及烧烤、煎炸类食物。

民间秘方

❶ 取香蕉200克剥去皮，切小块后放入碗中，加入蜂蜜30毫升即可食用。单食或佐餐均可，每日1次，可通便、润燥止痛，适于肛裂患者食用。

❷ 取番泻叶5克放入锅中，加水煎汁，去渣备用；取鸡蛋2个，磕入碗中搅散后与番泻叶汁、100克菠菜煮汤食用。每日1次，有清热通便的作用，适合肛裂患者食用。

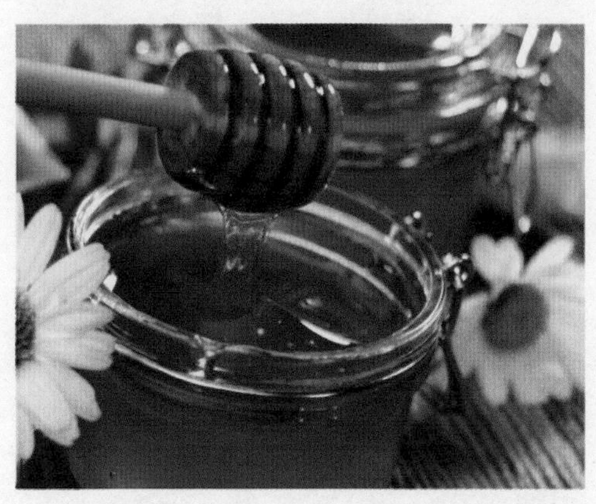

生活保健

✓ 要保持心情愉快，勿郁怒动火，心境不宽、烦躁忧郁都会使肠黏膜收缩，导致血行不畅。

✓ 养成及时排便的习惯，排便时不宜太过用力，以免伤口加重裂开。每次大便的时间不宜过长，以5分钟为宜。

✓ 大便数日未排、便质燥结、肛门伤口胀痛者，可采取食用泻药和灌肠的方式，但不宜长期服用。

✓ 肛裂患者便后要清洗肛门，保持肛门干燥清洁，预防伤口感染，以免溃疡反反复复不得痊愈。

✓ 平时可用清热解毒类的中药坐浴，如苦参、白花蛇舌草、黄柏、败酱草等，可起到杀菌、加快肛裂愈合的作用。

✗ 少做增加腹压的动作，如下蹲、屏气，忌久坐、久立、久行和劳累过度。

肛裂患者
宜吃的食物及其简易食疗方

我们根据肛裂的三种中医分型，贴心地为每一种证型的患者挑选了宜吃的食物，分析每一种食物的性味归经及其对每种证型的食疗功效，并推荐了合适的调养食疗方，详解其材料、做法，以及功效。食疗方的材料均简单易得，做法清晰明了，患者可根据自身症状判断自己属于哪一证型，然后根据证型选择适合自己的食疗方法及菜例，于日常饮食中轻松达到调理的目的。

茄子	西瓜	山楂

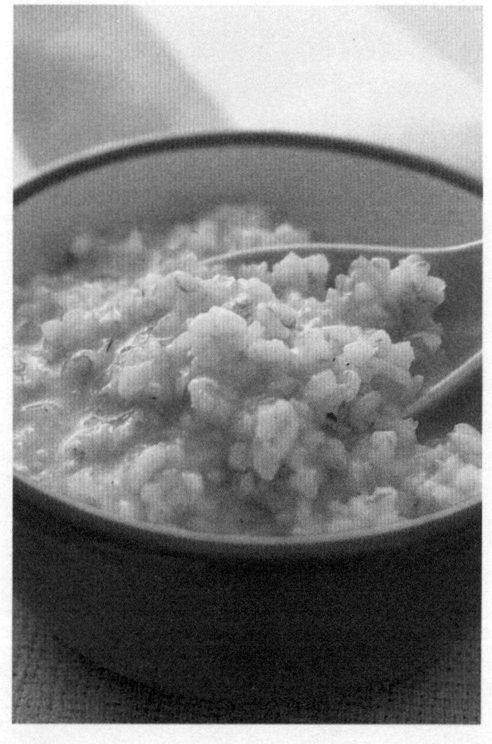

糙米 谷物粮豆类

糙米稀饭

材料：糙米60克。

制作：

❶ 糙米用清水洗干净，备用。

❷ 将洗净的糙米放入清水中浸泡约30分钟。

❸ 锅洗净，置于火上，将已经备好的糙米放入锅中，加入适量清水，用中火煮至熟烂即可。

功效：本品具有润肠通便、预防便秘的作用，可防止因便秘而导致的肛裂病情加重。

性味归经：糙米性温，味甘。归脾、胃经。

食疗机理：糙米可促进肠道有益菌繁殖、加速肠道蠕动、软化粪便，从而防止便秘以防肛裂病情加重。此外，它还有提高人体免疫力、加速血液循环、消除烦躁的功效，对于预防心血管疾病、贫血、便秘、肠癌等病症有一定效果，而且对治疗糖尿病、肥胖症有很好的食疗作用。

黑豆 谷物粮豆类

黑豆豆奶

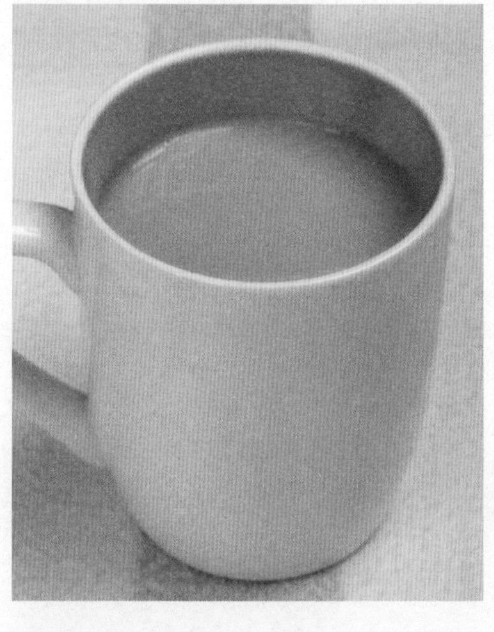

材料：青仁黑豆200克，玄参、麦冬各10克，生地8克，糖适量。

制作：

1. 青仁黑豆洗净，浸泡约4小时至豆子膨胀，沥干水分备用。
2. 全部药材放入棉布袋，置入锅中，以小火加热至沸腾，约5分钟后滤取药汁备用。
3. 将黑豆与药汁混合，放入果汁机内搅拌均匀，过滤出黑豆浆倒入锅中，以中火搅拌至沸腾，最后加糖即可。

功效：本品具有调中下气、祛风活血的功效，适合气滞血瘀型的肛裂患者。

性味归经：黑豆性平，味甘。归心、肝、肾经。

食疗机理：黑豆含有丰富的膳食纤维，可促进肠胃蠕动，预防便秘，从而避免肛裂程度加重。此外，黑豆具有祛风除湿、调中下气、活血、解毒、利尿、明目等功效。黑豆还含有丰富的维生素E，能清除体内的自由基，减少皮肤皱纹，达到养颜美容的目的。

绿豆 谷物粮豆类

大黄绿豆汤

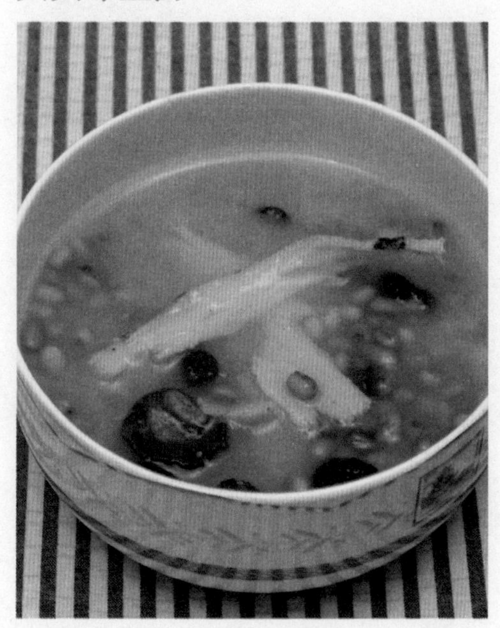

材料：绿豆150克，生大黄5克，山楂、黄芪各10克，车前子、红糖各适量。

制作：

1. 将药材分别洗净，沥水；绿豆泡发备用。
2. 山楂、车前子、生大黄、黄芪加水煮开，转入小火熬20分钟，滤取药汁。
3. 药汁和泡好的绿豆放入电锅煮烂，加适量红糖即可。

功效：本品具有清热解毒、通便敛疮的功效，适合血热肠燥型的肛裂患者。

性味归经：绿豆性凉，味甘。归心、胃经。

食疗机理：绿豆具有降血压、降血脂、滋补强壮、调和五脏、保肝、清热解毒、消暑止渴、利水消肿的功效，对于血热肠燥型的肛裂患者有很好的食疗功效。常服绿豆汤对接触有毒、有害化学物质而可能中毒者有一定的防治效果。绿豆还能够防治脱发，使骨骼和牙齿坚硬、预防出血。

兔肉 肉禽水产类

花生地黄兔肉汤

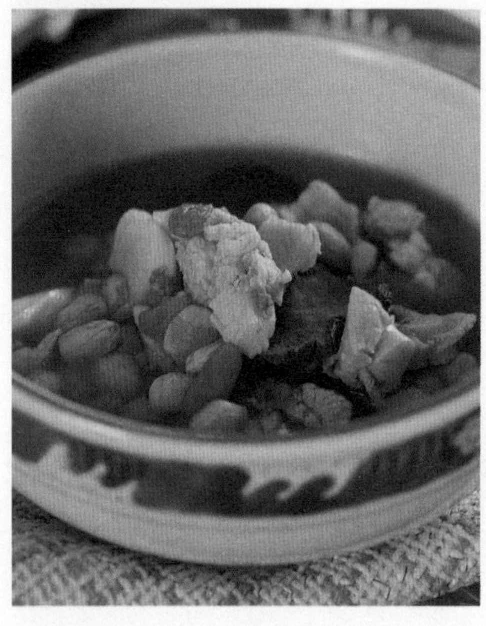

材料：花生仁50克，枸杞子15克，生地黄25克，兔肉300克，三七6克，盐适量。

制作：

❶ 将三七洗净，打碎；将生地黄、枸杞子洗净。

❷ 将花生仁洗净，用清水浸泡2小时；将兔肉洗净，切小块。

❸ 将以上全部材料放入瓦煲内，加适量清水，大火煮沸后，改小火煲2小时，加盐调味即可。

功效：本品具有清热凉血、滋阴润肠的功效，适合血热肠燥、阴虚津亏型的肛裂患者。

性味归经：兔肉性凉，味甘。归肝、脾、大肠经。

食疗机理：兔肉可滋阴凉血、益气润肤、解毒祛热，适合血热肠燥型的肛裂患者。兔肉还含有丰富的卵磷脂，它有抑制血小板凝聚和预防血栓形成的作用，还有保护血管壁、预防动脉硬化的功效，卵磷脂中的胆碱能提高记忆力。

猪肠 肉禽水产类

豆腐烧猪肠

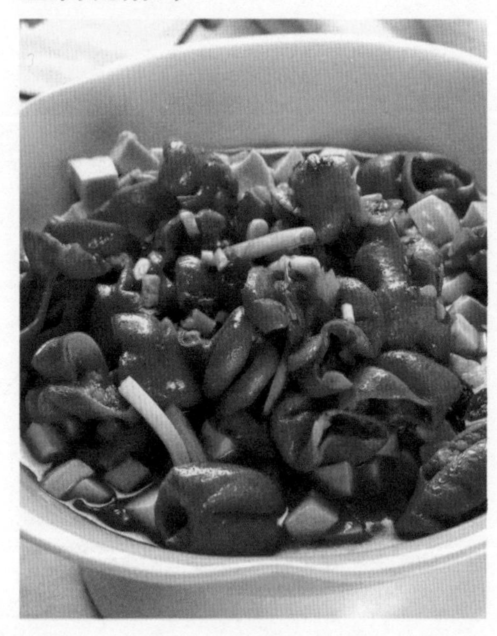

材料：豆腐400克，猪肠100克，食用油、葱花、姜末、蒜末、盐、鸡精、料酒各适量，豆瓣酱10克。

制作：

❶ 豆腐洗净，切丁；肥肠洗净，切细块。

❷ 锅上火，将水烧开，下豆腐焯一下，捞出。

❸ 净锅上火，下油烧热，下姜、蒜、豆瓣酱炒香，放入肥肠炒熟，加少许清水煮沸。

❹ 加入豆腐丁，烧开后放入盐、鸡精、料酒、葱花炒匀即可。

功效：本品具有祛风热、润肠通便的功效，适合血热肠燥型的肛裂患者。

性味归经：猪肠性微温，味甘。归大肠经。

食疗机理：猪肠有润肠、祛风、解毒、止血的功效，适合肛裂患者食用。此外，猪肠能去下焦风热、止小便数，主治肠风便血、血痢、痔漏等症，它还具有润燥、补虚、止渴之功效，可用于辅助治疗虚弱口渴、脱肛、痔疮、便秘等症。

甲鱼 肉禽水产类

苹果炖甲鱼

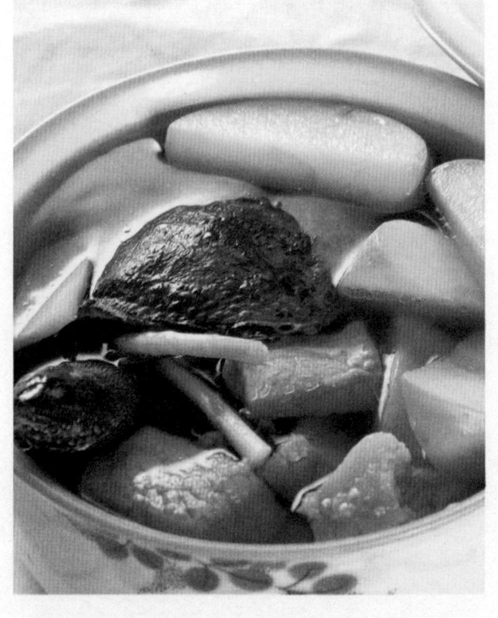

材料： 苹果2个，甲鱼1只，猪瘦肉100克，龙骨200克，姜、葱、盐、鸡精、香油各适量。

制作：

1. 苹果洗净去籽切瓣；猪瘦肉略洗切块；龙骨洗净剁块；姜洗净去皮切片；葱洗净切段备用。
2. 锅上火，注入适量清水，放入姜片、葱段大火煮开，放入杀好的甲鱼焯烫3分钟后捞出，去内脏。
3. 砂锅上火，放入焯烫好的甲鱼、猪肉、龙骨、苹果，大火炖开，转用小火炖约90分钟，调入盐、鸡精搅拌均匀，淋入少许香油即可。

功效： 本品具有活血化瘀、滋阴润肠的功效，适合气滞血瘀、阴虚津亏型的肛裂患者。

性味归经： 甲鱼性平，味甘。归肝经。

食疗机理： 甲鱼具有益气补虚、净血散结等功效，适合阴虚津亏型、气滞血瘀型的肛裂患者。此外，甲鱼肉及其提取物还能提高人体的免疫功能，对预防和抑制胃癌、肝癌、急性淋巴性白血病，以及防治因放疗、化疗引起的贫血、虚弱、白细胞减少等症有一定的辅助疗效。

石斑鱼 肉禽水产类

豆花鸡蛋蒸石斑鱼

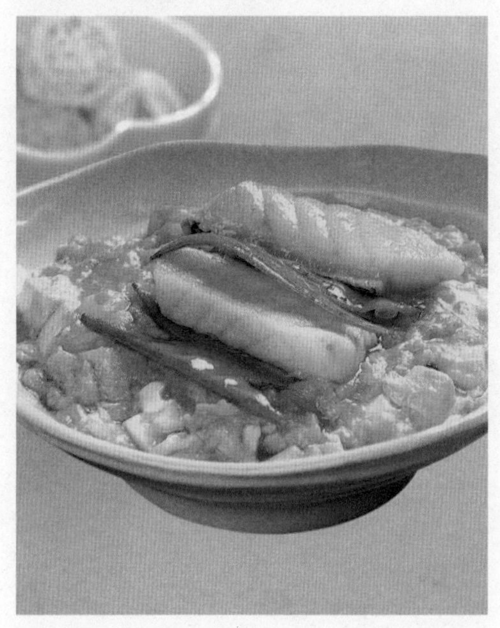

材料： 豆花300克，鸡蛋80克，石斑鱼100克，荷兰豆50克，盐适量。

制作：

1. 石斑鱼收拾干净，切块；荷兰豆洗净，去茎；鸡蛋打散，加盐搅拌均匀备用。
2. 石斑鱼加盐腌一下；将鸡蛋液倒在豆花上，腌好的石斑鱼以及荷兰豆也放在豆花上。
3. 放入蒸锅，小火蒸熟即可。

功效： 本品具有活血化瘀、滋阴补虚的功效，适合气滞血瘀、阴虚津亏型的肛裂患者。

性味归经： 石斑鱼性平，味甘。归脾、胃、大肠经。

食疗机理： 石斑鱼具有活血通络、健脾益气的功效，适合气滞血瘀型的肛裂患者。此外，它还可解毒杀虫，可用于辅助治疗消化不良、痢疾、消渴、痞积、脱肛、小肠痈、百虫入耳等症。石斑鱼还有延缓器官和组织衰老的作用，能起到美容护肤的效果。

苦瓜 蔬菜菌菇类

水晶苦瓜

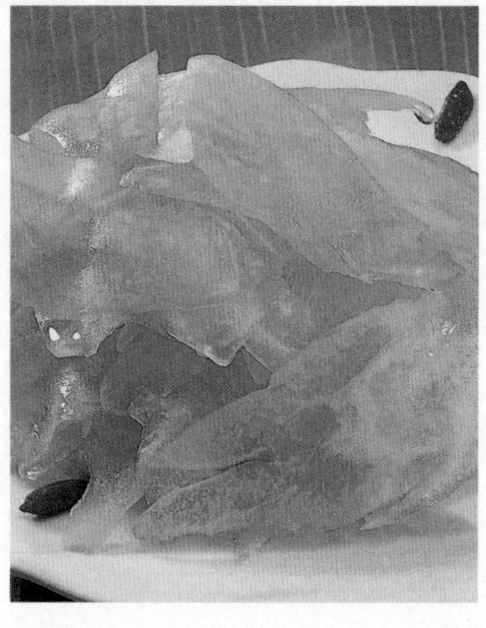

材料： 苦瓜100克，枸杞子3克，味精、醋、生抽、盐、食用油各适量。

制作：

❶苦瓜洗净，去皮，切成薄片，放入加盐、油的水中焯熟；枸杞子洗净，入沸水中焯一下。

❷将盐、味精、醋、生抽调成味汁。

❸将味汁淋在苦瓜上，撒上枸杞子即可。

功效： 本品具有清热泻火的功效，适合血热肠燥型的肛裂患者。

性味归经： 苦瓜性寒，味苦。归心、肝、脾、胃经。

食疗机理： 苦瓜具有清热消暑、补肾健脾的功效，适合血热肠燥型的肛裂患者食用。此外，苦瓜还可解毒、明目、降低血糖、益气壮阳、提高机体免疫能力，对治疗痢疾、疮肿、热病烦渴、痱子过多、眼结膜炎、小便短赤等病症有一定的辅助疗效。

荠菜 蔬菜菌菇类

荠菜粥

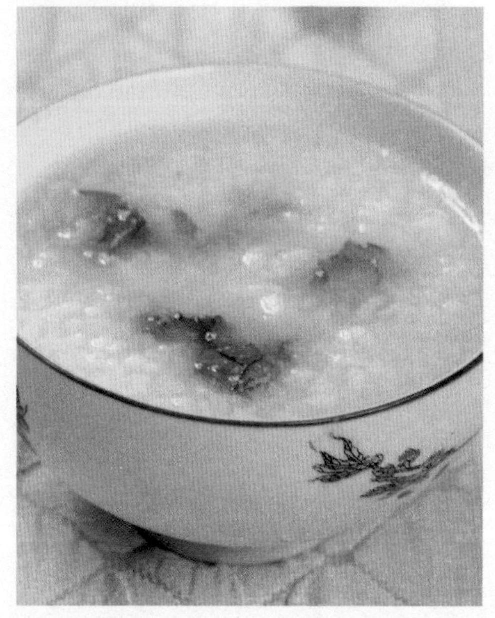

材料： 鲜荠菜90克，大米100克，盐适量。

制作：

❶将鲜荠菜择洗净，切成2厘米长的节。

❷将大米淘洗干净，放入锅内，加水煮至将熟。

❸把切好的荠菜放入锅内，用小火煮至熟，加盐调味即可。

功效： 本品具有清热凉血、润肠通便的功效，适合血热肠燥型的肛裂患者。

性味归经： 荠菜性凉，味甘、淡。归肝、胃经。

食疗机理： 荠菜可增强大肠蠕动，促进排便，防止因便秘而致使肛裂程度加重。此外，荠菜还有健脾利水、止血解毒、降压明目、预防冻伤的功效，并可抑制眼晶状体的醛还原为酶，对糖尿病性白内障有一定的食疗作用。

黑木耳 蔬菜菌菇类

菊花木耳

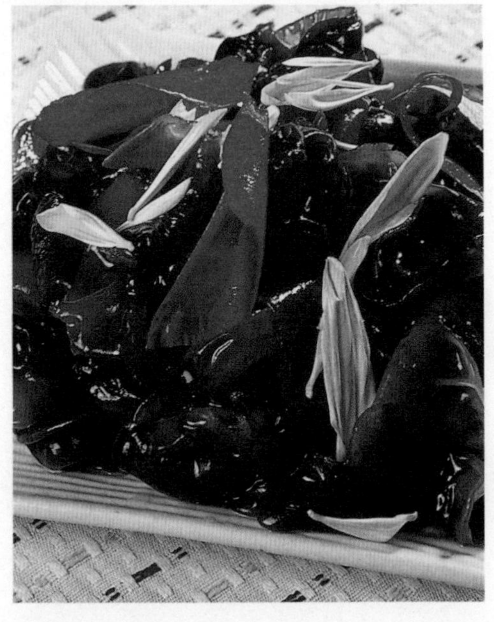

材料：菊花、玫瑰花各10克，水发黑木耳150克，味精、盐、生抽、香油各适量。

制作：

1. 水发黑木耳洗净择去蒂，挤干水分，撕成小片，入开水烫熟，捞起、沥干水分；菊花、玫瑰花洗净，撕成小片，放入水中焯一下，捞起。
2. 味精、盐、生抽、香油一起调成味汁，淋在黑木耳上，拌匀。
3. 撒入菊花、玫瑰花即可。

功效：本品具有滋阴生津、润肠通便的功效，适合阴虚津亏型的肛裂患者。

性味归经：黑木耳性平，味甘。归肺、胃、肝经。

食疗机理：黑木耳具有润肠通便的功效，可防止因便秘而加重肛裂病情。此外，它还有补气血、滋阴、补肾、活血、通便等功效，对痔疮、胆石症、肾结石、膀胱结石等病症有一定的食疗作用。黑木耳还可以预防血液凝固，有助于减少动脉硬化、冠心病等疾病的发生。

银耳 蔬菜菌菇类

银耳橘子汤

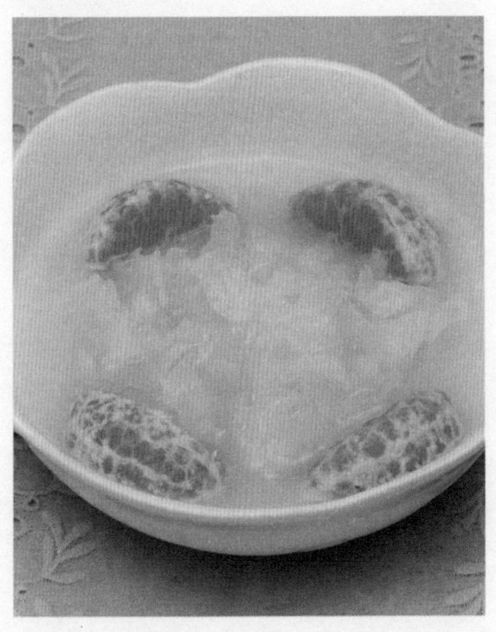

材料：红枣5颗，橘子半个，银耳75克，冰糖适量。

制作：

1. 将银耳泡软后，洗净去硬蒂，切小片备用。
2. 红枣洗净；橘子剥开取瓣状。
3. 锅内倒入3杯水，放入银耳及红枣一同煮开后，改小火再煮30分钟。
4. 待红枣煮开入味后，加入冰糖拌匀，最后放入橘子略煮，即可熄火。

功效：本品具有滋阴润肠的功效，适合阴虚津亏型的肛裂患者。

性味归经：银耳性平，味甘。归肺、胃、肾经。

食疗机理：银耳有润肠通便的作用，适合于阴虚便秘、阴虚津亏型的肛裂患者。它是一味滋补良药，特点是滋润而不腻滞，还具有滋补生津、润肺养胃的功效，主要用于辅助治疗虚劳、咳嗽、痰中带血、津少口渴、病后体虚、气短乏力等病症。

桑葚 水果干果类

桑葚沙拉

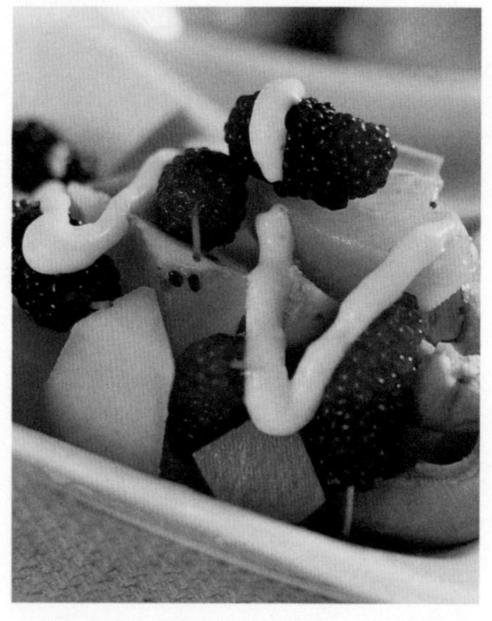

材料：胡萝卜30克，青梅2颗，哈密瓜50克，梨1个，桑葚50克，山竹1个，沙拉酱1大匙。

制作：

❶胡萝卜去皮洗净，切块；青梅去核，切成片。

❷哈密瓜去皮，切块；桑葚洗净；梨洗净去皮切块；山竹去皮掰成块。

❸将所有的材料放入盘子里，拌入沙拉酱即可。

功效：本品具有滋阴生津、润肠通便的功效，适合阴虚津亏型的肛裂患者。

性味归经：桑葚性寒，味甘。归心、肝、肾经。

食疗机理：桑葚具有生津润肠的功效，可防止因便秘引起的肛裂程度加重，它还可补肝益肾、生津润肠、明目乌发。桑葚可以促进血红细胞的生长，防止白细胞减少，常食桑葚可以明目，缓解眼睛疲劳干涩的症状。桑葚还有改善皮肤血液供应、营养肌肤、使皮肤白嫩等作用，并能延缓衰老。

葡萄 水果干果类

葡萄豆浆

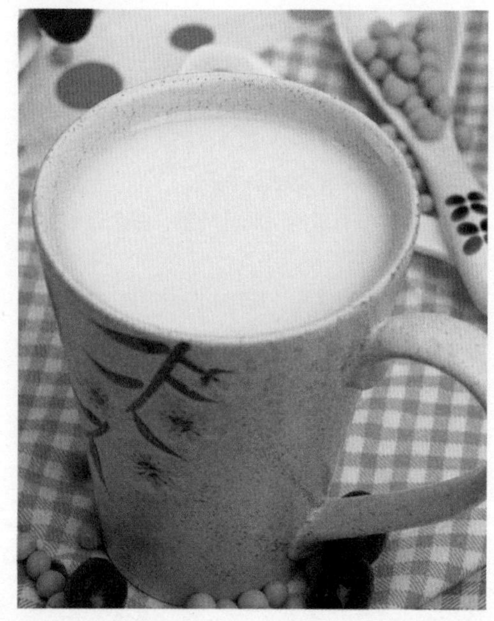

材料：黄豆50克，葡萄40克，白糖适量。

制作：

❶黄豆加水泡至发软，捞出洗净；葡萄洗净，去皮去籽备用。

❷将上述材料放入豆浆机中，添水搅打成豆浆，煮熟。

❸滤出葡萄豆浆，最后加入白糖拌匀即可饮用。

功效：本品具有益气养血、滋阴生津的功效，适合气滞血瘀、阴虚津亏型的肛裂患者食用。

性味归经：葡萄性平，味甘、酸。归肺、脾、肾经。

食疗机理：葡萄具有生津除烦、养血益气的功效，适合阴虚津亏、气滞血瘀型的肛裂患者。此外，它还可滋补肝肾、强壮筋骨、健脑养神等。葡萄中所含天然聚合苯酚，能与细菌及病毒中的蛋白质化合，使之失去传染疾病能力，对于脊髓灰质炎病毒等有杀灭作用。

红枣 水果干果类

糯米甜红枣

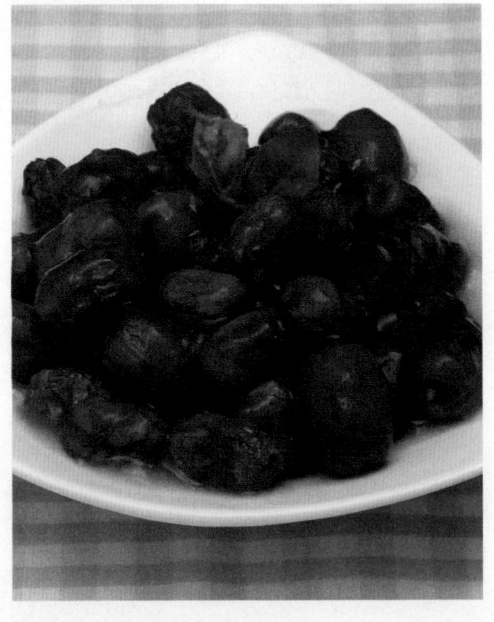

材料： 红枣200克，糯米粉100克，白糖适量。

制作：

❶将红枣洗净、泡好，用刀切开枣肚，去核。

❷糯米粉用水搓成细团，放入切开的枣腹中，装盘；盘中可放一片荷叶，既能提味，又能避免黏盘。

❸用白糖掺水，待溶化后倒入糯米红枣中，再将整盘放入蒸笼中，蒸5分钟即可出锅。

功效： 本品具有滋阴生津、健脾和胃的功效，适合阴虚津亏型的肛裂患者。

性味归经： 红枣性温，味甘。归脾、胃经。

食疗机理： 红枣具有补脾和胃、益气生津等功效，适合阴虚津亏型的肛裂患者。它还有调营卫、解药毒等功效，可用于辅助治疗胃虚食少、脾弱便溏、气血津液不足、营卫不和、心悸怔忡等病症。

火龙果 水果干果类

火龙果汁

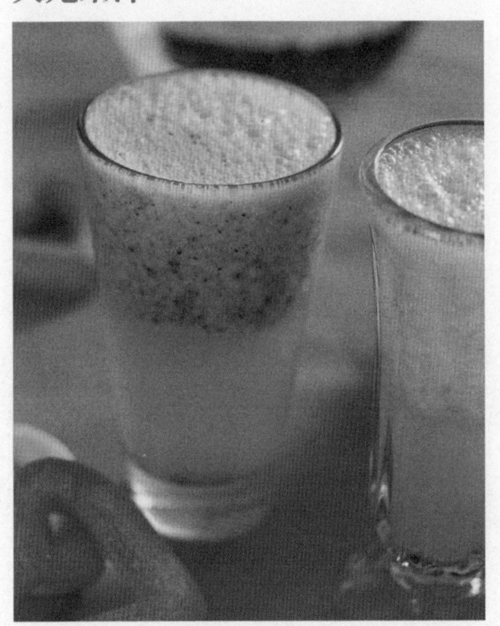

材料： 火龙果肉150克，苦瓜60克，矿泉水100毫升，冰块20克，蜂蜜适量。

制作：

❶将火龙果用清水洗净，取肉切成粒备用；苦瓜用清水洗净，切成粒，备用。

❷将火龙果、苦瓜、矿泉水、冰块一起倒入搅拌机内，搅打成汁。

❸最后加入蜂蜜搅拌均匀即可。

功效： 本品具有清热泻火、润肠通便的功效，适合血热肠燥型的肛裂患者。

性味归经： 火龙果性凉，味甘。归胃、大肠经。

食疗机理： 火龙果具有降火的功效，适合血热肠燥型的肛裂患者。此外，火龙果还有预防高血压和美容的功效。由于火龙果含有的植物性白蛋白是具黏性和胶质性的物质，对重金属中毒有解毒的作用，所以对胃壁有保护作用。

西瓜 水果干果类

西瓜玉米粥

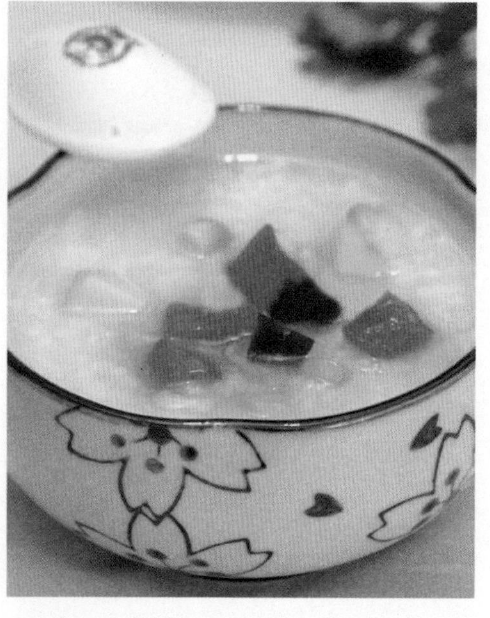

材料：西瓜、玉米粒、苹果各20克，牛奶100毫升，糯米100克，白糖适量。

制作：

❶ 糯米洗净，用清水浸泡半小时；西瓜切开取果肉；苹果洗净切小块；玉米粒洗净。

❷ 锅置火上，放入糯米，注入清水煮至八成熟。

❸ 放入西瓜、苹果、玉米粒煮至粥将成时，倒入牛奶稍煮，加白糖调匀即可。

功效：本品具有清热泻火的功效，适合血热肠燥型的肛裂患者。

性味归经：西瓜性寒，味甘。归心、胃、膀胱经。

食疗机理：西瓜具有清热解暑、利水消肿的功效，适合血热肠燥型的肛裂患者。此外，它还有除烦止渴、降压美容等功效。西瓜富含多种维生素，具有平衡血压、调节心脏功能的作用，可以促进新陈代谢，软化及扩张血管。常吃西瓜还可以使头发秀丽稠密。

山楂 水果干果类

银耳山楂粥

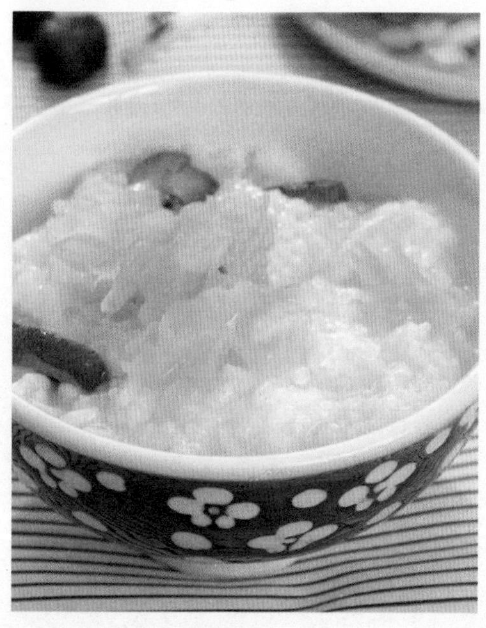

材料：银耳30克，山楂20克，大米80克，白糖适量。

制作：

❶ 大米用冷水浸泡半小时后，洗净，捞出，沥干水分备用。

❷ 锅置火上，放入大米，倒入适量清水煮至米粒开花。

❸ 放入银耳、山楂同煮片刻，待粥至浓稠状时，调入白糖拌匀即可。

功效：本品具有理气散瘀的功效，适合气滞血瘀型的肛裂患者。

性味归经：山楂性微温，味微酸、甘。归肝、胃、大肠经。

食疗机理：山楂具有消食化积、理气散瘀的功效，适合气滞血瘀型的肛裂患者。山楂所含的大量维生素C和酸类物质，可促进胃液分泌，增加胃消化酶类，从而帮助消化。山楂还有活血化瘀的功效，有助于消除局部瘀血，对跌打损伤也有辅助治疗作用。

核桃 水果干果类

核桃百合芝麻粥

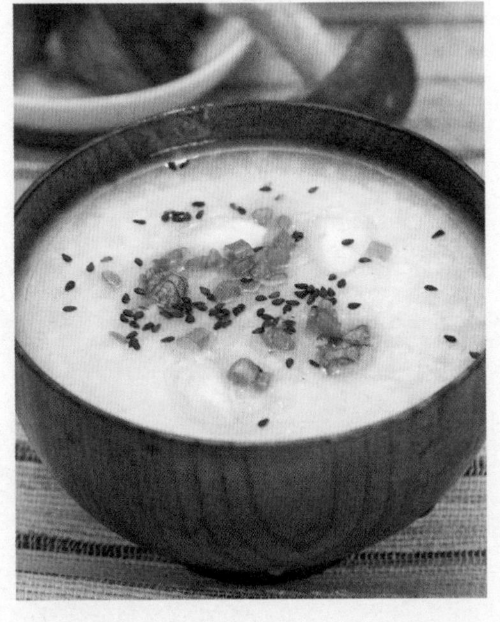

材料： 大米80克，葱8克，核桃仁、百合、黑芝麻、白糖各适量。

制作：

❶ 大米泡发洗净；核桃、黑芝麻均洗净；百合洗净，削去黑色边缘；葱洗净，切成葱花。

❷ 锅置火上，倒入清水，放入大米煮至米粒开花。

❸ 加入核桃仁、百合、黑芝麻同煮至浓稠状，调入白糖拌匀，撒上葱花即可。

功效： 本品具有破血祛瘀、润肠通便的功效，适合气滞血瘀型的肛裂患者。

性味归经： 核桃性温，味甘。归肺、肾经。

食疗机理： 核桃仁含有丰富的油脂，有润肠通便的作用，有助于防止因便秘而引致的肛裂病情加重。核桃油中油酸、亚油酸等不饱和脂肪酸含量高于橄榄油，而饱和脂肪酸含量极微，是预防动脉硬化、冠心病的优质食用油。核桃能润肌肤、乌须发，并可润肺强肾、降低血脂，长期食用还对癌症具有一定的预防效果。

豆浆 其他类

南瓜豆浆

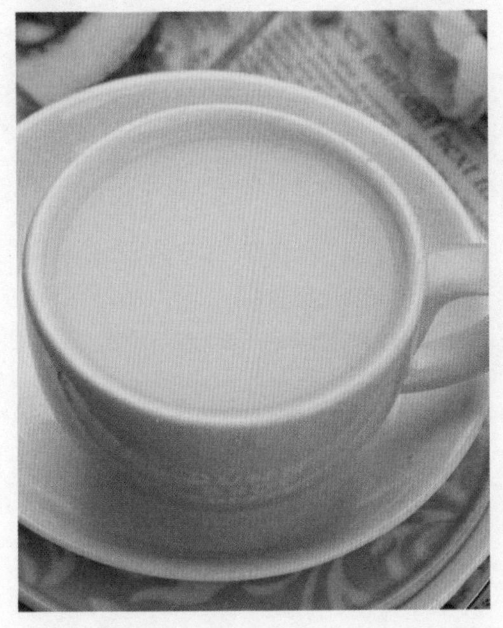

材料： 黄豆、南瓜各50克。

制作：

❶ 黄豆洗净泡软；南瓜洗净，去皮去瓤，切丁。

❷ 将上述材料放入豆浆机中，添水搅打成豆浆。

❸ 烧沸后滤出豆浆，装杯即可。

功效： 本品具有清热泻火、润肠通便的功效，适合血热肠燥型的肛裂患者。

性味归经： 豆浆性平，味甘。归心、脾、肾经。

食疗机理： 豆浆具有清火润肠的功效，适合肠胃积热型便秘、血热肠燥型肛裂患者食用。此外，豆浆还有降脂降糖、化痰补虚、防病抗癌、增强免疫力等功效，常饮鲜豆浆对高血压、糖尿病、冠心病、慢性支气管炎、便秘、动脉硬化及骨质疏松等患者有益。

蜂蜜 其他类

黑芝麻蜂蜜粥

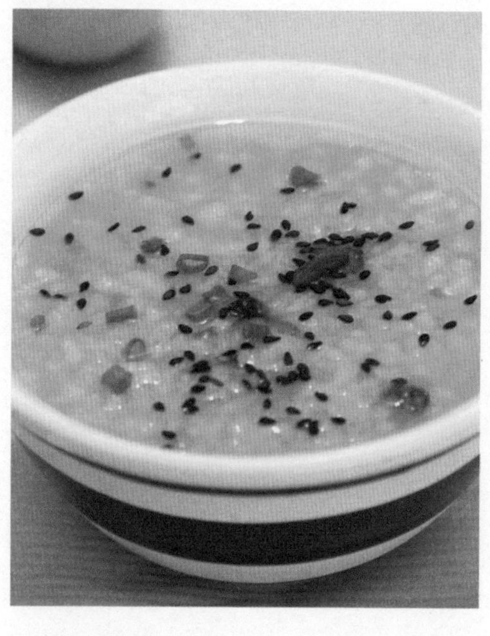

材料： 黑芝麻20克，大米80克，白糖、蜂蜜各适量。

制作：

1. 大米泡发洗净；黑芝麻洗净。
2. 锅置火上，倒入清水，放入大米煮开。
3. 加入蜂蜜、黑芝麻同煮至浓稠状，调入白糖拌匀即可。

功效： 本品具有滋阴润燥、润肠通便的功效，适合阴虚津亏型的肛裂患者。

性味归经： 蜂蜜性平，味甘。归脾、肺、胃、大肠经。

食疗机理： 蜂蜜具有补虚、润燥、解毒的功效，对于肠胃积热型便秘、阴虚津亏型的肛裂患者有很好的食疗作用。此外，它还有保护肝脏、营养心肌、降血压、预防动脉硬化等功效，对中气亏虚、肺燥咳嗽、风疹、胃痛、口疮、水火烫伤、高血压等病症有一定的食疗作用。

酸奶 其他类

杏仁鲜果酸奶

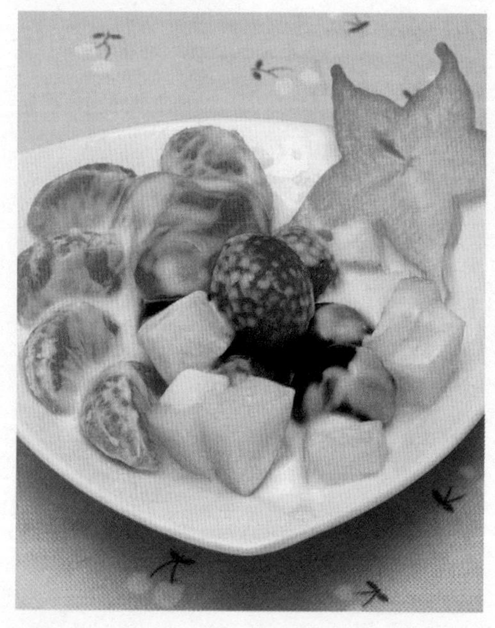

材料： 酸奶200毫升，时令水果适量，杏仁粉15克。

制作：

1. 时令水果（以草莓、猕猴桃、菠萝、西瓜、香瓜、阳桃等比较合适）洗净、切块、备用。
2. 锅内不加油，待加热后倒入杏仁粉干炒至酥松即可起锅，等凉却后加入酸奶调匀。
3. 将做法2中的杏仁酸奶淋在水果上，即可食用。

功效： 本品具有滋阴生津、补虚润肠的功效，适合阴虚津亏型的肛裂患者。

性味归经： 酸奶性平，味甘、酸。归心、胃、大肠经。

食疗机理： 酸奶补虚润肠，适合体虚、肠燥便秘的患者食用，可避免由于便秘而引起的肛裂病情加重。经常喝酸奶可以防治贫血，并可以改善牛皮癣症状，缓解儿童营养不良；老年人常喝酸奶，可以矫正由于偏食引起的营养缺乏。

牛奶 其他类

香蕉牛奶

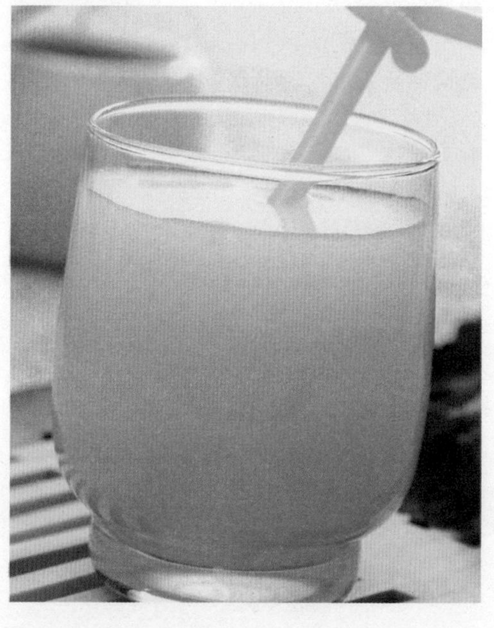

材料：香蕉1根，牛奶50毫升，火龙果少许。

制作：

❶将香蕉去皮，切成段，备用；火龙果去皮，切成小块备用。

❷将火龙果与牛奶、香蕉一起放入榨汁机中，搅打成汁。

❸最后将香蕉牛奶汁倒入杯中即可。

功效：本品具有滋阴润肠的功效，适合阴虚津亏型的肛裂患者。

性味归经：牛奶性平，味甘。归心、肺、肾、胃经。

食疗机理：牛奶具有补肺养胃、生津润肠之功效，适合阴虚津亏型的肛裂患者食用。牛奶中含有碘、镁、锌和卵磷脂等营养物质，能提高大脑的工作效率，还能增强心脏和中枢神经系统的耐疲劳性。睡前喝牛奶能促进睡眠安稳，常喝牛奶还能润泽美白肌肤。

莲子 中药类

蹄筋莲子炖猪蹄

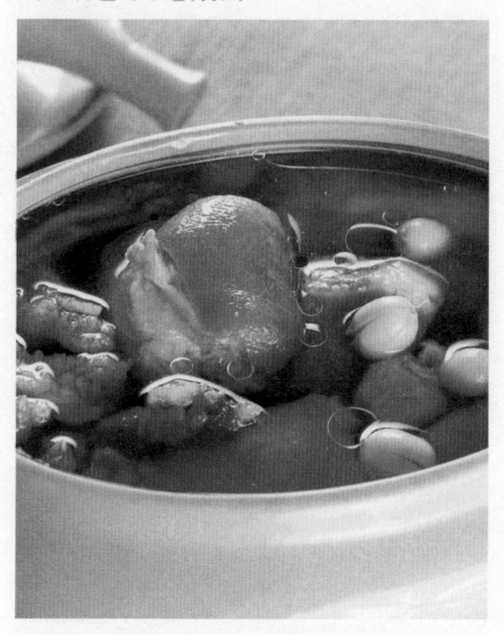

材料：猪蹄500克，猪瘦肉100克，莲子50克，蹄筋20克，姜、盐、鸡精、胡椒粉各适量。

制作：

❶猪蹄先用火烧净毛刮洗干净；莲子、蹄筋泡发，莲子去除莲心；猪瘦肉洗净切块；姜洗净切片。

❷锅上火，放入清水、姜片、猪蹄、猪肉大火煮开后，继续炖约几分钟，滤除血水后，捞出。

❸转入砂锅，放进莲子、蹄筋，大火炖约2小时后调入盐、鸡精、胡椒粉，拌匀即可。

功效：本品具有清热泻火的功效，适合血热肠燥型的肛裂患者。

性味归经：莲子性平，味甘、涩。归心、脾、肾经。

食疗机理：莲子具有清热泻火、止泻固精的功效，适用于血热肠燥型的肛裂患者。此外，莲子还有安神明目、健脾补胃、益肾涩精的功用，可促进凝血，使某些酶活化，维持神经传导性，维持肌肉的伸缩性和心跳的节律等作用，并能帮助机体进行蛋白质、脂肪、糖类代谢，维持酸碱平衡。

番泻叶 中药类

番泻叶银耳优酪

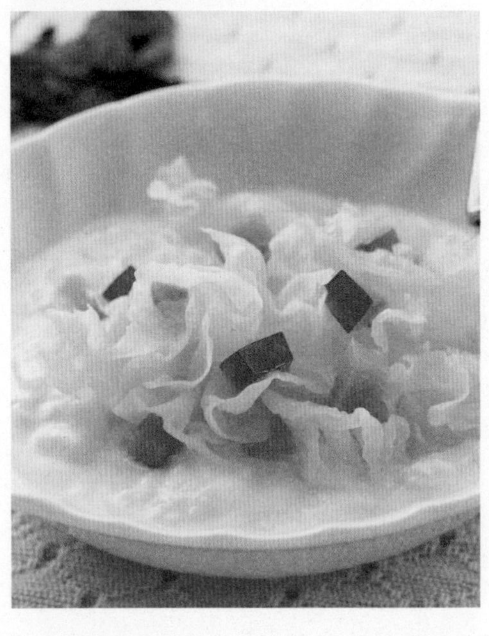

材料：银耳、玄参各10克，魔芋50克，原味优酪120克，番泻叶8克，糖适量。

制作：

❶ 银耳泡入冰水中发胀软化，剪去硬根部，叶片的部分剥成小片状；魔芋洗净切小块。

❷ 全部药材与清水置入锅中，以小火煮沸，约2分钟后关火，滤取药汁备用。

❸ 药汁倒入锅中，加入银耳煮沸，放入糖搅拌溶化后关火，用过滤网沥出银耳。

❹ 魔芋、银耳放入碗中拌匀，搭配原味优酪即可食用。

功效：本品具有清热泻火、利水通便的功效，适合血热肠燥型的肛裂患者。

性味归经：番泻叶性大寒，味甘、苦。归大肠经。

食疗机理：番泻叶泻热行滞、通便、利水，可用于辅助治疗热结积滞、便秘腹痛、水肿胀满等症，防止因便秘而引起的肛裂病情加重。本品主要有泻下作用，有较强的刺激性，能促进肠蠕动，临床应用于热积便秘，如肠胃积热而致的便秘、食物积滞、胸腹胀满及腹水等症。

郁李仁 中药类

藕汁郁李仁蒸蛋

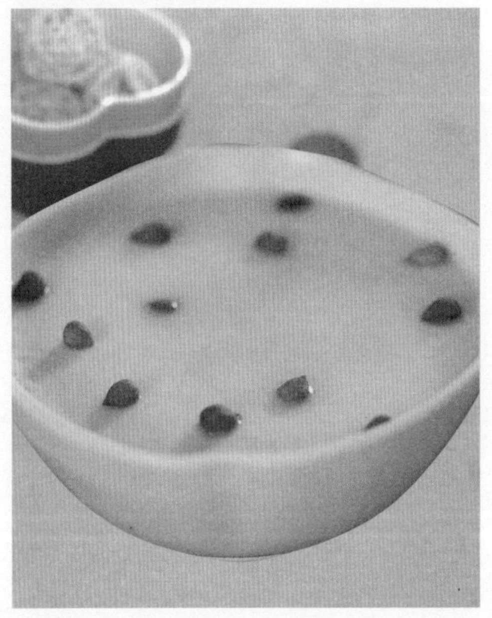

材料：郁李仁8克，鸡蛋1个，食用油、藕汁、盐各适量。

制作：

❶ 将郁李仁与藕汁调匀。

❷ 鸡蛋打入碗中，加少许水和盐，与郁李仁、藕汁调匀。

❸ 入蒸锅蒸熟，取出，淋少许油即可。

功效：本品具有滋阴生津、润肠通便的功效，适合阴虚津亏型的肛裂患者。

性味归经：郁李仁性平，味辛、苦、甘。归脾、大肠、小肠经。

食疗机理：郁李仁具有润燥、滑肠、下气、利水的功效，可用于治疗大肠气滞、燥涩不通、小便不利、大腹水肿、四肢浮肿等症，对于因便秘引起的肛裂病情加重也有很好的缓解作用。

生地 中药类

生地绿豆猪肠汤

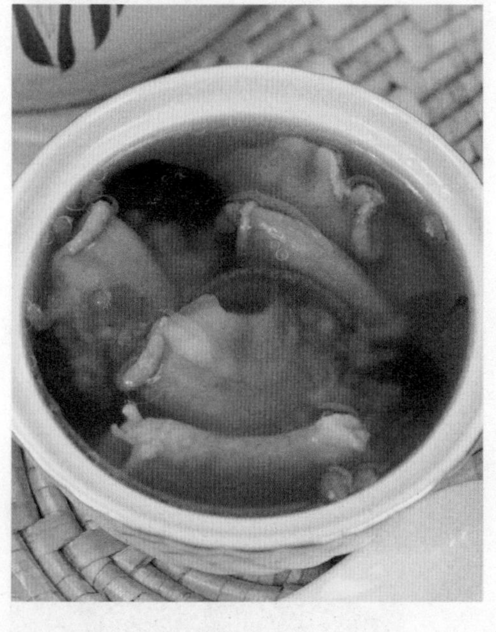

材料： 猪大肠100克，绿豆50克，生地、陈皮、姜各3克，盐适量。

制作：

❶猪大肠切段后洗净；绿豆洗净，入水浸泡10分钟；生地、陈皮、姜均洗净。

❷锅入水烧开，入猪大肠煮透，捞出。

❸将猪大肠、生地、绿豆、陈皮、姜放入炖盅，注入清水，以大火烧开，改用小火煲2小时，加盐调味即可。

功效： 本品具有清热凉血、养阴生津的功效，适用于阴虚津亏型的肛裂患者。

性味归经： 生地性微寒，味甘、苦。归心、肝、肾经。

食疗机理： 生地具有滋阴清凉、凉血补血、养阴生津的功效，主治阴虚发热、消渴、吐血、衄血、血崩、月经不调、胎动不安、阴伤便秘等症，对于血热肠燥型、阴虚津亏型的肛裂患者具有一定的辅助疗效。

百合 中药类

百合红豆甜汤

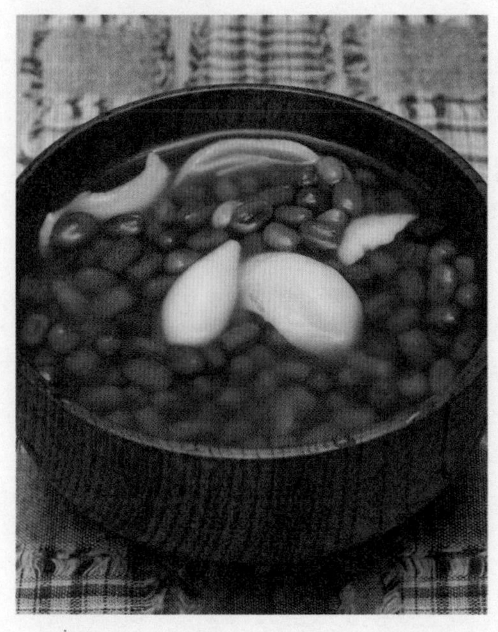

材料： 红豆60克，百合30克，砂糖适量。

制作：

❶红豆淘净，放入碗中，浸泡3小时，备用。

❷红豆入锅，加4杯水煮开，转小火煮至呈半开状。

❸百合洗净，加入红豆泥中煮5分钟，直至汤变黏稠即可。

❹加糖调味后饮用。

功效： 本品具有清热润肠的功效，适合血热肠燥型的肛裂患者。

性味归经： 百合性平，味甘、微苦。归肺、脾、心经。

食疗机理： 百合清热安神、润肺止咳，主治肺热久嗽、咳嗽痰血、热病后余热未清、虚烦惊悸、神志恍惚、脚气浮肿等症，对于血热肠燥型的肛裂患者也有一定的辅助治疗功效。此外，它还有助于增强体质，抑制肿瘤细胞的生长，缓解放疗反应。

肛裂患者
忌吃食物及忌吃原因

肛裂患者应忌食辣椒、花椒等辛辣刺激性食物，忌烟、酒、咖啡及烧烤、煎炸类食物，以下食物应绝对禁吃。

羊肉

忌吃关键词：
性热、高蛋白质。

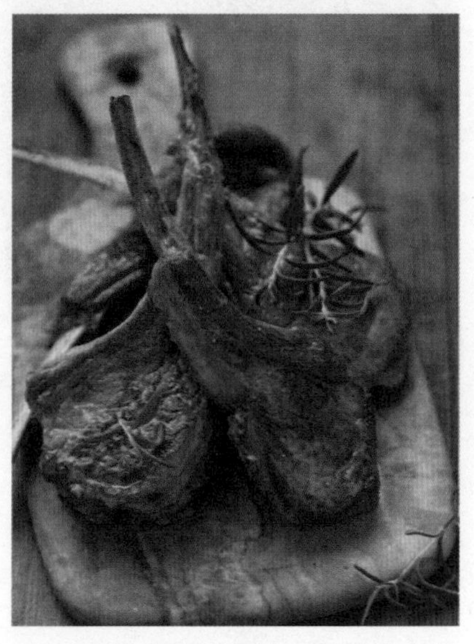

忌吃羊肉的原因

1. 中医认为，肛裂的形成或因燥火郁结，结于肠道；或因湿热下注，蕴结于肛；或因血虚肠燥，结而化火。而羊肉甘温大热，肛裂患者食用后会使肠胃燥热积聚，耗损津液，加重肛裂的病情。
2. 羊肉含蛋白质丰富，摄入过多会加重肠胃负担，肠胃蠕动较慢，使排便相对费力，而用力排便等易造成肛裂或加重肛裂的程度。

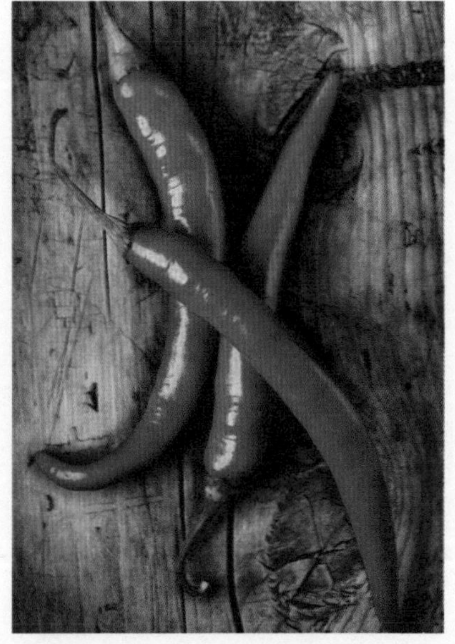

辣椒

忌吃关键词：
性大热、辣椒素。

忌吃辣椒的原因

1. 辣椒性大热，而肛裂是由于燥热所致，故不宜食用，否则可加重其大便干结，排出困难，肛门裂伤、出血程度，引起肛门烧灼痛、腹胀腹痛、小便短赤、烦躁不安、面红身热、口干口臭等症状。
2. 辣椒中含有具有强烈刺激性的物质辣椒素等，它可使肠胃黏膜高度充血，损伤肠胃黏膜，使肛门局部破溃出血，引起肛裂。

虾

忌吃关键词：
性温、海鲜发物。

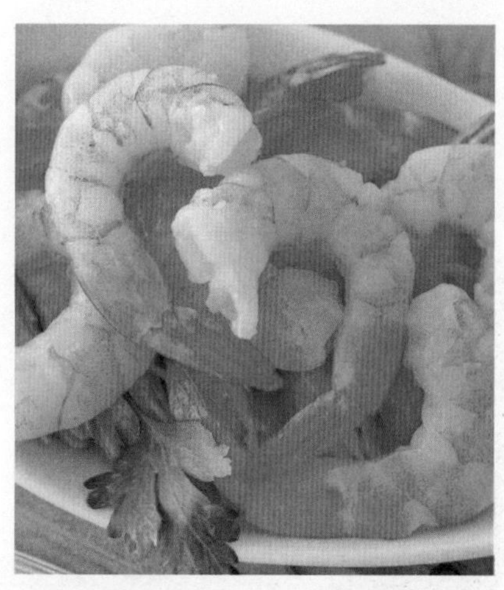

忌吃虾的原因

1. 中医认为，宿疾者、正值上火之时不宜食虾。而肛裂或因燥火郁结，结于肠道；或因湿热下注，蕴结于肛；或因血虚肠燥，结而化火而形成，故而不宜食虾。
2. 中医认为，虾为海鲜发物，能够加重肛裂的病情。肛裂患者手术后食用虾，还可能诱使肛裂复发，故肛裂患者不宜食用虾。

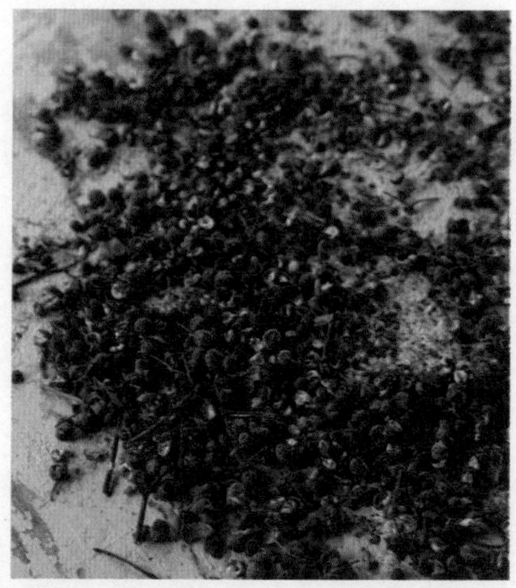

花椒

忌吃关键词：
热性、牻牛儿醇。

忌吃花椒的原因

1. 花椒属于热性调料，多食可使肠胃燥热内积，耗损大肠中的水分，从而使大便干燥，进而容易引起肛管皮肤的损伤，导致肛裂。
2. 花椒中含有一种叫作牻牛儿醇的物质，小量能增强肠蠕动，如摄入过量则会抑制肠蠕动，从而使排便费力，而用力排便可引起肛裂或加重肛裂的病情。

狗肉

忌吃关键词：
性温、难消化。

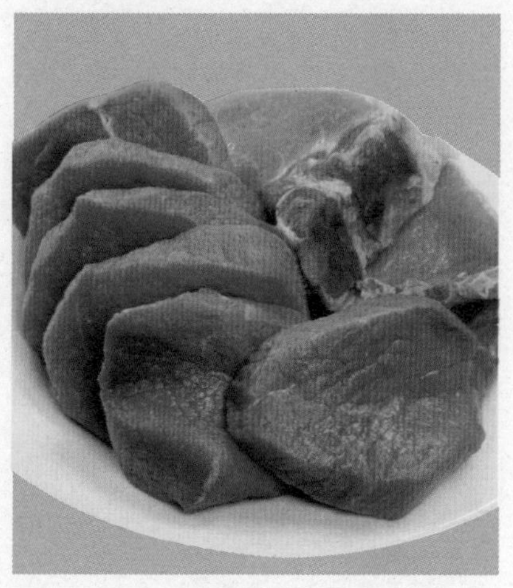

忌吃狗肉的原因

1. 关于狗肉的食用禁忌，《本草经疏》中早有记载："发热动火，生痰发渴，凡病人阴虚内热、多痰多火者慎勿食之。"中医认为，肛裂因燥热所致，故不宜食用狗肉。
2. 狗肉比较难消化，如果摄入过多，会加重肠胃的负担，肠胃的蠕动也相对缓慢，使排便不畅、费力，而用力排便则会加重肛裂的程度。

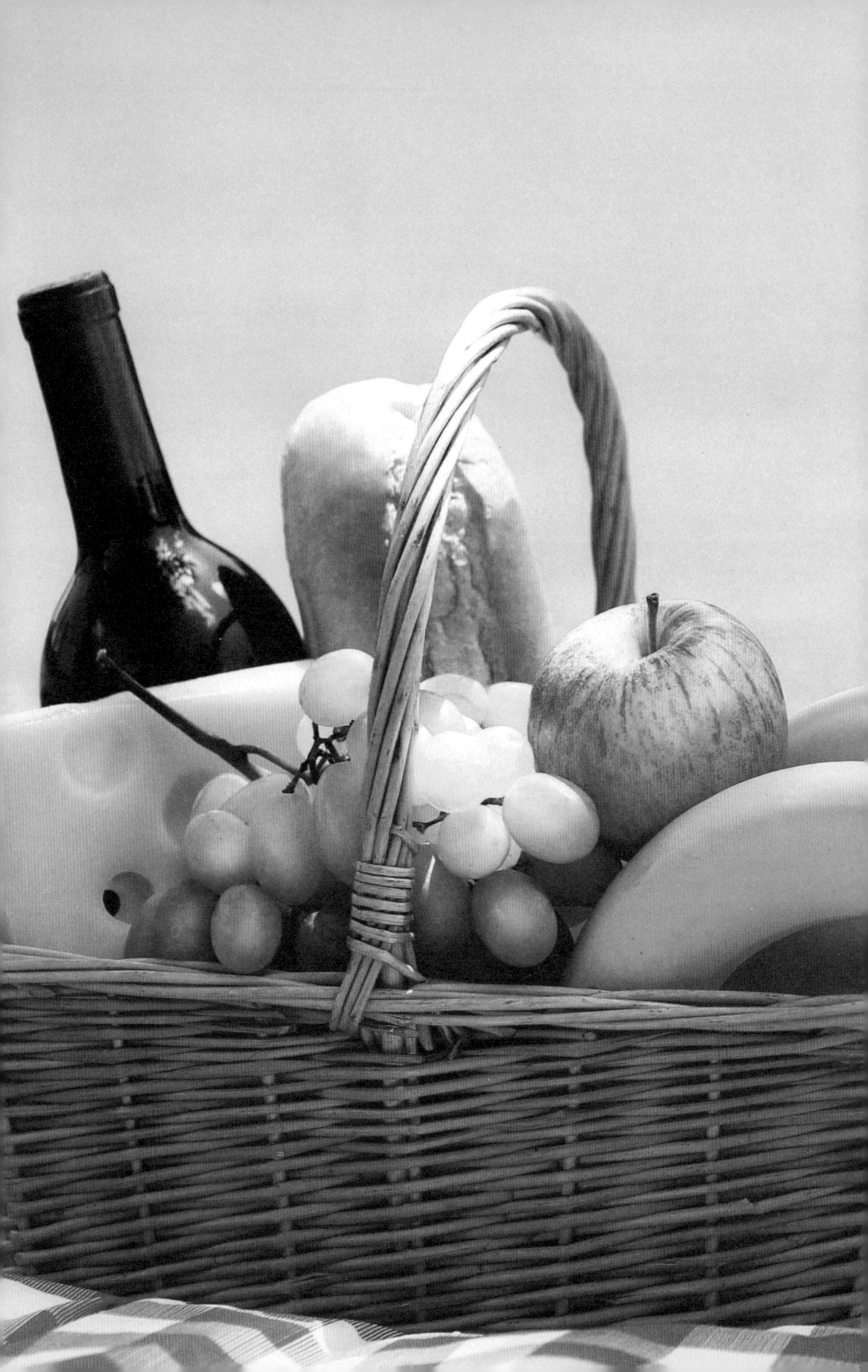

第八章

痔疮吃什么？禁什么？

痔疮是直肠末端黏膜下和肛管皮肤下的静脉丛发生扩大曲张所形成的柔软静脉团。根据痔的发生部位可分为内痔、外痔、混合痔。内痔早期的症状不明显，以排便间断出鲜血为主，不痛，无其他不适；后期则有排便时内痔脱出、流黏液、出血、发痒和发作期疼痛等症状。外痔可看到肛缘的痔隆起或皮赘，以坠胀疼痛为主要表现。混合痔是指外痔和内痔均有。

中医将痔疮大致分为湿热下注、瘀毒内阻、气血两虚、肝肾阴虚、脾肾阳虚五种证型，我们根据每种证型的病症特点，配制了科学合理的对症药膳，患者可结合自身的症状，选择相应的药膳进行调理，对疾病的治疗能起到积极的作用。

中医分型

湿热下注型

对症药材
·苦参·土茯苓

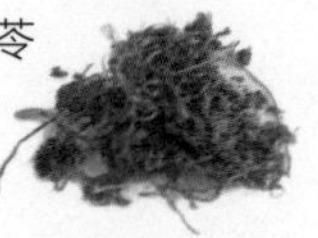

对症食材
·西瓜·薏米·绿豆
·红豆·田螺·茭白
·大蒜·甜瓜·马齿苋

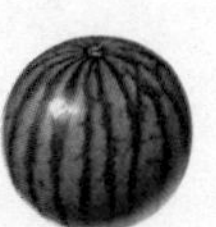

症状剖析

肛门外有肿物，或排便时肛门内有挤压痛，还伴有便血、色红、便质稀有秽臭，肛门灼痛，小便黄，舌红，苔黄腻。

治疗原则 清热利湿、凉血消肿。

饮食禁忌 忌食辛辣、热性食物，如羊肉、狗肉、花椒、辣椒；忌食发物，如虾蟹。

瘀毒内阻型

对症药材
·田七·丹皮·生地

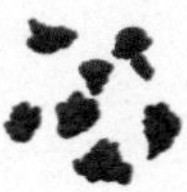

对症食材
·泥鳅·柿子·菠菜
·莲藕·桑葚·猪肠

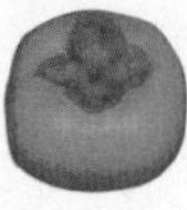

症状剖析

肛门痔疮刺痛拒按，甚至不能行走，便时更甚，或伴里急后重、出血、痔核紫暗，患者伴有烦热口渴、面色晦暗、舌质紫暗或有瘀点、瘀斑。

治疗原则 活血化瘀、凉血解毒。

饮食禁忌 忌食辛辣刺激性食物，忌食发物等。

气血两虚型

对症药材
·熟地·太子参

对症食材
·乌鸡·菠菜·薏米·葡萄
·苹果

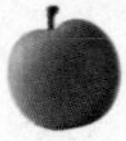
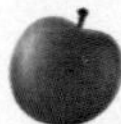

症状剖析

肛门外有异物，皮色淡，无肿痛。大便质软，排便时感觉乏力，难以排出。伴有神疲气短、乏力、头晕目眩、口唇色淡、舌淡嫩、苔薄白。

治疗原则 益气养血、通便消痔。

饮食禁忌 忌食海鲜如虾、蟹等发物，忌辛辣刺激性食物。

肝肾阴虚型

对症药材

·女贞子·枸杞子

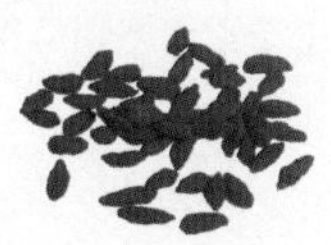

对症食材

·桑葚·竹笋·葡萄·蛤蜊·芹菜

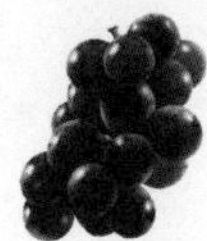

症状剖析

肛门外脱出肿物，干涩疼痛，伴有口苦咽干、胸胁胀痛不舒或口干舌燥，大便干燥秘结，小便黄，舌质红，少苔。

治疗原则 养阴润燥、滋补肝肾。

饮食禁忌 忌食海鲜如虾、蟹等发物，忌辛辣燥热性食物。

脾肾阳虚型

对症药材

·肉桂·韭菜子·肉苁蓉·莲子

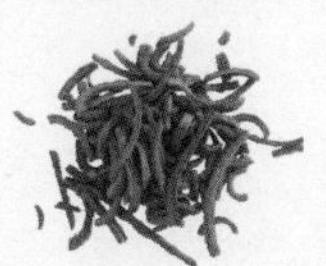

对症食材

·猪肠·乌鸡·柿子

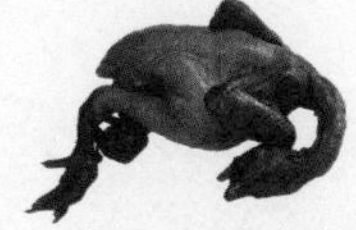

症状剖析

肛门外或内有痔核，排便时有异物感，皮色淡，大便糖稀或五更泄泻，面色苍白，少气无力，畏寒肢冷，腰酸膝冷，舌质淡胖有齿痕，苔薄白。

治疗原则 温补脾肾。

饮食禁忌 忌食寒凉生冷食物，忌食具有泻下润肠作用的食物。

宜

✔ 选择富含纤维素和维生素，有助于促进肠道蠕动的蔬菜水果，这样一方面可以保持排便顺畅，避免痔疮加重；另一方面可以减轻痔疮的瘀血和扩张。

✔ 选择具有清热利湿、凉血消肿、润肠通便作用的食物。

忌

✕ 勿食辣椒、胡椒，以及烧烤、油炸类等辛辣刺激性的食物。

✕ 勿食发物。

✕ 忌烟酒。

✕ 忌食生冷及有润肠作用的食物。

民间秘方

❶ 取苦参30克，生地黄、槐花各15克，一起放入砂锅中加适量清水煎汁，取汁服用，对于痔核以及痔核出血有良好的疗效。

❷ 取苦参60克加水煎浓汁，滤渣取汁，然后放入2个鸡蛋和60克红糖，煮至鸡蛋熟后，去壳连汤一起服用。每日1剂，4日为1个疗程，对于混合痔患者有较好的疗效，病症轻者1个疗程即可，病症较重者则需2~3个疗程。

生活保健

✓ 痔疮患者可采取坐浴的方法来辅助治疗，可用清热解毒、凉血化瘀类药物坐浴，如金银花、黄柏、黄连、秦皮、苦参、地肤子、丹参、丹皮等。药物治疗日久不愈、痔疮嵌顿等患者应接受手术治疗。

✓ 痔疮患者、长期从事体力劳动者，以及久坐、久站、远行工作的人要加强体育锻炼，这样可以改善盆腔长时间充血状况，对预防痔疮有帮助。

✓ 养成定时排便的习惯，并且保持肛门周围清洁，每日用温水清洗，勤换内裤。

✗ 忌久坐、久站、久蹲，长时间不起来活动，会导致肛周血液循环不畅，增加痔疮的患病概率。

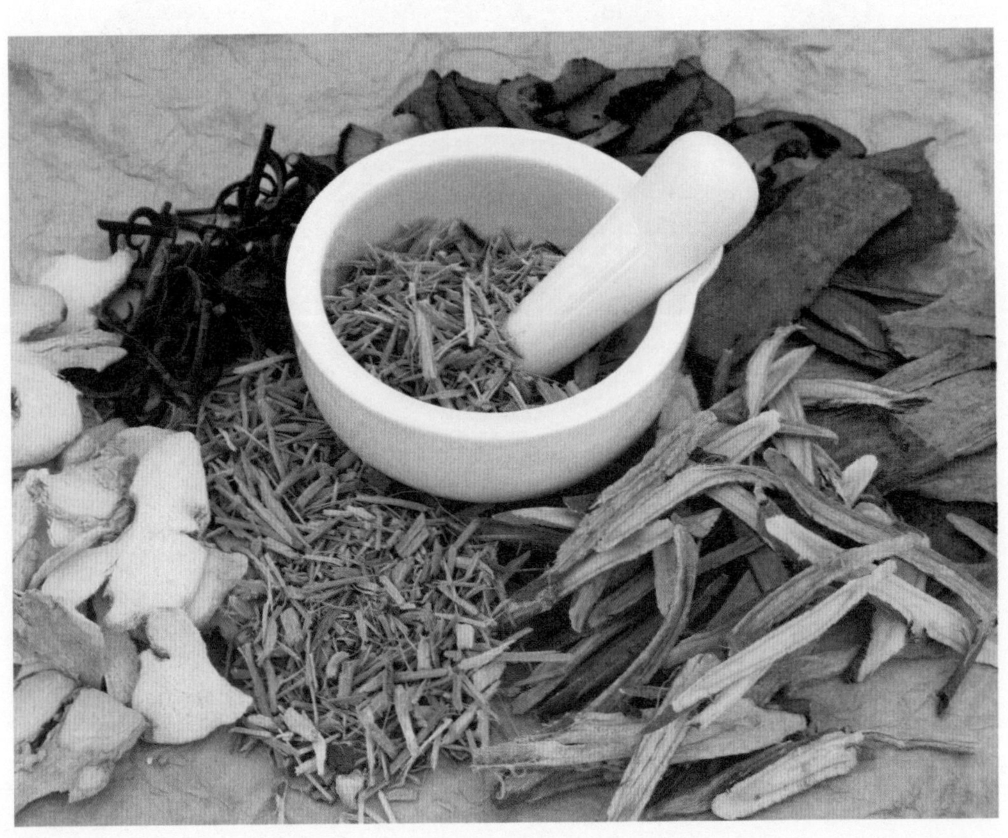

痔疮患者
宜吃的食物及其简易食疗方

我们根据痔疮的五种中医分型，贴心地为每一种证型的患者挑选了宜吃的食物，分析每一种食物的性味归经及其对每种证型的食疗功效，并推荐了合适的调养食疗方，详解其材料、做法，以及功效。食疗方的材料均简单易得，做法清晰明了，患者可根据自身症状判断自己属于哪一证型，然后根据证型选择适合自己的食疗方法及菜例，于日常饮食中轻松达到调理的目的。

泥鳅	白菜	生地

薏米 谷物粮豆类

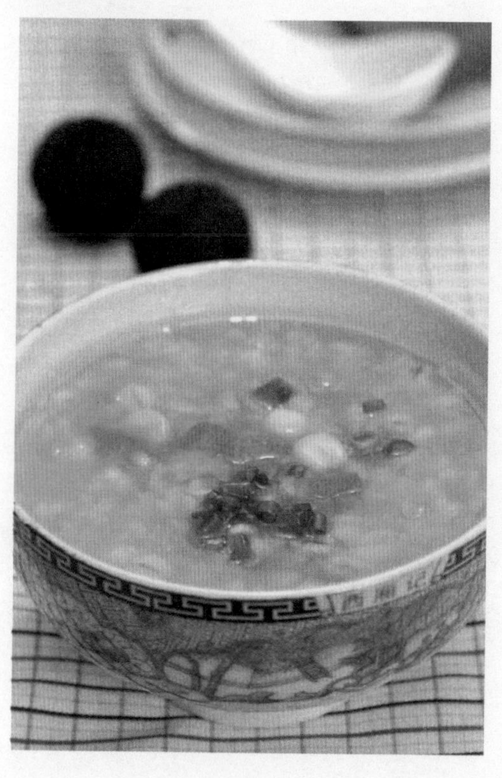

椰汁薏米萝卜粥

材料：椰汁50毫升，薏米80克，玉米粒、胡萝卜、豌豆各15克，冰糖、葱花各适量。

制作：

❶薏米洗净后泡发；玉米粒洗净；胡萝卜洗净去皮，切丁；豌豆洗净。

❷锅置火上，注入水，加入薏米煮至米粒开花后，加入玉米粒、胡萝卜、豌豆同煮。

❸煮至米粒软烂时，加入冰糖煮至溶化，待凉时，加入椰汁，撒上葱花即可食用。

功效：本品具有清热利湿、凉血消肿的功效，适合湿热下注型的痔疮患者。

性味归经：薏米性凉，味甘、淡。归脾、胃、肺经。

食疗机理：薏米具有解热、镇痛、健脾止泻的功效，适合湿热下注型的痔疮患者。此外，薏米还具有利水渗湿、抗癌、抑制骨骼肌收缩、健脾止泻、除痹、排脓等功效，对于治疗扁平疣等病症有一定食疗功效。薏米还有增强人体免疫功能、抗菌抗癌的作用。

红豆 谷物粮豆类

莲藕红豆牛腩汤

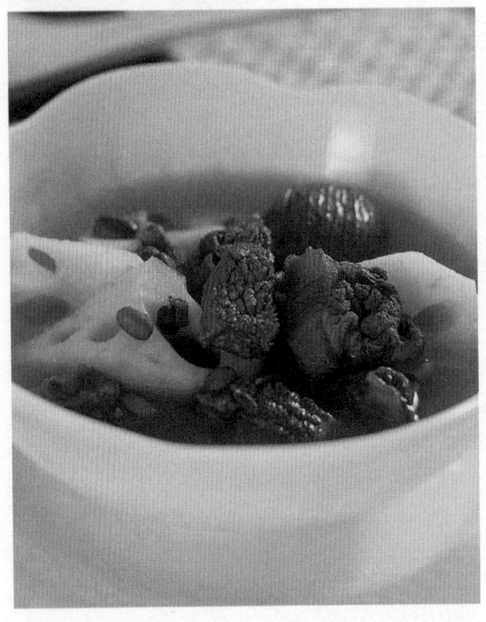

材料：莲藕300克，红豆50克，牛腩400克，姜片10克，蜜枣3颗，盐适量。

制作：

1. 莲藕洗净，从藕节处折成短节；红豆洗净，浸泡；蜜枣洗净。
2. 牛腩洗净，切成块状，汆水；烧锅，将牛腩块与姜片一起爆炒5分钟。
3. 将清水2000毫升放入瓦煲中，煮沸后加入所有材料，大火煮开后，改用小火煲3小时。
4. 将莲藕取出，切成块状，放入煲内再煲10分钟，加盐调味即可。

功效：本品具有除湿解毒、清热凉血的功效，适合瘀毒内阻、湿热下注型的痔疮患者。

性味归经：红豆性平，味甘、酸。归心、小肠经。

食疗机理：红豆具有利水除湿、和血排脓、消肿解毒的功效，主治水肿、脚气、黄疸、泻痢、便血、痈肿等病症，对于瘀毒内阻型的痔疮患者也有一定的食疗功效，可缓解痔疮疼痛症状。

猪肠 肉禽水产类

猪肠白菜粥

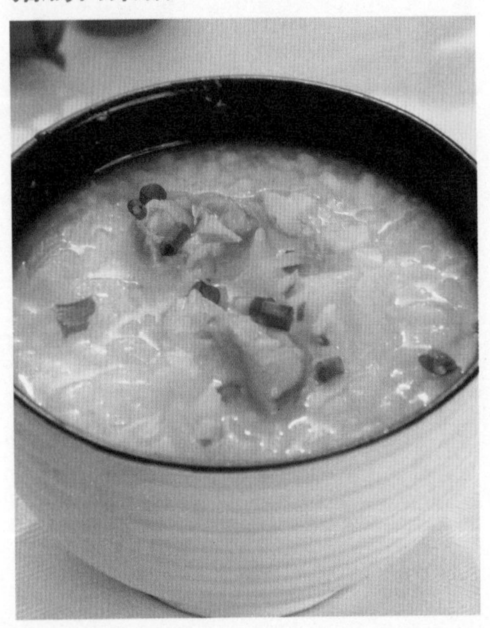

材料：白菜60克，猪小肠150克，大米80克，姜片、葱花、盐、鸡精各适量。

制作：

1. 猪小肠洗净，切段，入沸水汆烫，捞出；白菜洗净，切丝；大米淘净，泡好。
2. 锅中注水，下入大米煮开，下入猪小肠、姜片，炖煮至小肠变熟，再炖半小时。
3. 转小火，下入白菜丝慢熬成粥，调入盐、鸡精调味，撒上葱花即可。

功效：本品具有清热凉血、祛风解毒的功效，适合湿热下注、瘀毒内阻型的痔疮患者。

性味归经：猪肠性微温，味甘。归大肠经。

食疗机理：猪肠有润肠、祛风、解毒、止血的功效，能去下焦风热、止小便数，主治肠风便血、血痢、痔漏、脱肛等症，还有润燥、补虚、止渴之功效，可用于辅助治疗虚弱口渴、便秘等症。

乌鸡 肉禽水产类

核桃乌鸡粥

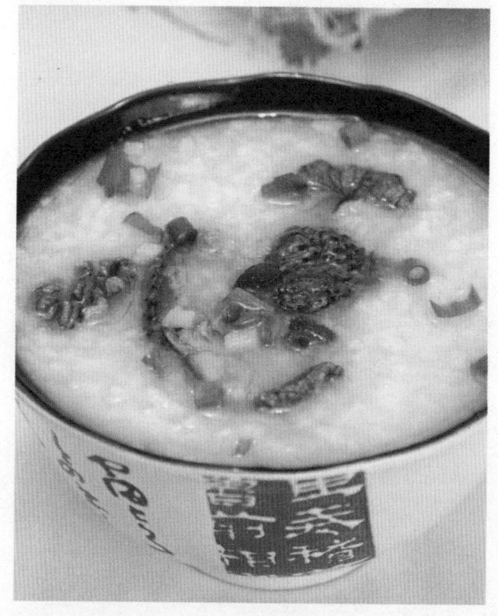

材料： 乌鸡肉200克，核桃100克，大米80克，枸杞子30克，食用油、姜末、鲜汤、盐、葱花各适量。

制作：

1. 核桃去壳，取肉；大米淘净；枸杞子洗净；乌鸡肉洗净，切块。
2. 油锅烧热，爆香姜末，下入乌鸡肉过油，倒入鲜汤，放入大米烧沸，下核桃肉和枸杞子，熬煮。
3. 小火将粥焖煮好，加入盐调味，撒上葱花即可。

功效： 本品具有清热滋阴、补肾养血的功效，适合湿热下注、肝肾阴虚型的痔疮患者。

性味归经： 乌鸡性平，味甘。归肝、肾经。

食疗机理： 乌鸡具有滋阴、补肾、养血、添精、益肝、退热、补虚作用，对于湿热下注型、肝肾阴虚型的痔疮患者有一定的食疗功效。此外，乌鸡还能调节人体免疫功能，延缓衰老。乌鸡体内的黑色物质含铁、铜元素较高，对于病后、产后贫血者具有补血、促进康复的食疗作用。

田螺 肉禽水产类

猴头菇螺片汤

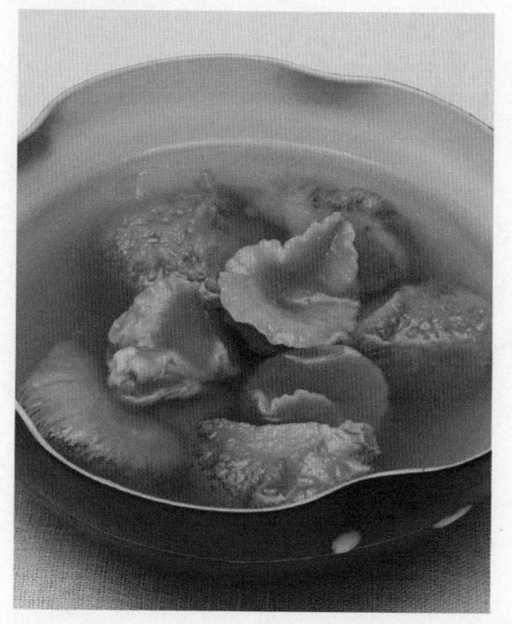

材料： 螺肉、猴头菇各50克，淮山、五味子、豆蔻仁、鱼腥草、黄芪各10克，玉竹5克，瘦肉、龙骨各100克，盐适量。

制作：

1. 先将猴头菇用水浸泡20分钟，挤干水分；瘦肉洗净，切片；龙骨洗净，斩段。
2. 螺肉用盐搓洗干净。
3. 将所有的药材装入纱布袋扎紧，与瘦肉、龙骨、螺肉、猴头菇一起放入煲内，加水适量，大火煲沸，再以小火煲2小时，汤成后取出纱布袋，加盐调味即可。

功效： 本品具有清热利尿的功效，适合湿热下注型的痔疮患者。

性味归经： 田螺性寒，味甘。归脾、胃、肝、大肠经。

食疗机理： 田螺具有清热止痢、解暑止渴、利尿通淋、醒酒、明目等功效。可用于辅助治疗细菌性痢疾、风湿性关节炎、肾炎水肿、疔疮肿痛、尿赤热痛、尿闭、痔疮、黄疸、佝偻病、脱肛、狐臭、胃痛、胃酸、小儿湿疹、妊娠水肿、妇女子宫下垂等多种疾病。

蛤蜊 肉禽水产类

海带蛤蜊排骨汤

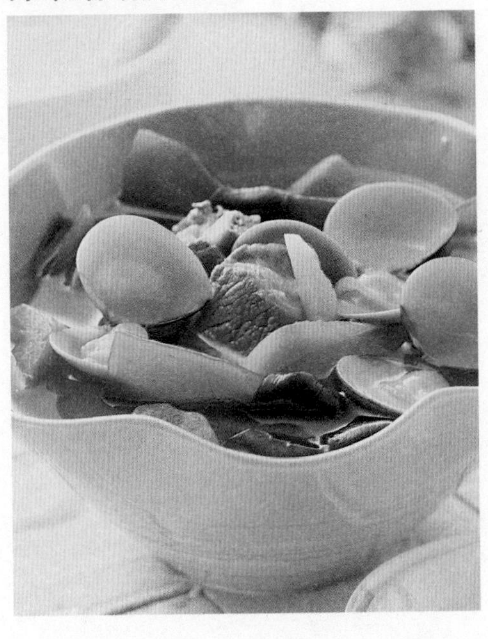

材料：海带结200克，蛤蜊300克，排骨250克，胡萝卜半根，姜1块，盐适量。

制作：

❶蛤蜊泡在淡盐水中，待其吐沙后，洗净沥干；排骨斩件，氽去血水，冲净。

❷海带结洗净；胡萝卜去皮洗净切块；姜洗净切片。

❸将排骨、姜、胡萝卜先入锅中，加2000毫升水煮沸，转小火炖约30分钟，再下海带结续炖15分钟。

❹待排骨熟烂，转大火，倒入蛤蜊，待蛤蜊开口，酌情加盐调味即可。

功效：本品有养阴润燥、滋补肝肾的功效，适合肝肾阴虚型的痔疮患者。

性味归经：蛤蜊性寒，味咸。归胃经。

食疗机理：蛤蜊有滋阴、软坚、化痰的作用，可滋阴润燥，适合肝肾阴虚型的痔疮患者，能用于五脏阴虚消渴、纳汗、干咳、失眠、目干等病症的调理和治疗，对淋巴结肿大、甲状腺肿大也有较好的食疗功效。蛤蜊含蛋白质多而含脂肪少，适合血脂偏高或高胆固醇血症患者食用。

泥鳅 肉禽水产类

沙参泥鳅汤

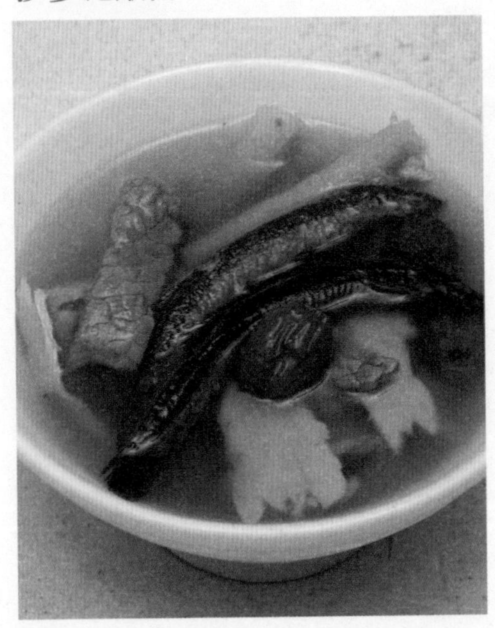

材料：泥鳅250克，猪瘦肉100克，沙参20克，黄芪10克，红枣3颗，食用油、盐各适量。

制作：

❶泥鳅剖净，用沸水略烫，洗净表面的黏液；猪肉洗净切片。

❷烧锅下油，将泥鳅煎至金黄色，捞起。

❸将剩下的材料分别洗净，红枣泡发备用。

❹瓦煲内加入清水，煮沸后加入所有的原材料，大火煲滚后，改用小火煲2小时，加盐调味即可。

功效：本品具有益气养血、消痔的功效，适合气血两虚型的痔疮患者。

性味归经：泥鳅性平，味甘。归脾、肝经。

食疗机理：泥鳅有疗痔、补中益气、强精补血的功效，对气血两虚型的痔疮患者有一定的食疗功效，此外，泥鳅可暖脾胃、祛湿、壮阳、止虚汗等，是治疗急慢性肝病、阳痿、痔疮等症的辅助佳品。泥鳅皮肤中分泌的黏液即“泥鳅滑液”有较好的抗菌消炎作用，对小便涩痛、便血、痈肿有很好的食疗作用。

菠菜 蔬菜菌菇类

芝麻花生仁拌菠菜

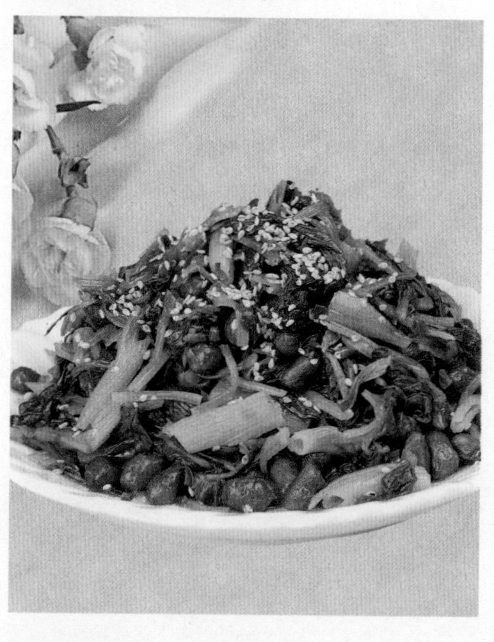

材料：菠菜400克，花生仁150克，白芝麻50克，醋、香油、盐、鸡精各适量。

制作：

1. 将菠菜用清水洗净，切段，放入沸水中焯烫后，捞出装盘待用。
2. 将花生仁用清水洗净，入油锅炸熟，备用；白芝麻炒香，备用。
3. 将菠菜、花生仁、白芝麻放入盘中，搅拌均匀，再加入醋、香油、盐和鸡精充分搅拌入味。

功效：本品具有补血滋阴、润肠通便的功效，适合气血两虚、肝肾阴虚型的痔疮患者。

性味归经：菠菜性凉，味甘、辛。归大肠、胃经。

食疗机理：菠菜具有促进肠道蠕动的作用，利于排便，对于痔疮、慢性胰腺炎、便秘、肛裂等病症有一定的食疗作用，还能促进生长发育，增强机体免疫力，促进人体新陈代谢，延缓衰老。

芹菜 蔬菜菌菇类

腰果炒西芹

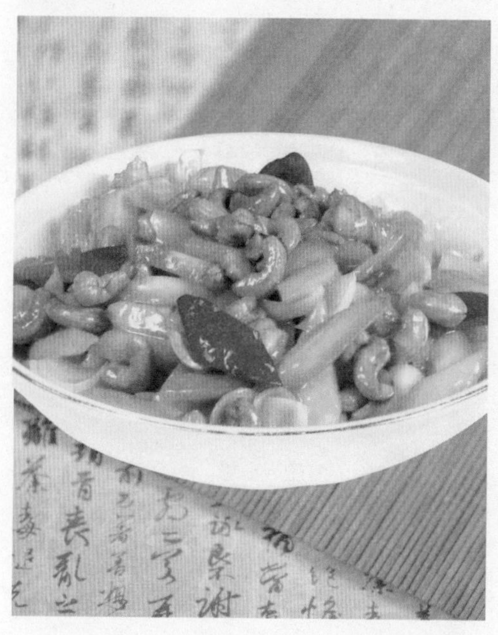

材料：西芹200克，百合、腰果各100克，胡萝卜50克，食用油、盐、糖、鸡精、水淀粉各适量。

制作：

1. 西芹洗净，切段；百合洗净，切片；胡萝卜洗净，切片；腰果洗净。
2. 锅下油烧热，放入腰果略炸一会儿，再放入西芹、百合、胡萝卜一起炒，加盐、鸡精、糖炒匀，待熟用水淀粉勾芡，装盘即可。

功效：本品具有清热利湿、凉血消肿、宁心安神的功效，适合湿热下注型的痔疮患者。

性味归经：芹菜性凉，味甘、辛。归肺、胃经。

食疗机理：芹菜具有清热凉血的作用，适合湿热下注型的痔疮患者。此外，芹菜还有除烦、平肝、利水消肿、止血的功效，对高血压、头痛、头晕、暴热烦渴、黄疸、水肿、小便热涩不利、妇女月经不调、赤白带下、痄腮等病症有一定的食疗作用。

茭白 蔬菜菌菇类

金针菇木耳拌茭白

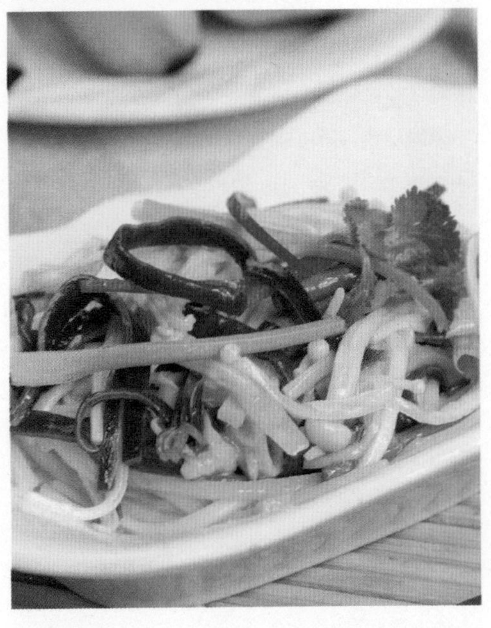

材料：茭白350克，金针菇150克，水发黑木耳50克，姜丝、红甜椒、香菜、食用油、盐、醋、香油各适量。

制作：

1. 茭白去外皮洗净切丝；金针菇洗净；红甜椒洗净去子切丝；黑木耳洗净切丝；香菜洗净切段。
2. 锅内加油烧热，爆香姜丝、甜椒丝，再放入茭白、金针菇、黑木耳炒匀。
3. 最后加盐、醋、香油调味，放入香菜段装盘即可。

功效：本品具有清热通便的功效，适合湿热下注型的痔疮患者。

性味归经：茭白性寒，味甘。归肝、脾、肺经

食疗机理：茭白有清热通便的作用，适合湿热下注型的痔疮患者，可防止因便秘而导致的痔疮病情加重。此外，茭白既能利尿祛水，辅助治疗四肢浮肿、小便不利等症，又能清暑解烦而止渴，夏季食用尤为适宜，还可解除酒毒，治酒醉不醒。

大蒜 其他类

大蒜白及煮鲤鱼

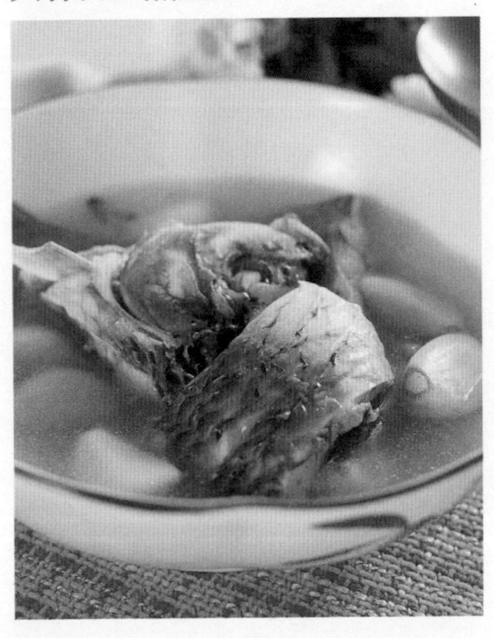

材料：鲤鱼1条，大蒜10克，白及15克。

制作：

1. 将鱼去鳞、鳃及内脏，切成段，洗净备用。
2. 将大蒜去皮，用清水洗净备用；白及洗净，备用。
3. 锅洗净，置于火上，将鲤鱼与大蒜、白及一起放入锅内，加入适量的清水一同煮汤，鱼肉熟后即可食用。

功效：本品具有解毒消肿、止血生肌的功效，适合瘀毒内阻型的痔疮患者。

性味归经：大蒜性温，味辛。归脾、胃、肺经。

食疗机理：大蒜具有消散疮疡的作用，适合痔疮患者食用。此外，大蒜还含有大量对人体有益的活性成分，可防病健身。大蒜能杀菌，促进食欲，调节血脂、血压、血糖，可预防心脏病，保护肝脏，增强生殖功能，保护胃黏膜，抗衰老，还可预防铅中毒。

白菜 蔬菜菌菇类

板栗煨白菜

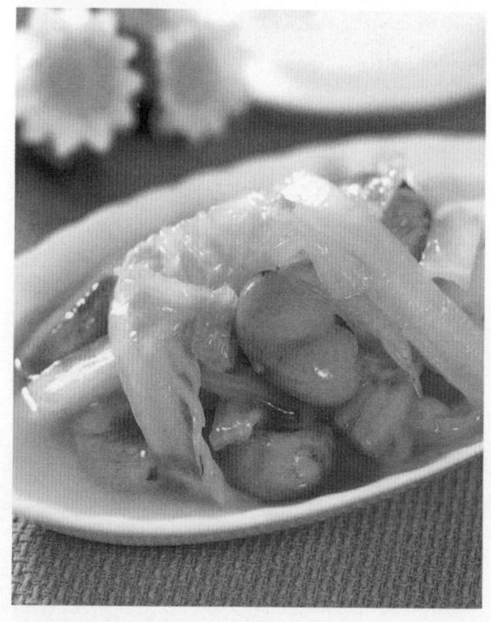

材料：白菜200克，板栗50克，食用油、葱、姜、盐、鸡汤、水淀粉、料酒、味精各适量。

制作：

❶ 白菜洗净，切段，用开水煮透，捞出；葱洗净切段；姜洗净切片；板栗煮熟，剥去壳。

❷ 锅上火，放油烧热，将葱段、姜片爆香，下白菜、板栗炒匀，加入鸡汤，煨入味后勾芡，加入料酒、味精、盐，炒匀即可出锅。

功效：本品具有清热解毒、润肠通便的功效，适合湿热下注、瘀毒内阻型的痔疮患者。

性味归经：白菜性平，味苦、辛、甘。归肠、胃经。

食疗机理：白菜具有通利肠胃、清热解毒的功效，适合瘀毒内阻型和湿热下注型的痔疮患者食用。常食白菜还可增强人体抗病能力，对伤口难愈、牙齿出血有防治作用，还有降低血压、降低胆固醇、预防心血管疾病的功用。

竹笋 蔬菜菌菇类

凉拌竹笋尖

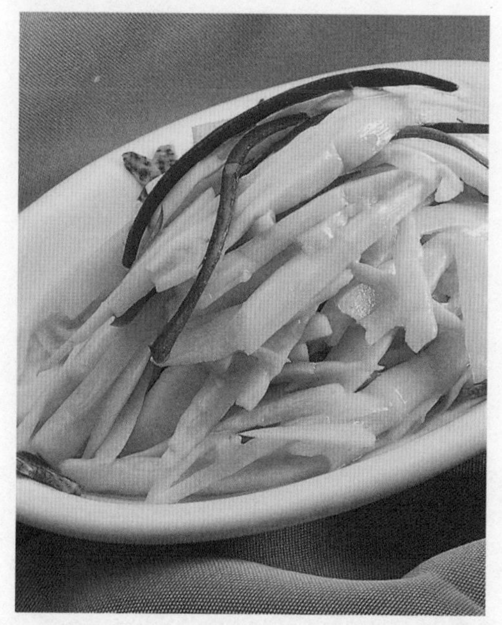

材料：竹笋350克，红甜椒20克，盐、味精、醋各适量。

制作：

❶ 竹笋去皮，洗净，切片，入开水锅中焯水后，捞出，沥干水分装盘。

❷ 红甜椒洗净，切细丝。

❸ 将红甜椒丝、醋、盐、味精加入笋片中，拌匀即可。

功效：本品具有清热利湿、消食通便的功效，适合湿热下注型的痔疮患者。

性味归经：竹笋性微寒，味甘。无毒。归胃、大肠经。

食疗机理：竹笋具有去食积、防便秘的功效，可以缓解便秘症状，从而减轻痔疮的病情。此外，它还有清热化痰、益气和胃、治消渴、利水道、利膈爽胃等功效。另外，竹笋含脂肪、淀粉很少，属天然低脂、低热量食品，是肥胖者减肥的佳品。

莲藕 蔬菜菌菇类

珊瑚雪莲

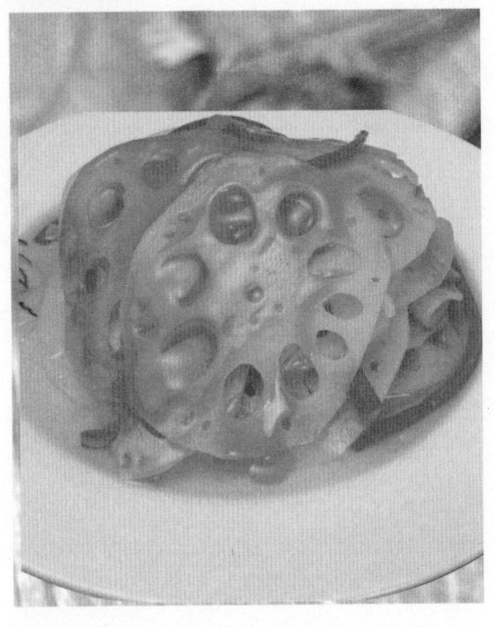

材料：莲藕200克，西红柿20克，白糖、白醋、盐各适量。

制作：

1. 莲藕去皮洗净切片。
2. 将藕片加入白糖、白醋、盐，调好甜酸味后，腌渍30分钟，使甜酸味充分渗入藕片。
3. 腌渍好的藕片摆放于盘中；西红柿洗净，切丝，放盘中装饰，再将腌渍后的余汁淋上即成。

功效：本品具有清热凉血、通便止泻、止血散瘀的功效，适合湿热下注、瘀毒内阻型的痔疮患者。

性味归经：莲藕性凉，味辛、甘。归肺、胃经。

食疗机理：莲藕具有清热凉血、通便止泻、止血散瘀的功效，可缓解便秘，尤其适合湿热下注型的痔疮患者。此外，它还可以补五脏之虚、强壮筋骨、补血养血。生食莲藕能清热润肺、凉血行瘀，熟食莲藕可健脾开胃、止泄固精。

荠菜 蔬菜菌菇类

马齿苋荠菜汁

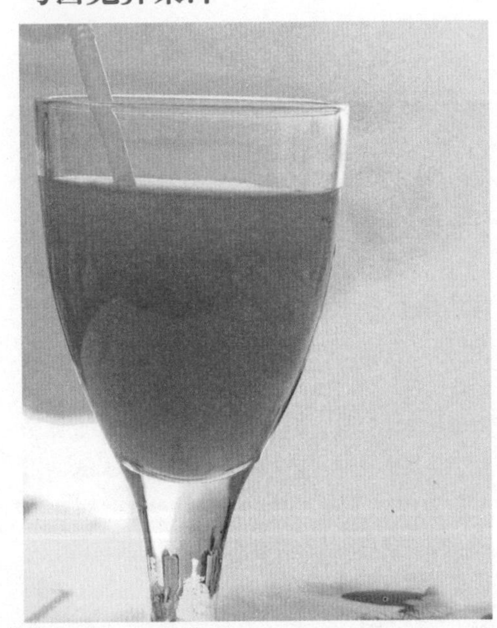

材料：鲜马齿苋、鲜荠菜各500克，益母草15克，冰糖适量。

制作：

1. 将马齿苋、荠菜洗净，切碎，放入榨汁机中榨成汁。
2. 把马齿苋、荠菜渣用适量温开水浸泡，重复绞榨取汁，合并两次汁液，用纱布过滤。
3. 把滤后的汁液倒在锅里，加入益母草，小火煮沸，放入冰糖调味即可。

功效：本品具有清热利湿、凉血消肿的功效，适合湿热下注型的痔疮患者。

性味归经：荠菜性凉，味甘、淡。归肝、胃经。

食疗机理：荠菜具有增强大肠蠕动、促进排便的功效，可防止因便秘而引起的痔疮病情加重。此外，荠菜还有健脾利水、止血解毒、降压明目、预防冻伤的功效，并可抑制眼晶状体的醛还原为酶，对糖尿病性白内障患者有一定的食疗作用。

西红柿 蔬菜菌菇类

西红柿烩鲜贝

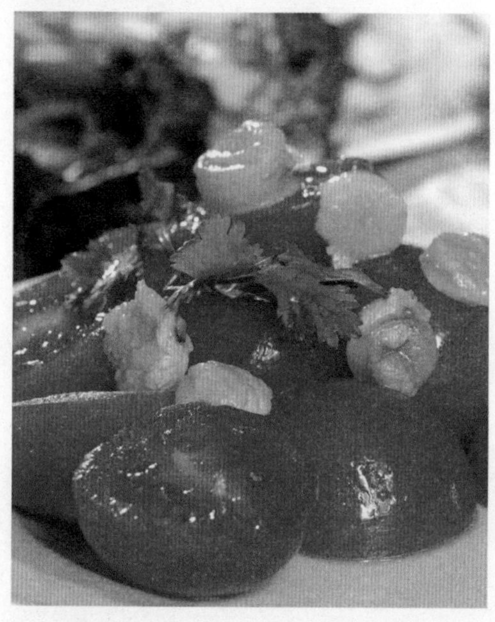

材料：鲜贝200克，小西红柿150克，食用油、葱段、鸡精、盐、高汤、淀粉各适量。

制作：

❶ 鲜贝、小西红柿洗净，将小西红柿切成两半。

❷ 炒锅入油，以中火烧至三成热时，加入鲜贝及小西红柿滑炒至熟，捞出沥干油。

❸ 锅中留少许底油，爆香葱段，放入鲜贝、小西红柿炒匀，放入盐、鸡精、高汤调味，以淀粉勾芡即可。

功效：本品具有清热凉血、解毒散瘀的功效，适合湿热下注、瘀毒内阻型的痔疮患者。

性味归经：西红柿性凉，味甘、酸。归肺、肝、胃经。

食疗机理：西红柿具有清热解毒、凉血平肝的功效，适合湿热下注、瘀毒内阻型的痔疮患者。此外，西红柿还有止血、降压、利尿、健胃消食、生津止渴的功效，还能美容和辅助治疗口疮。

马齿苋 蔬菜菌菇类

黄花菜马齿苋汤

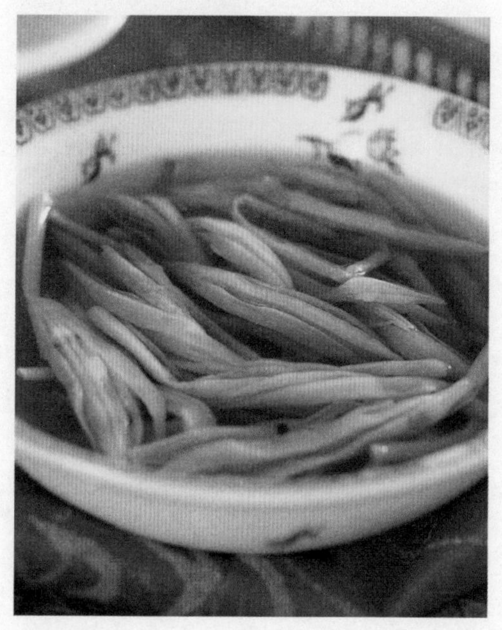

材料：黄花菜、马齿苋各50克，薏米、芡实各40克，补骨脂、白术各15克，盐适量。

制作：

❶ 将黄花菜、马齿苋洗净；其他药材洗净，煎汤取汁去渣。

❷ 将药汁倒入锅中，放入黄花菜、马齿苋煮汤，放入盐调味即可。

❸ 饮服，早晚各1次，连服4日。

功效：本品具有清热解毒、健脾祛湿的功效，适合湿热下注、瘀毒内阻型的痔疮患者。

性味归经：马齿苋性寒，味甘、酸。归心、肝、脾、大肠经。

食疗机理：马齿苋具有清热解毒、消肿止痛的功效，可缓解痔疮患者肛门挤压痛、灼热痛等症状。马齿苋对肠道传染病，如肠炎、痢疾等，有独特的食疗作用。马齿苋还有消除尘毒、预防吞噬细胞变形和坏死、杜绝硅结节形成、预防硅肺病发生的功效。

火龙果 水果干果类

火龙果酸奶

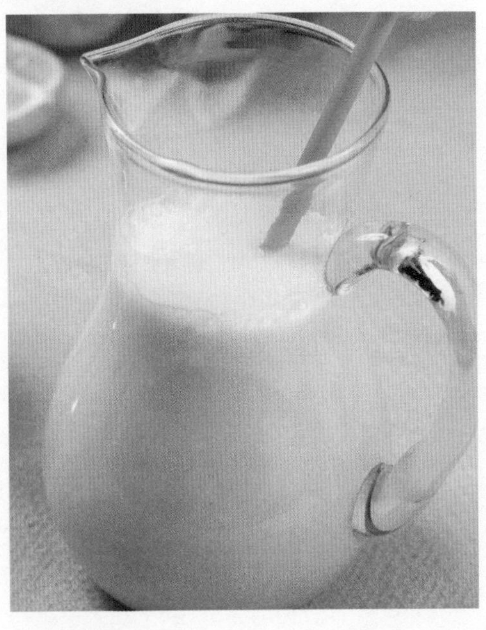

材料：火龙果200克，酸奶200毫升。

制作：

❶ 将火龙果洗净，对半切开后挖出果肉备用。

❷ 将火龙果、酸奶倒入搅拌机，打成果汁即可饮用。

功效：本品具有清热泻火、滋阴润燥的功效，适合湿热下注、肝肾阴虚型的痔疮患者。

性味归经：火龙果性凉，味甘。归胃、大肠经。

食疗机理：火龙果具有清热降火的功效，适合湿热下注型的痔疮患者。此外，火龙果还有预防高血压和美容的功效。由于火龙果含有的植物性白蛋白是具黏性和胶质性的物质，因此对重金属中毒有解毒的作用，对胃壁也有保护作用。

西瓜 水果干果类

西瓜柳橙汁

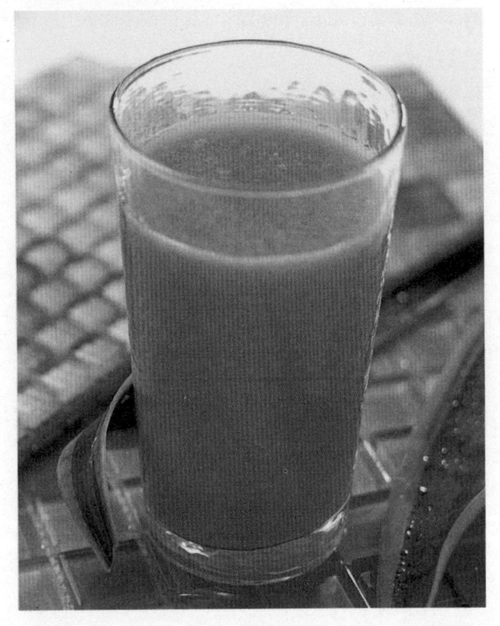

材料：西瓜200克，柳橙1个。

制作：

❶ 把西瓜洗净去皮切块状。

❷ 柳橙用水洗净，去皮榨成汁。

❸ 把西瓜与柳橙汁放入果汁机中，搅打均匀即可。

功效：本品具有清热利湿、凉血消肿的功效，适合湿热下注型的痔疮患者。

性味归经：西瓜性寒，味甘。归心、胃、膀胱经。

食疗机理：西瓜具有清热解暑、利水消肿的功效，适合湿热下注型的痔疮患者。同时，西瓜富含多种维生素，具有平衡血压、调节心脏功能、预防癌症的作用，还可以促进新陈代谢，软化及扩张血管。常吃西瓜还可以使头发秀丽稠密。

苹果 水果干果类

苹果粥

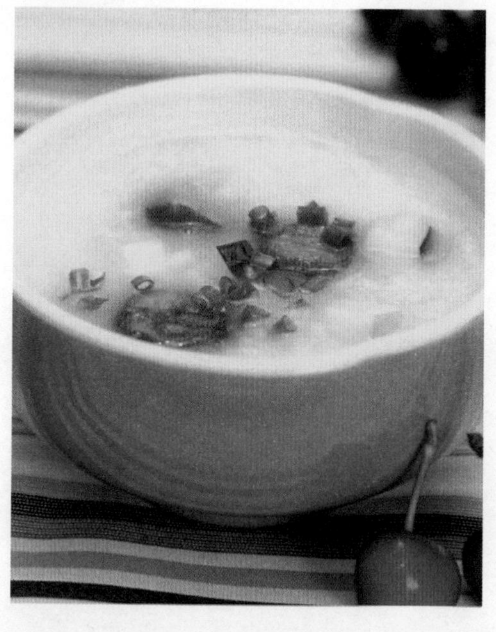

材料： 山楂干20克，苹果50克，大米100克，冰糖、葱花各适量。

制作：

❶ 大米淘洗干净，用清水浸泡；苹果洗净切小块；山楂干用温水稍泡后洗净。

❷ 锅置火上，放入大米，加适量清水煮至八成熟。

❸ 再放入苹果、山楂干煮至米烂，放入冰糖熬融后调匀，撒上葱花便可。

功效： 本品具有滋阴润燥的功效，适合肝肾阴虚型的痔疮患者。

性味归经： 苹果性凉，味甘、微酸。归脾、肺经。

食疗机理： 苹果含有大量的纤维素，常食可以促进肠胃蠕动，使排便顺畅，防止因便秘引起的痔疮病情加重。同时，苹果还具有润肺、健胃、生津、止渴、止泻、消食、顺气、醒酒的功能，对于癌症也有一定的食疗作用。

桑葚 水果干果类

桑葚蓝莓汁

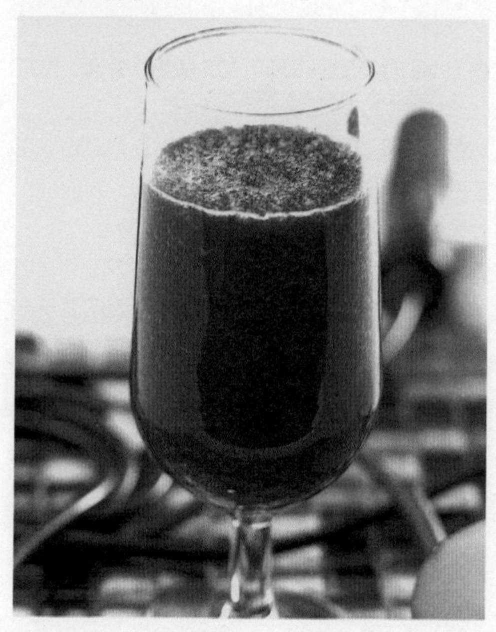

材料： 桑葚100克，蓝莓70克，柠檬汁30毫升。

制作：

❶ 桑葚用水洗净，备用；蓝莓洗净，备用。

❷ 把蓝莓、桑葚、柠檬汁和水放入果汁机内，搅打均匀，倒入杯中即可。

功效： 本品具有养阴润燥、滋补肝肾的功效，适合肝肾阴虚型的痔疮患者。

性味归经： 桑葚性寒，味甘。归心、肝、肾经。

食疗机理： 桑葚具有补肝益肾、生津润肠、明目乌发等功效，适合肝肾阴虚型的痔疮患者食用。桑葚还可以促进血红细胞的生长，防止白细胞减少。常食桑葚可以明目，缓解眼睛疲劳干涩的症状。此外，桑葚还有改善皮肤血液供应、营养肌肤、使皮肤白嫩等作用，并能延缓衰老。

葡萄 水果干果类

葡萄哈密瓜汁

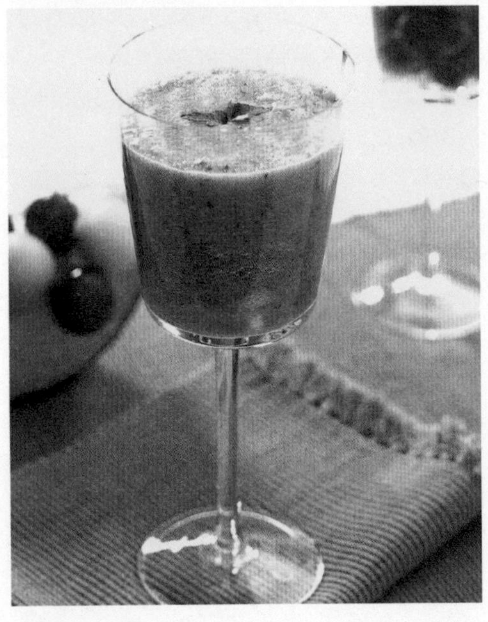

材料：哈密瓜150克，葡萄70克。

制作：

❶ 哈密瓜洗净后去皮，去子，切块；葡萄洗净，榨汁。

❷ 把哈密瓜、葡萄汁和水一起搅匀即可。

功效：本品具有养阴生津、滋补肝肾的功效，适合肝肾阴虚型的痔疮患者。

性味归经：葡萄性平，味甘、酸。归肺、脾、肾经。

食疗机理：葡萄具有滋补肝肾、养血益气、强壮筋骨、生津除烦、健脑养神的功效，适合肝肾阴虚型的痔疮患者食用。葡萄中含有较多酒石酸，能帮助消化，可减轻肠胃负担。葡萄中所含白藜芦醇可保护心血管系统。

甜瓜 水果干果类

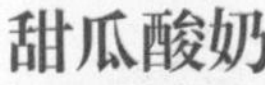

甜瓜酸奶

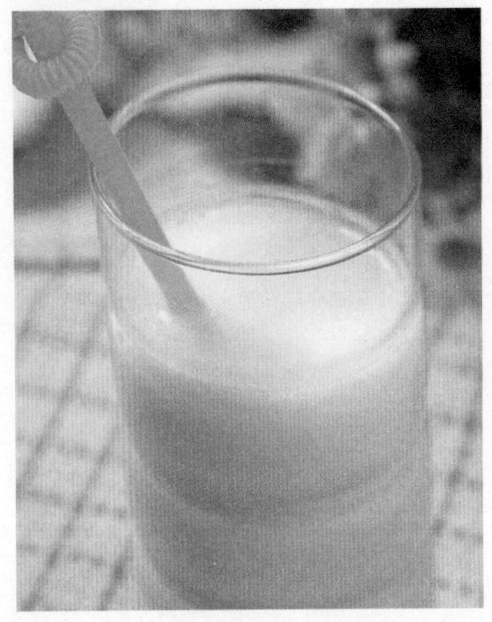

材料：甜瓜100克，酸奶200毫升，蜂蜜适量。

制作：

❶ 将甜瓜洗净，去皮，切块，放入榨汁机中榨成汁。

❷ 将果汁倒入搅拌机中，加入酸奶、蜂蜜，搅打均匀即可。

功效：本品具有清热利湿的功效，适合湿热下注型的痔疮患者。

性味归经：甜瓜性寒，味甘。归肺、胃经。

食疗机理：甜瓜具有清暑热、解烦渴、利小便之功效，适合湿热下注型的痔疮患者食用。甜瓜蒂所含的胡萝卜素B能减轻慢性肝损伤，保护肝脏，可辅助治疗黄疸及无黄疸型传染病肝炎、肝硬化病。

柿子 水果干果类

柿子鲜奶

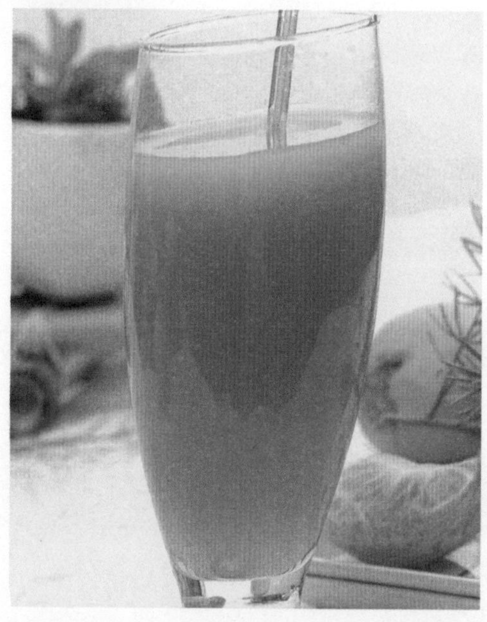

材料： 柿子150克，鲜奶250毫升。

制作：

❶ 将柿子洗净，切成小块备用。

❷ 将柿子放入榨汁机中榨成汁后倒出。

❸ 柿子汁内加入鲜奶搅拌均匀即可饮用。

功效： 本品具有清热祛燥、滋阴生津的功效，适合湿热下注、肝肾阴虚型的痔疮患者。

性味归经： 柿子性寒，味甘、涩。归心、肺、脾经。

食疗机理： 柿子有涩肠、润肺、止血、和胃的功效，适合痔疮患者食用，可以缓解便血等症。此外，柿子还可以辅助治疗小儿痢疾，有益心脏健康，还有预防心脏血管硬化的功效。柿子中含碘丰富，对预防缺碘引起的地方性甲状腺肿有一定帮助。青柿汁还可辅助治疗高血压。

莲子 中药类

猪肚炒莲子

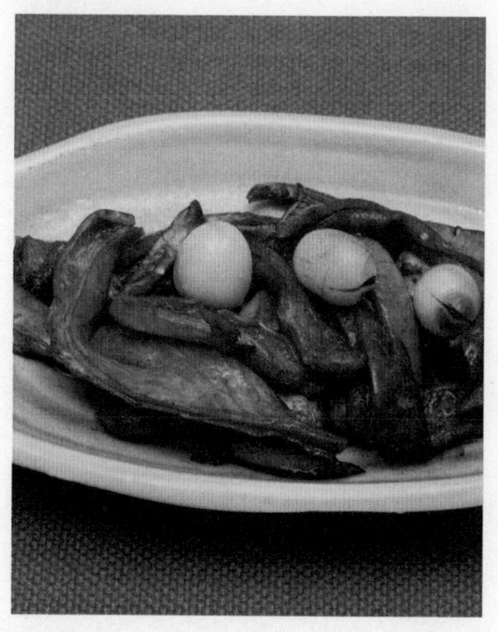

材料： 猪肚1个，莲子40颗，香油、盐、葱、姜、蒜各适量。

制作：

❶ 猪肚洗净，刮除残留在猪肚里的余油。

❷ 莲子用清水泡发，去除苦心，装入猪肚内，用线将猪肚的口缝合。

❸ 将猪肚放入沸水中氽烫一下，再清炖至猪肚完全熟烂。

❹ 捞出、洗净，将猪肚切成丝，与莲子一起装入盘中，加各种调料拌匀即可食用。

功效： 本品具有健脾益气、益肾涩精的功效，适合脾肾阳虚型的痔疮患者。

性味归经： 莲子性平，味甘、涩。归心、脾、肾经。

食疗机理： 莲子有安神明目、健脾补胃、益肾涩精的功用，还可促进凝血，适合脾肾阳虚型的痔疮患者食用。此外，莲子还可使某些酶活化，维持神经传导性，维持肌肉的伸缩性和心跳的节律等作用，且能帮助机体进行蛋白质、脂肪、糖类代谢，并维持酸碱平衡。

土茯苓 中药类

山药土茯苓煲瘦肉

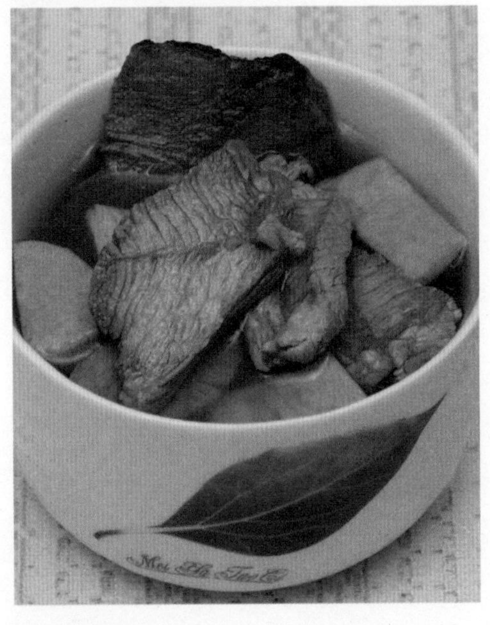

材料：瘦肉450克，山药30克，土茯苓20克，盐适量。

制作：

❶ 山药、土茯苓洗净，沥干水，备用。

❷ 将猪瘦肉焯去血水，再切成小块，备用。

❸ 砂锅内加水，入所有材料，大火煮开后转小火煲2小时，直到药材药性全部浸入汤汁中，加盐调味即可。

功效：本品具有清热利湿、凉血解毒的功效，适合湿热下注、瘀毒内阻型的痔疮患者。

性味归经：土茯苓性平，味甘、淡。归肝、胃、肾、脾经。

食疗机理：土茯苓具有除湿、解毒、通利关节的作用，适合湿热下注型、瘀毒内阻型的痔疮患者。此外，土茯苓还可用于治疗湿热淋浊、带下、痈肿、瘰疬、疥癣、梅毒及汞中毒所致的肢体拘挛、筋骨疼痛等症。

田七 中药类

丹参田七炖鸡

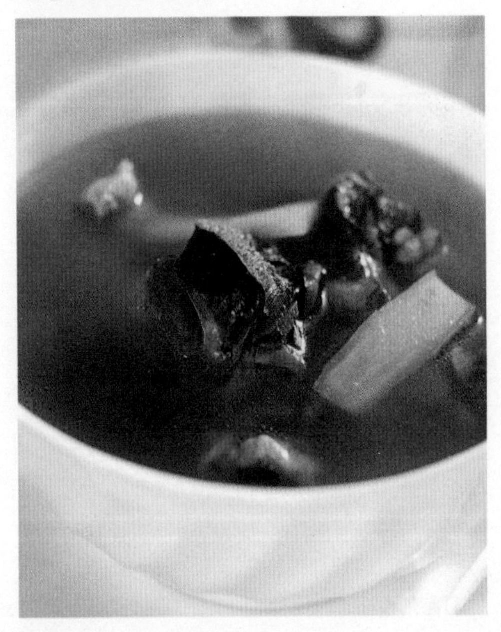

材料：田七10克，鸡肉250克，丹参、黄柏、秦皮各10克，盐适量。

制作：

❶ 将丹参、黄柏、秦皮洗净，加适量的水煎汤取汁，去渣。

❷ 将田七洗净切小块，鸡肉洗净切块，一起入锅，倒入药汁。

❸ 炖2小时后加少许盐调味即可。

功效：本品可清热解毒、凉血化瘀，适合湿热下注、瘀毒内阻型的痔疮患者。

性味归经：田七性温，味甘、微苦。归肝、胃经。

食疗机理：田七能止血、散瘀、消肿、定痛，适合瘀毒内阻型的痔疮患者，可缓解其肛门灼热痛、便血等症状。此外，田七还可治吐血、咯血、衄血、血痢、崩漏症瘕、产后血晕、恶露不下、跌扑瘀血、外伤出血、痈肿疼痛等症。

生地 中药类

生地土茯苓脊骨汤

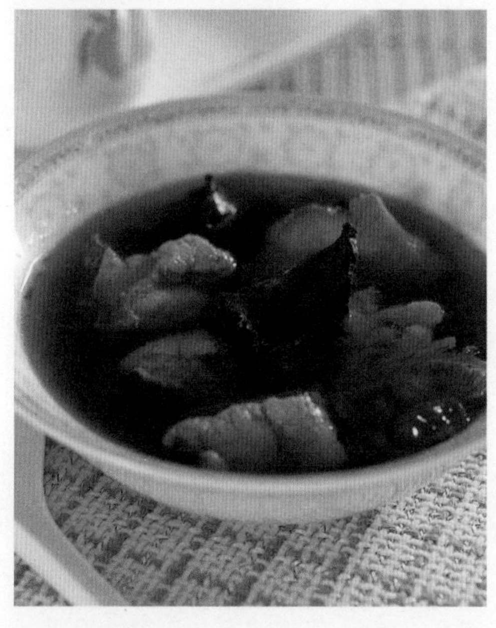

材料： 生地50克，土茯苓50克，猪脊骨700克，红枣5颗，盐适量。

制作：

❶ 生地、土茯苓洗净，浸泡1小时；红枣洗净。

❷ 猪脊骨斩件，洗净，汆水。

❸ 将清水2000毫升放入瓦煲中，煮沸后加上以上用料，大火煮沸，转用小火煲3小时，加盐调味即可。

功效： 本品具有清热解毒、凉血祛湿的功效，适合湿热下注型的痔疮患者。

性味归经： 生地性微寒，味甘、苦。归心、肝、肾经。

食疗机理： 生地具有滋阴清凉、凉血补血的功效，适合湿热下注型、肝肾阴虚型的痔疮患者，还可缓解因便秘而导致的痔疮病情加重。此外，生地还可治阴虚发热、消渴、吐血、衄血、血崩、月经不调、胎动不安等症。

丹皮 中药类

丹皮银花决明子茶

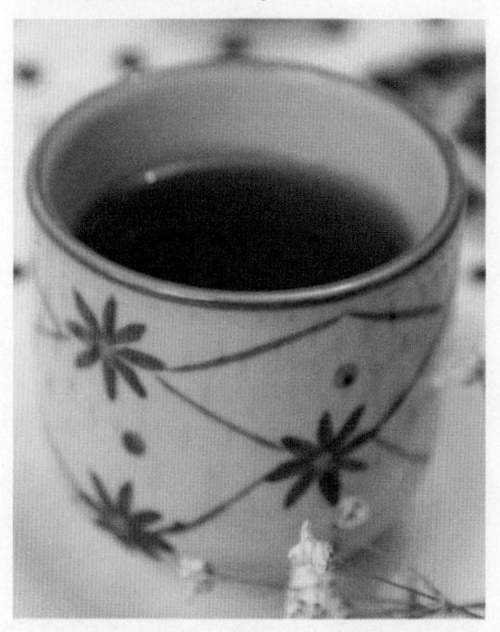

材料： 丹皮、金银花、决明子各10克。

制作：

❶ 丹皮、金银花、决明子分别用清水洗净备用。

❷ 将丹皮、金银花、决明子一起放入壶中，加入适量沸水冲泡。

❸ 滤渣取汁即可饮用。

功效： 本品具有清热凉血、活血化瘀的功效，适合湿热下注、瘀毒内阻型的痔疮患者。

性味归经： 丹皮性凉，味辛、苦。归心、肝、肾经。

食疗机理： 丹皮具有清热凉血、活血消瘀的功效，适合湿热下注、瘀毒内阻型的痔疮患者，可缓解便血等症状。此外，丹皮还可治热入血分、发斑、惊痫、吐衄、骨蒸劳热、闭经、症瘕、痈疡、跌打损伤等症。

太子参 中药类

太子参鸡肉盅

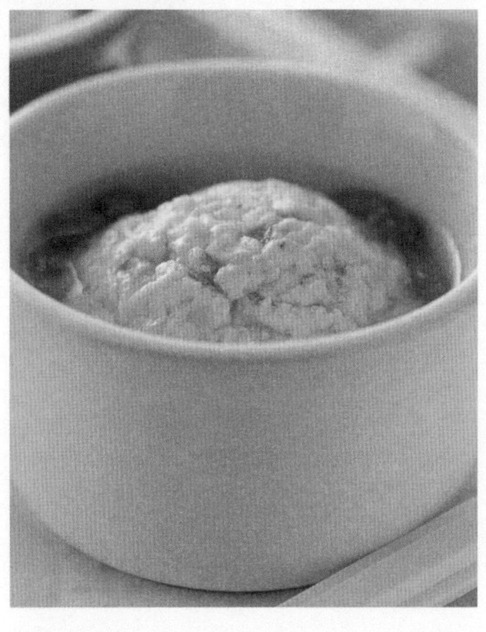

材料：太子参30克，红枣（去核）、枸杞子各15克，鸡胸肉200克，胡萝卜50克，鲜山药80克，盐适量。

制作：

❶ 太子参、红枣洗净备用；枸杞子洗净备用。

❷ 鸡胸肉、胡萝卜、山药分别洗净后剁成泥状，加入盐拌打均匀，用手捏成圆球状，放入小盅内，加入太子参、红枣、枸杞子，加开水至七分满。

❸ 将鸡肉盅用大火蒸约20分钟，即可取出食用。

功效：本品具有益气养血的功效，适合气血两虚型的痔疮患者。

性味归经：太子参性平，味甘、微苦。归心、脾、肺经。

食疗机理：太子参补气益血、补肺健脾，适合气血两虚型的痔疮患者。此外，它还可治肺虚咳嗽、脾虚食少、心悸自汗、精神疲乏、益气健脾、生津润肺等症，适用于脾虚体弱、病后虚弱、气阴不足、自汗口渴、肺燥干咳者。

熟地 中药类

熟地枸杞甲鱼汤

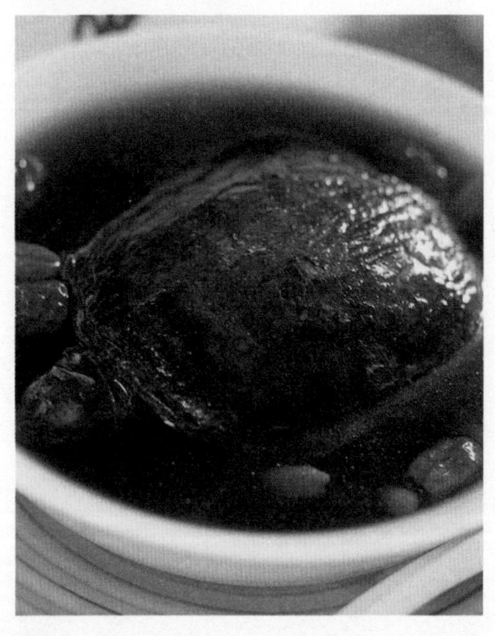

材料：甲鱼250克，枸杞子、熟地各30克，红枣10颗，盐、味精各适量。

制作：

❶ 甲鱼宰杀后洗净。

❷ 枸杞子、熟地、红枣去核洗净。

❸ 将以上全部用料一齐放入煲内，加开水适量，小火炖2小时，调入盐、味精即可。

功效：本品具有滋阴补血、补益肝肾的功效，适合气血两虚、肝肾阴虚型的痔疮患者。

性味归经：熟地性微温，味甘。归肝、肾经。

食疗机理：熟地具有滋补气血、益精填髓的功效，适合肝肾阴虚、气血两虚等证型的痔疮患者，还可用于肝肾虚弱、腰膝酸软、盗汗遗精、内热消渴、血虚萎黄、心悸怔忡、月经不调等症。此外，熟地还是治疗糖尿病、慢性肾炎、高血压、神经衰弱等疾病的常用药材，并具有较佳的滋补效果。

女贞子 中药类

女贞子蒸带鱼

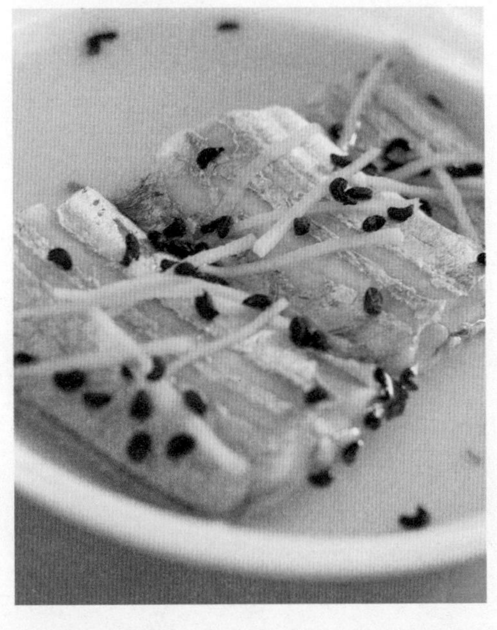

材料：带鱼1条，女贞子20克，姜、盐各适量。

制作：

❶ 将带鱼洗净，去内脏及头鳃，抹适量盐，切成段；姜洗净切丝备用。

❷ 将带鱼、姜丝放入盘中，入蒸锅蒸熟。

❸ 下女贞子，加水再蒸20分钟，下入姜丝即可。

功效：本品具有滋阴补肾的功效，可用于反复发作的肝肾阴虚型痔疮。

性味归经：女贞子性平，味苦、甘。归肝、肾经。

食疗机理：女贞子具有补肝肾、强腰膝的功效，适合肝肾阴虚型的痔疮患者，还可用于治疗阴虚内热、头晕目花、耳鸣、腰膝酸软、须发早白、目暗不明等症。现代药理学研究证明，女贞子还有明显的抗炎作用。

枸杞子 中药类

枸杞菊花饮

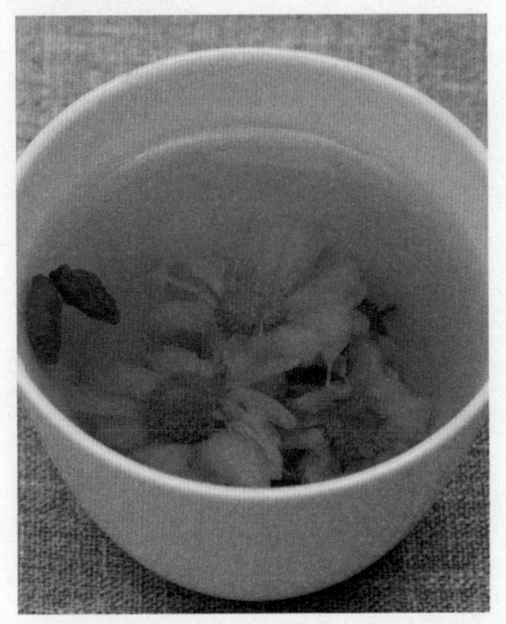

材料：绿茶1包，枸杞子10克，菊花5克，冰糖少许。

制作：

❶ 将枸杞子洗净，盛入小碗内，用清水浸泡30分钟，沥干、备用；将菊花洗净、备用。

❷ 砂锅洗净，倒入600毫升水，煮沸后加入菊花，以小火续煮10分钟，加入枸杞子。

❸ 待菊花出味，加入冰糖，续煮5分钟。

❹ 起锅后放入绿茶包，加盖闷几分钟，即可饮用。

功效：本品具有养阴润燥、滋补肝肾的功效，适合肝肾阴虚型的痔疮患者。

性味归经：枸杞子性平，味甘。归肝、肾经。

食疗机理：枸杞子具有滋肾、润肺、补肝、明目的功效，适合肝肾阴虚型的痔疮患者。此外，它还可以用于治疗腰膝酸软、头晕目眩、目昏多泪、虚劳咳嗽、消渴、遗精等症，多用于老年性疾病及虚损型疾病。

韭菜子 中药类

韭菜子蒸猪肚

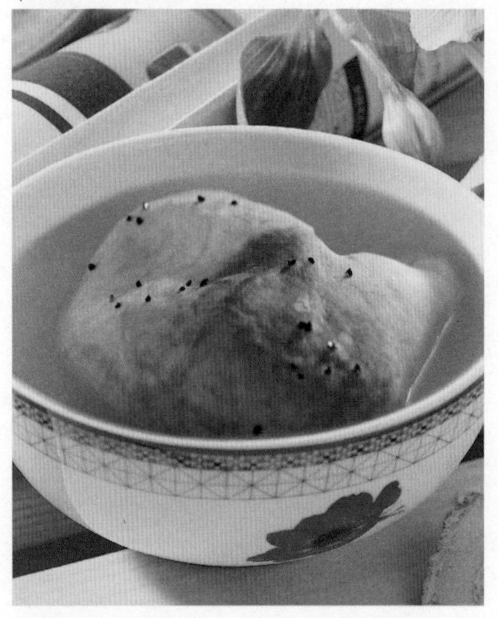

材料： 韭菜子、山茱萸各10克，猪肚1个，盐适量。

制作：

❶ 猪肚洗净；韭菜子、山茱萸洗净。

❷ 将韭菜子、山茱萸放入肚内。

❸ 猪肚放入碗中，加盐调味，上笼蒸至烂熟即可。

功效： 本品具有温中散寒、健脾补肾的功效，适合脾肾阳虚型的痔疮患者。

性味归经： 韭菜子性温，味甘、辛。归肝、肾经。

食疗机理： 韭菜子具有补肝肾、暖腰膝、助阳固精的功效，适合脾肾阳虚型的痔疮患者，还可用于治疗阳痿、遗精、遗尿、小便频数、腰膝酸软，或冷痛、白带过多等症。韭菜子所含的纤维素能够促进肠胃的蠕动，有通便的作用，可预防便秘。

肉苁蓉 中药类

苁蓉黄精骶骨汤

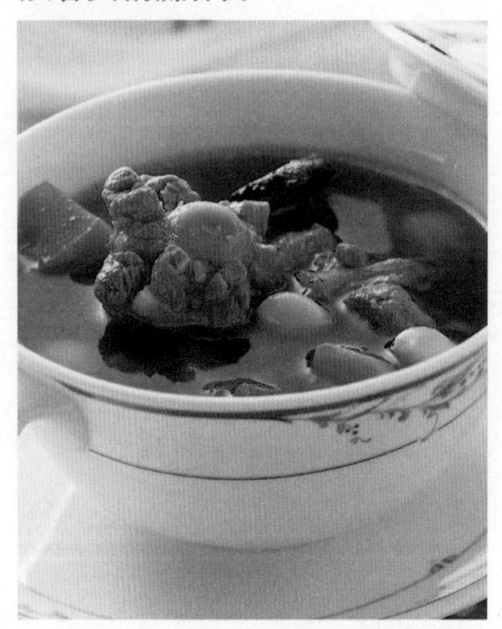

材料： 肉苁蓉、黄精各15克，猪尾骶骨1副，白果20克，胡萝卜50克，盐适量。

制作：

❶ 将猪尾骶骨放入沸水中汆烫，捞起，洗净后放入锅中。

❷ 胡萝卜削皮，洗净，切块，和肉苁蓉、黄精一道放入锅中，加水至盖过材料。

❸ 以大火煮开后转小火续煮30分钟，加入白果再煮5分钟，加盐调味。

功效： 此汤具有补肾助阳、润肠通便的功效，适合脾肾阳虚型的痔疮患者。

性味归经： 肉苁蓉性温，味甘、酸、咸。归肾、大肠经。

食疗机理： 肉苁蓉具有补肾阳、益精血、润肠通便的功效，适合脾肾阳虚型的痔疮患者，可缓解便秘，防止痔疮病情加重。此外，肉苁蓉还可用于治疗阳痿、不孕、腰膝酸软、筋骨无力等症。

痔疮患者
忌吃食物及忌吃原因

痔疮患者忌食辛辣刺激性的食物、发物，以及燥热、肥腻、爆炒等可助热上火的食物。以下食物应绝对禁吃。

油条

忌吃关键词：
高热量、高油脂、铝。

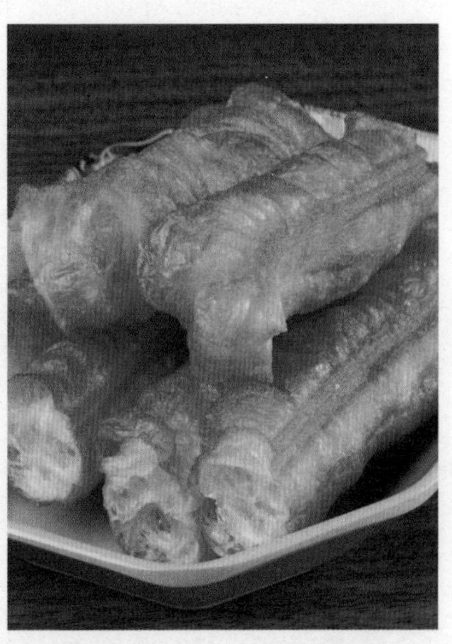

忌吃油条的原因

❶ 痔疮患者宜清淡饮食，应少吃油腻、不易消化的食物，否则会导致肠胃功能紊乱而加重痔疮病情。油条属于高热量、高油脂的食物，食用后较难消化，故痔疮患者不宜食用。

❷ 油条中含有铝，铝是一种非人体必需的微量元素，它是多种酶的抑制剂，可抑制脑内酶的活性，影响人的精神状态，对痔疮患者的病情不利。

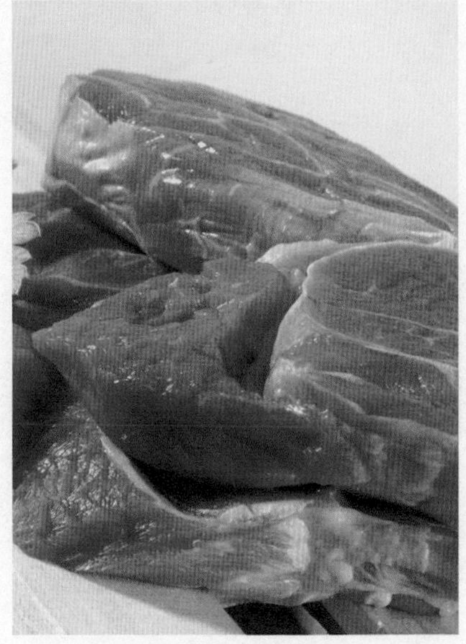

羊肉

忌吃关键词：
性热、燥。

忌吃羊肉的原因

❶ 羊肉性热，湿热下注型的痔疮患者食用后可加重其湿热的程度，从而加重其便血、便质秽臭、肛门灼痛、小便黄等症状。

❷ 便秘是发痔的原因之一，《诸病源候论》中提到“忍大便不出，久为气痔”。所以痔疮患者应保持排便通畅。羊肉性燥热，易耗损津液，使大便干结，从而引发排便不畅，故痔疮患者不宜食用羊肉。

狗肉

忌吃关键词：
性温、难消化。

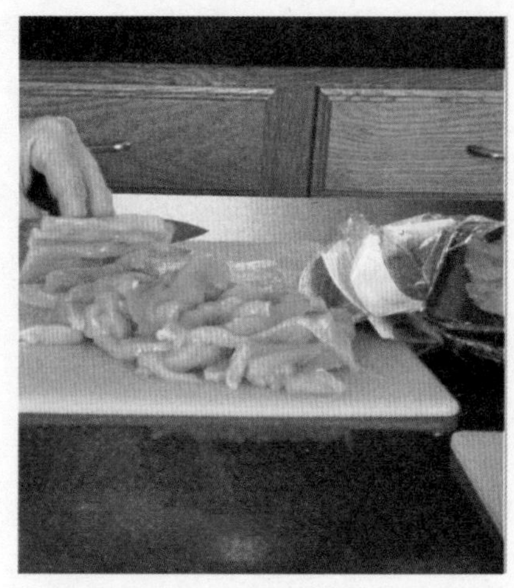

忌吃狗肉的原因

1. 中医认为，痔疮多由于湿热瘀浊所致，所以辛热温燥的食物应忌食。狗肉性温燥，痔疮患者食用后容易使痔疮发作，疼痛加重，故不宜食用。
2. 狗肉不容易消化，如摄入过多，会加重肠胃的负担，引起肠胃功能的紊乱，使排便不畅，甚至引发便秘，加重痔疮病情。

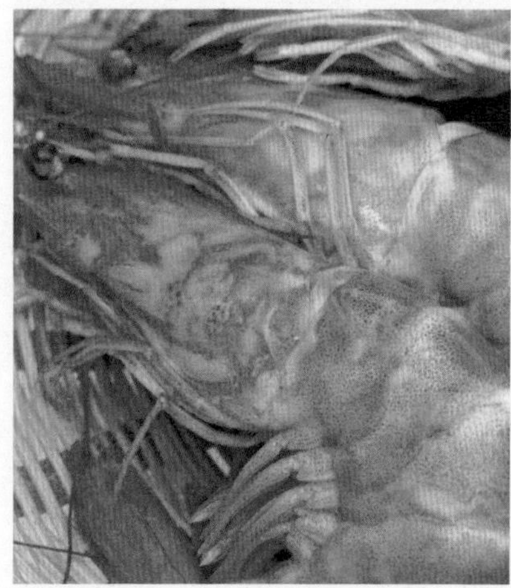

虾

忌吃关键词：
性温、海鲜发物。

忌吃虾的原因

1. 虾性温，多食可积温成热，而痔疮多由于湿热瘀浊所致，食用温热性食物可加重病情，或使痔疮复发，所以痔疮患者不宜食虾。
2. 中医认为，虾为海鲜发物，能够加重痔疮的病情。痔疮患者手术后食用虾，可能诱使痔疮复发，故痔疮患者不宜食用虾。

蟹

忌吃关键词：
性寒、海鲜发物。

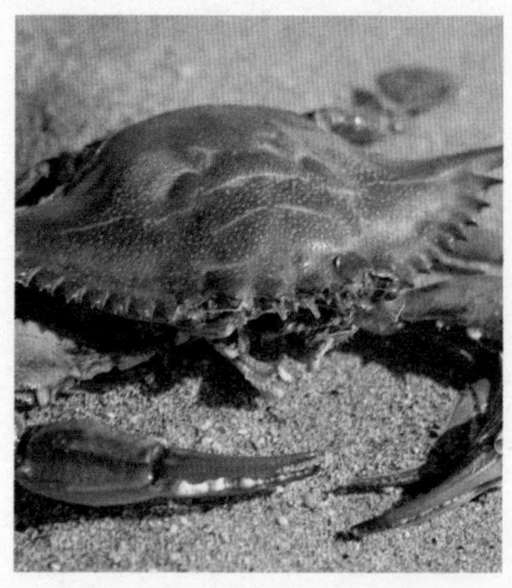

忌吃蟹的原因

1. 蟹肉性寒，食用过多容易引起腹泻、腹痛，而腹泻可刺激直肠和肛门，使痔静脉丛充血，阻碍静脉回流，加重痔疮病情。
2. 蟹肉为海鲜发物，痔疮患者食用后可加重病情，做完痔疮手术后的患者食用更可能使痔疮复发。

芥菜

忌吃关键词：
性温、发物。

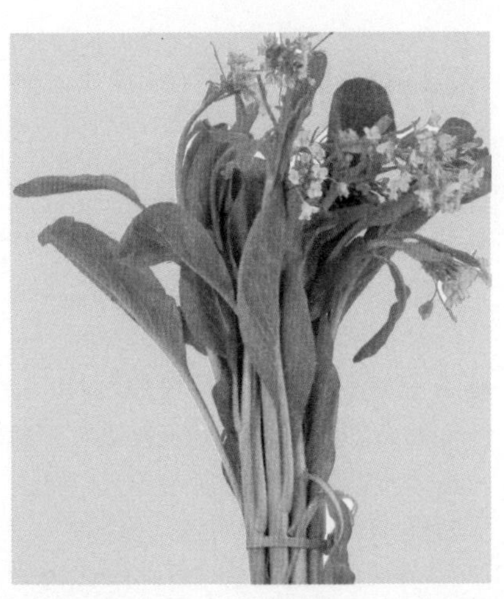

忌吃芥菜的原因

❶ 芥菜性温，味辛，湿热下注型的痔疮患者食用后会生湿积热，加重其便血、便质秽臭、肛门灼痛、小便黄等症状。

❷ 关于芥菜的食用禁忌，《本草纲目》早有记载："久食则积温成热，辛散太甚，耗人真元，发人痔疮。"

❸ 中医认为，芥菜为发物，可加重痔疮病情或诱使痔疮复发。

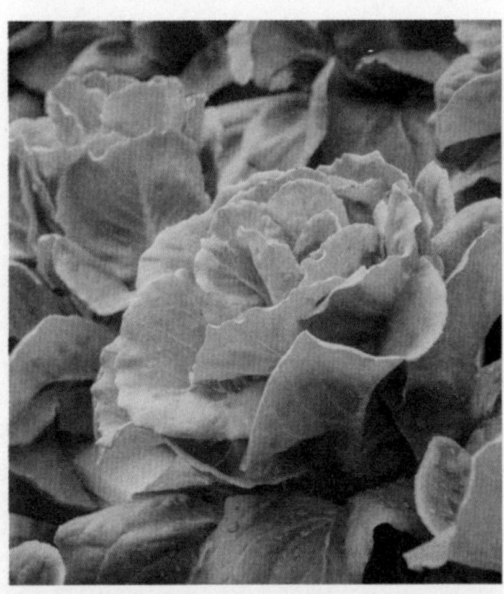

莼菜

忌吃关键词：
性寒而滑。

忌吃莼菜的原因

❶ 关于莼菜的食用禁忌，古人在《本经逢原》中有"莼性味滑，常食发气，令关节急，患痔漏、脚气、积聚，皆不可食"的记载。而《千金食治》也指出："莼菜，多食动痔病。"故痔疮患者不宜食用莼菜。

❷ 中医认为，莼菜性寒而滑，多食易伤脾胃，导致腹泻，而腹泻是痔疮形成的原因之一，更可加重痔疮病情。

荔枝

忌吃关键词：
性热、发疮。

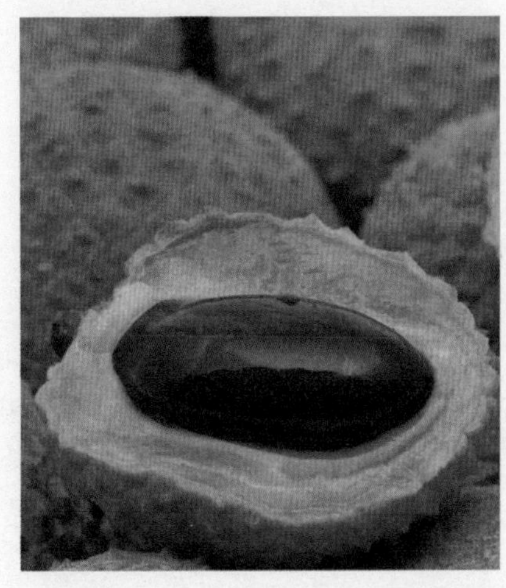

忌吃荔枝的原因

❶ 荔枝性热，食用后容易"上火"，《食疗本草》中有"多食则发热"的记载。而痔疮多由湿热瘀浊所致，再食用荔枝，无疑相当于"火上浇油"，会使病情愈加严重。

❷ 关于荔枝的食用禁忌，在《海药本草》中有"食之多则发热疮"的记载。而《本草纲目》也有告诫曰："鲜者食多，即龈肿口痛，或衄血。病齿匿及火病人尤忌之。"

桂圆

忌吃关键词：
性温、助火。

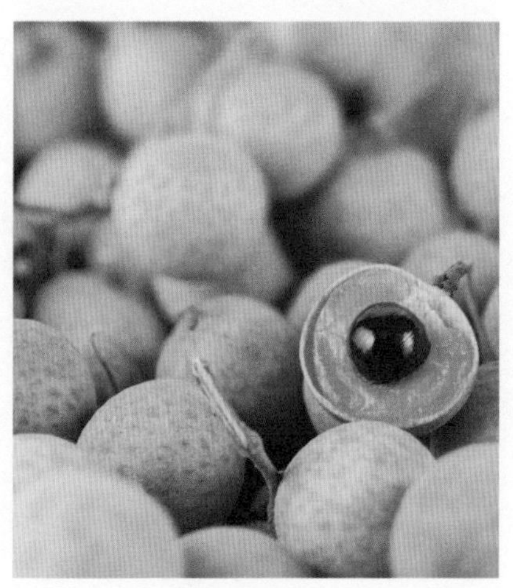

忌吃桂圆的原因

❶ 桂圆性温，可入药，有壮阳益气之功效，多食可积温成热，而痔疮患者常由湿热瘀浊所致，不宜食用性温热之食物，故痔疮患者应忌食桂圆。

❷ 关于桂圆的食用禁忌，《药品化义》有记载曰：“甘甜助火，亦能作痛，若心肺火盛、中满呕吐及气膈郁结者，皆宜忌用。”由此可见，湿热下注型、瘀毒内阻型等痔疮患者均不宜食用桂圆。

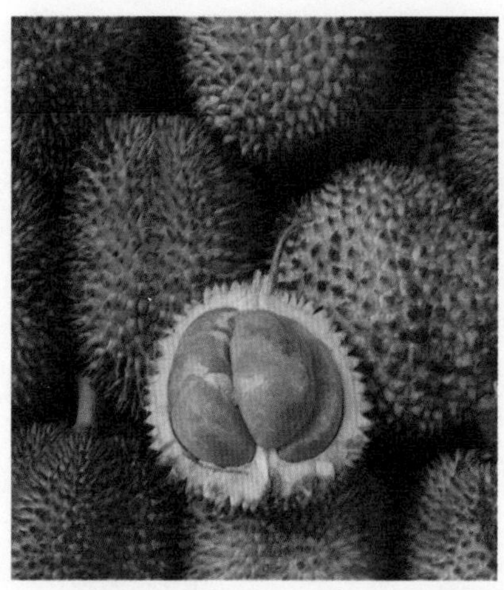

榴梿

忌吃关键词：
性热而滞、纤维素。

忌吃榴梿的原因

❶ 榴梿性热而滞，如过多食用会导致身体燥热积聚，引起“上火”，可加重痔疮患者的湿热程度，还可以使大便燥结，导致便秘而使痔疮病情加重。

❷ 榴梿含有大量的纤维素，这些纤维素可在肠胃中吸水膨胀，如摄入过多，就会阻塞肠道，引起便秘，从而加重痔疮病情。

花椒

忌吃关键词：
性温、味辛，刺激性。

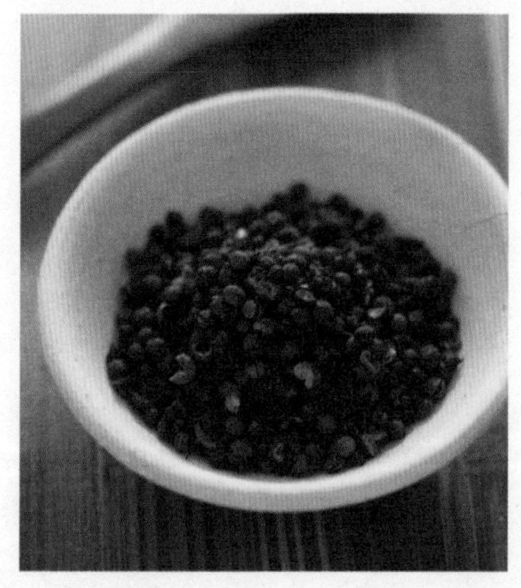

忌吃花椒的原因

❶ 花椒具有温中止痛、杀虫止痒的功效，故有以花椒行坐浴治痔疮之法，但是由于花椒性温、味辛，痔疮患者过多食用可加重其病情。

❷ 花椒具有较强的刺激性，可刺激肛门和直肠，影响静脉回流，减缓血液循环，使痔静脉丛充血，从而加重痔疮病情。

榨菜

忌吃关键词：
辛辣刺激、盐。

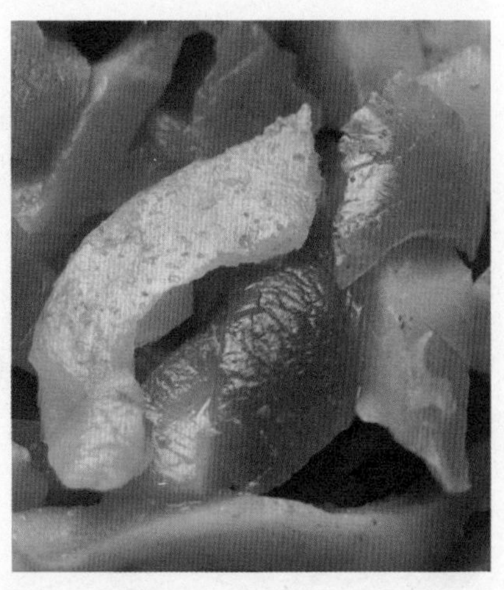

忌吃榨菜的原因

❶ 榨菜在制作过程中，加入了干辣椒粉、花椒、茴香、胡椒、肉桂等热性且具有辛辣刺激性的调料，因而使得成品榨菜也具有以上特点，故湿热下注型的痔疮患者不宜食用。

❷ 榨菜在制作过程中加入了大量的盐腌渍，故其中的钠含量很高，可达4.1%以上。过多食用榨菜可导致全身水肿及腹水，引起高血压，从而影响痔疮病情的恢复。

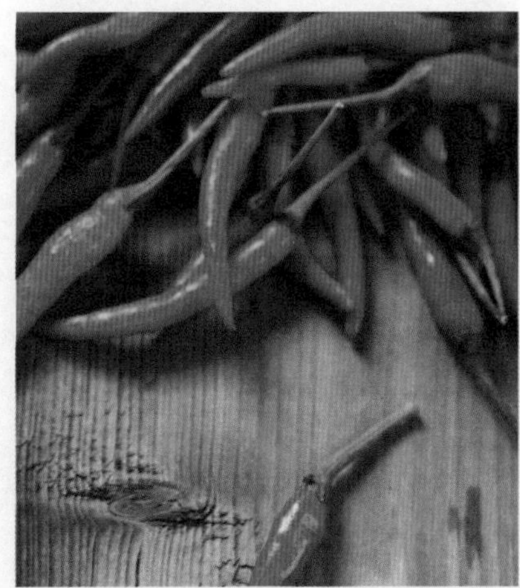

辣椒

忌吃关键词：
辣椒素、刺激性、性热。

忌吃辣椒的原因

❶ 辣椒含有辣椒素等，具有强烈的刺激性，可刺激肛门和直肠，使痔静脉丛充血，影响静脉的血液回流，久之形成一个柔软的静脉团，即痔疮。

❷ 关于辣椒的食用禁忌，许多古书中均有记载，它们认为辣椒性热，味辛，痔疮患者不宜食用，如《药性考》中便提到："辣椒多食动火，并且'久食发痔'"。

胡椒

忌吃关键词：
胡椒碱、胡椒酯碱。

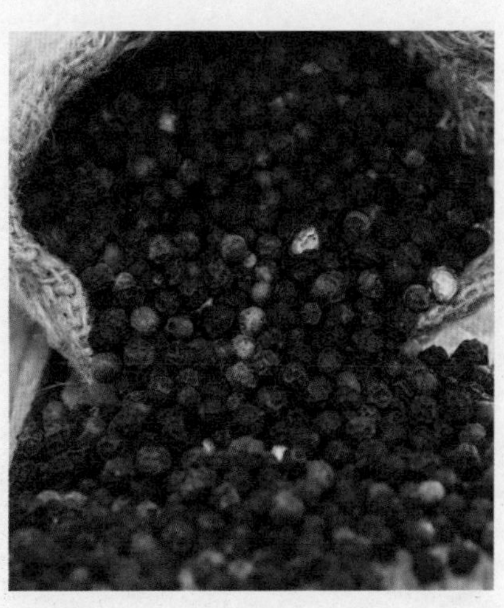

忌吃胡椒的原因

❶ 胡椒含有胡椒碱和胡椒脂碱等，其造成的辣味有强烈的刺激性，可对肛门和直肠形成刺激，使痔静脉丛充血，使静脉的回流受阻，久而久之就会形成痔疮。

❷ 关于胡椒的食用禁忌，在《本草备要》中有"多食发疮痔"的记载，《随息居饮食谱》也指出："血证痔患皆忌之。"此外，《本草经疏》也有明确的记载曰："痔漏诸证，切勿轻饵，慎之慎之。"

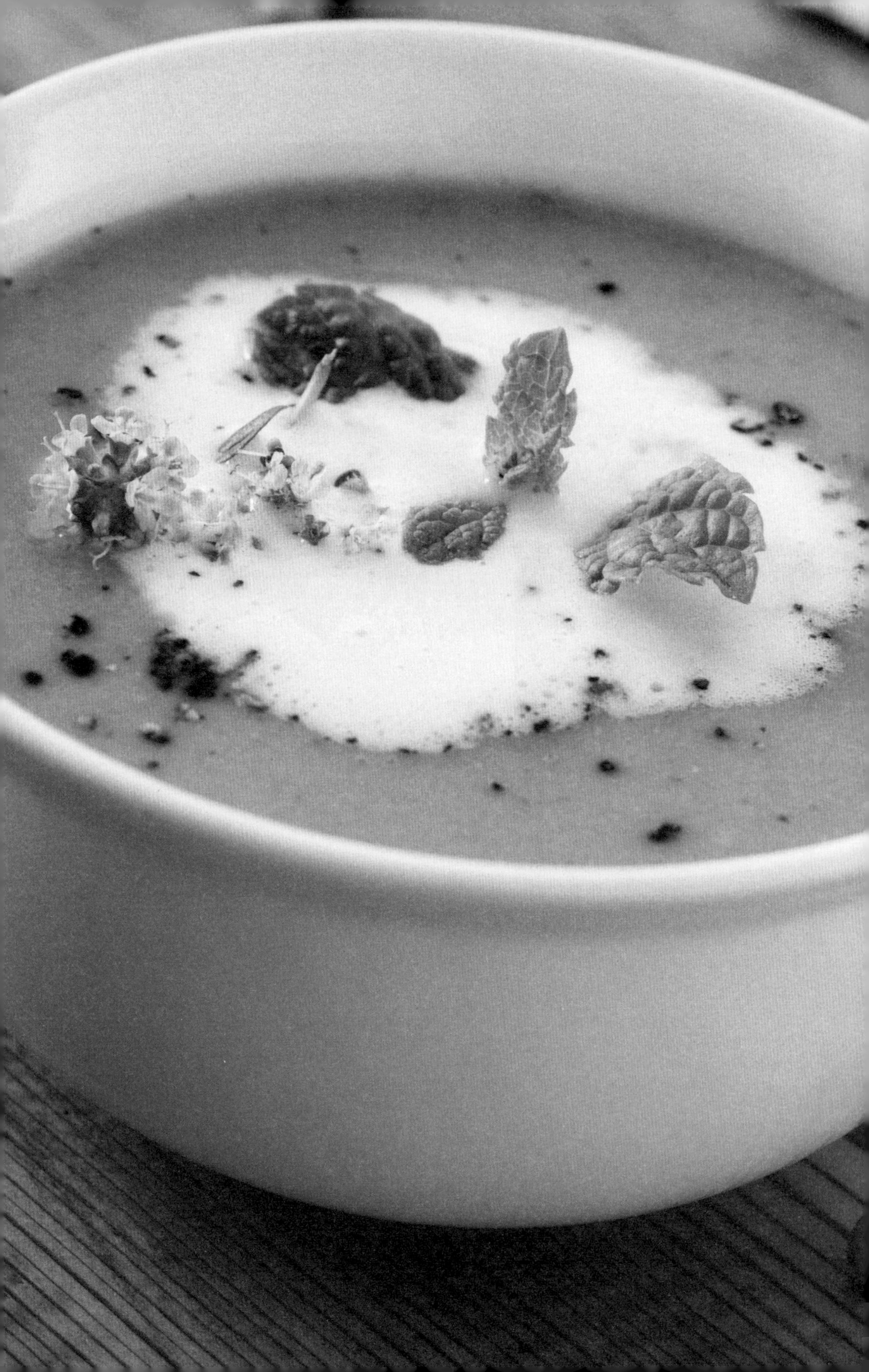

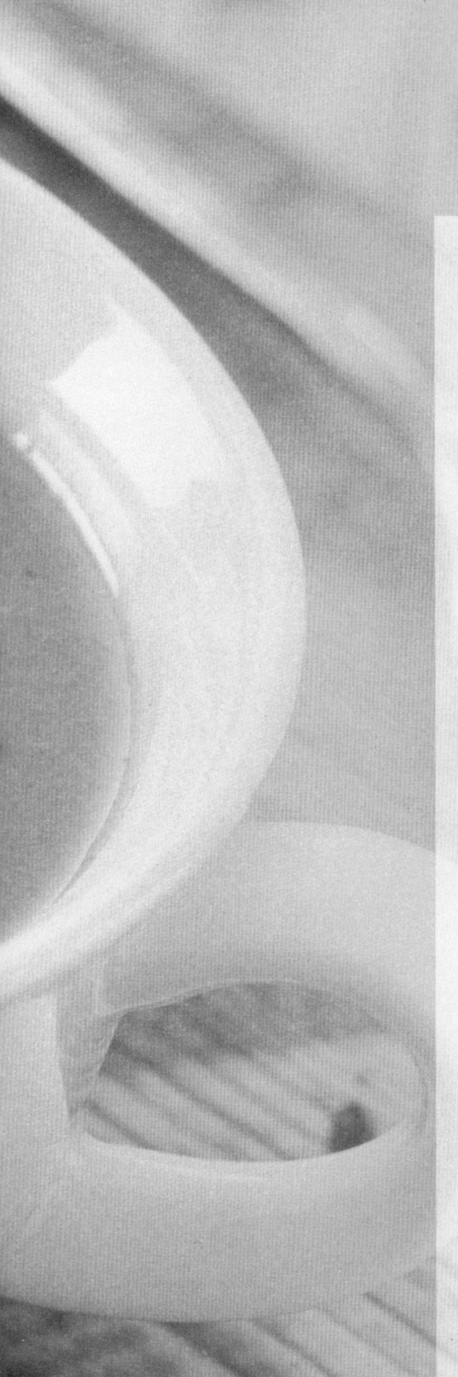

第九章

急性肠炎吃什么？禁什么？

急性肠炎患者多在夏秋季突然发病，多因饮食不洁，进食发酵分解或腐败污染的食物，导致肠道的急性炎症，其致病菌多为沙门菌属。由于微生物对肠黏膜的侵袭和刺激，使肠胃道的分泌、消化、吸收和运动等功能受到阻碍，最终导致大便稀薄，排便次数增加。以腹痛、腹泻为表现者常称为急性肠炎；临床上往往恶心、呕吐、腹痛、腹泻同时并见，亦称急性肠胃炎。

本病起病急剧迅速，多在不洁饮食后数小时内发病。患者多表现为恶心、呕吐在先，继而腹泻，每天3～5次，甚至数十次不等，大便呈水样，深黄色或带绿色，秽臭，可伴有腹部阵发性绞痛、发热、全身酸痛等症状，严重者可出现脱水晕厥现象。

中医将急性肠炎大致分为寒湿型、湿热型、伤食型三种证型，我们根据每种证型的病症特点，配制了科学合理的对症药膳，患者可结合自身的症状，选择相应的药膳进行调理，对疾病的治疗能起到积极的作用。

中医分型

寒湿型

对症药材

·白豆蔻·藿香·芡实

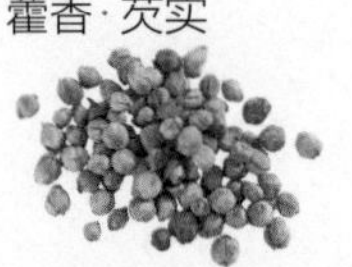

对症食材

·高粱·扁豆·鲫鱼·石榴·土豆

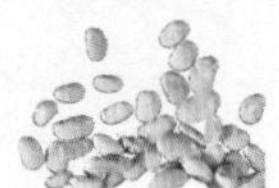

症状剖析

多因饮食不洁、过食生冷食物，或因贪凉露宿、寒湿入侵所致。患者起病较急，呕吐清水，恶心，腹泻如水，伴腹痛肠鸣、恶寒发热、全身酸痛、苔薄白或白腻。

治疗原则 散寒利湿、固肠止泻。

饮食禁忌 忌食寒凉生冷食物，忌食富含油脂的食物，如肥肉、坚果类。

湿热型

对症药材

·秦皮·黄柏·板蓝根

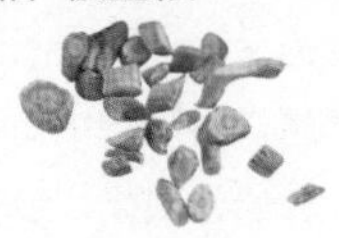

对症食材

·绿豆·马蹄·大蒜·丝瓜·冬瓜

·田螺·兔肉·红豆·马齿苋

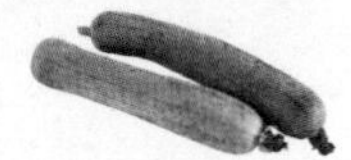

症状剖析

多因过食辛辣刺激性食物及过敏性食物，引起肠道敏感，造成急性腹泻所致。起病急骤，一般在食后数小时内发作，恶心呕吐，脘腹阵痛，泻下急迫，粪质泻下如水样，严重者大便日行十余次，肛门灼痛，粪色黄褐腥臭，舌苔黄腻。

治疗原则 清热解毒、利湿止泻。

饮食禁忌 忌食辛辣刺激性食物，忌食过敏性食物。

伤食型

对症药材

·茯苓·厚朴·神曲·芡实

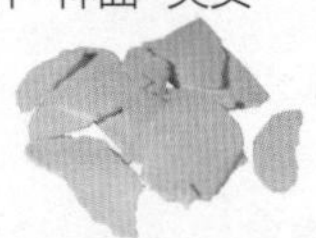

对症食材

·苹果·柚子·番石榴·山楂

·白萝卜·西葫芦

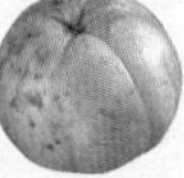

症状剖析

多因暴饮暴食或饮食不洁，积滞肠胃或损伤肠胃所致。恶心厌食，进食后更甚，吐后反舒，阵发性腹痛，泻下酸臭，急迫不爽，泻后腹痛稍减，苔厚腻。

治疗原则 消食导滞、涩肠止泻。

饮食禁忌 忌食辛辣刺激性食物，忌食易产气、易腹胀的食物。

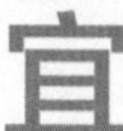 宜	✓ 急性肠炎患者病后首先要卧床休息，禁食12小时，以后逐渐进少量流食，如米汤、豆浆、稀粥、面汤等，慢慢再恢复正常饮食。 ✓ 急性肠炎初期，即起病后8~12小时，肠胃的消化吸收功能较弱，肠蠕动活跃或痉挛，所以此时可吃一些流质食物，如大米粥等。 ✓ 急性肠炎的症状好转后，可慢慢增加容易消化而且营养丰富的流质或半流质食物的摄入，此时进食应尽量采取少量多餐的方式，一日进食4~5次为宜。
忌	✕ 平时不要食用生冷不洁食物，尤其是肠胃敏感、肠胃功能不好者。 ✕ 忌烟酒及辛辣刺激食物。勿进食病死牲畜的肉和内脏，肉类、禽类、蛋类等要煮熟后方可食用。

民间秘方

❶ 取白术、人参、炙甘草、干姜各15克，分别洗净后一同放入炖锅内，加入适量清水，先以大火烧沸，再转小火煮15分钟，去渣取液，加入20克白糖搅拌均匀即可饮用。每次饮150毫升，一日2次，有补中、益气、止泻的作用，适用于脾胃虚弱的急性肠炎患者。

❷ 取绿茶3克放入茶壶中，加入适量沸水冲泡，然后加入30克白糖搅拌均匀后即可饮用。有清热消炎、止泄泻的作用，可有效地缓解急性肠炎患者腹泻的症状。

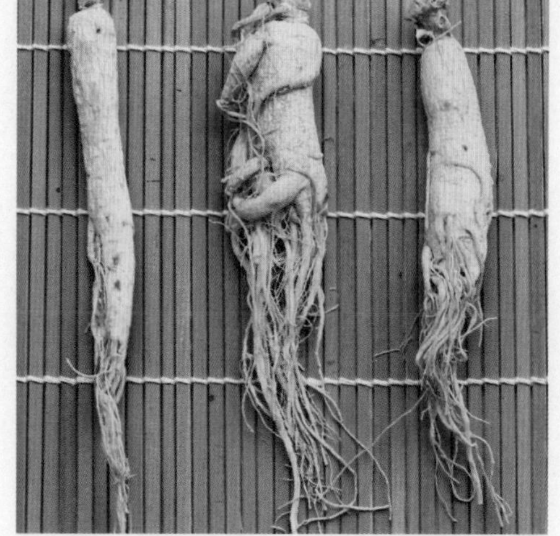

生活保健

✓ 加强锻炼，增强体质，使脾旺不易受邪。

✓ 保持心情舒畅，合理进食从而使肠胃功能维持平衡。

✓ 腹泻严重伴脱水者，要及时送医院给予静脉输液治疗。

✕ 切勿乱用止泻药，因为止泻药可以减少肠蠕动，使肠内容物滞留在肠内，对于细菌感染引起的急性肠炎，服用止泻剂会使细菌产生的毒素延迟排出，从而使肠道对毒素的吸收增多，加重病情。

✕ 平时拉肚子的患者，切勿滥用抗生素，以免抗生素杀死肠胃内的有益细菌。

急性肠炎患者宜吃的食物及其简易食疗方

我们根据急性肠炎的三种中医分型，贴心地为每一种证型的患者挑选了宜吃的食物，分析每一种食物的性味归经及其对每种证型的食疗功效，并推荐了合适的调养食疗方，详解其材料、做法，以及功效。食疗方的材料均简单易得，做法清晰明了，患者可根据自身症状判断自己属于哪一证型，然后根据证型选择适合自己的食疗方法及菜例，于日常饮食中轻松达到调理的目的。

红豆	绿豆	大蒜

高粱 谷物粮豆类

枸杞银耳高粱羹

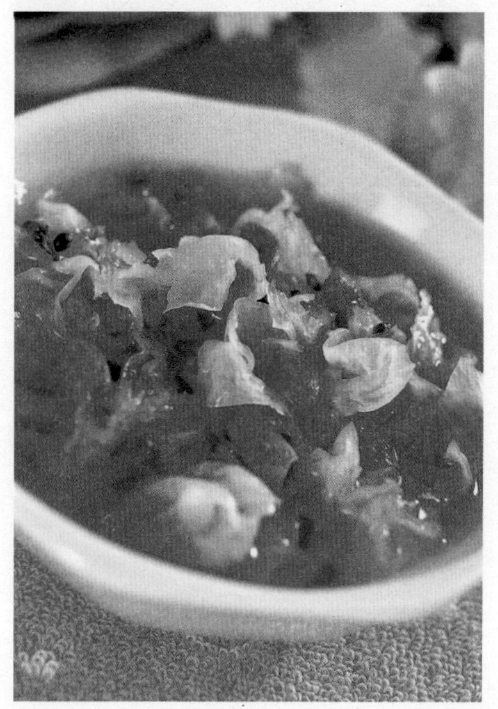

材料：银耳1朵，高粱50克，枸杞子少许，白糖少许。

制作：

1. 银耳洗净，放入清水中泡发，然后切成小朵，备用；高粱用清水洗净，备用；枸杞子洗净，泡发备用。
2. 锅洗净，置于火上，将银耳、高粱、枸杞子一起放入锅中，注入适量清水，煮至熟。
3. 最后加入适量白糖调好味即可。

功效：本品具有清热凉血、健脾止泻的功效，适合湿热型的急性肠炎患者。

性味归经：高粱性温，味甘、涩。归脾、胃经。

食疗机理：高粱具有凉血、解毒、和胃、健脾、止泻的功效，可用来防治消化不良、积食、湿热下痢和小便不利等多种疾病，适合湿热型急性肠炎患者。

薏米 谷物粮豆类

山药薏米白菜粥

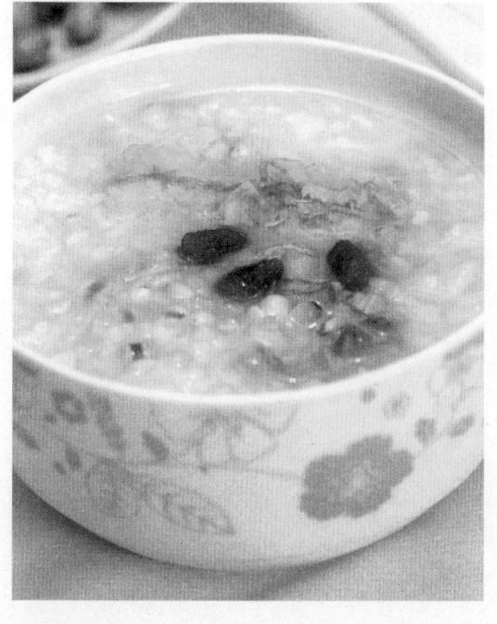

材料： 山药、薏米各20克，白菜30克，大米70克，枸杞子3克，盐适量。

制作：

1. 大米、薏米均泡发洗净；山药洗净；白菜洗净，切丝。
2. 锅置火上，倒入清水，放入大米、薏米、山药，以大火煮开。
3. 加入白菜、枸杞子煮至浓稠状，调入盐拌匀即可。

功效： 本品具有清热解毒、利水渗湿、健脾止泻的功效，适合湿热型的急性肠炎患者。

性味归经： 薏米性凉，味甘、淡。归脾、胃、肺经。

食疗机理： 薏米具有利水渗湿、解热、镇静、镇痛、抑制骨骼肌收缩、健脾止泻、除痹、排脓等功效，适合湿热型急性肠炎患者。此外，薏米还可美容健肤，对于治疗扁平疣等病症也有一定食疗功效。薏米还有增强人体免疫功能、抗菌抗癌的作用。

绿豆 谷物粮豆类

薏米绿豆粥

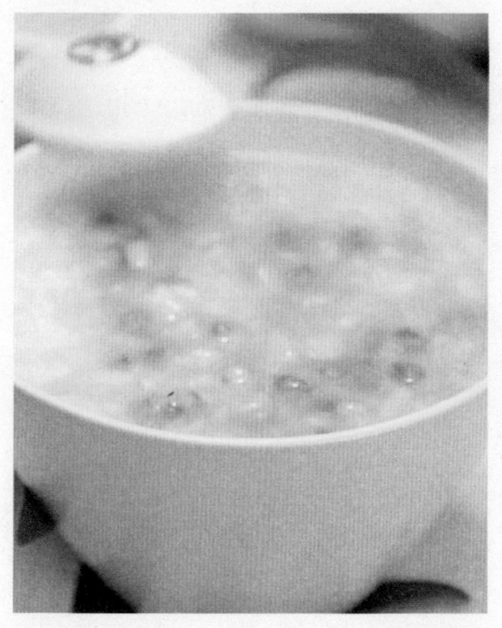

材料： 大米60克，薏米40克，玉米粒、绿豆各30克，盐适量。

制作：

1. 大米、薏米、绿豆均泡发洗净；玉米粒洗净。
2. 锅置火上，倒入适量清水，放入大米、薏米、绿豆，以大火煮至开花。
3. 加入玉米粒煮至浓稠状，调入盐拌匀即可。

功效： 本品具有清热解毒、利水渗湿的功效，适合湿热型的急性肠炎患者。

性味归经： 绿豆性凉，味甘。归心、胃经。

食疗机理： 绿豆具有清热解毒、消暑止渴、利水消肿的功效，适合湿热型急性肠炎患者。此外，绿豆还可降压、降脂、滋补强壮、调和五脏，常服绿豆汤对接触有毒、有害化学物质而可能中毒者有一定的防治效果。绿豆还能够防治脱发，使骨骼和牙齿坚硬。

红豆 谷物粮豆类

红豆薏米粥

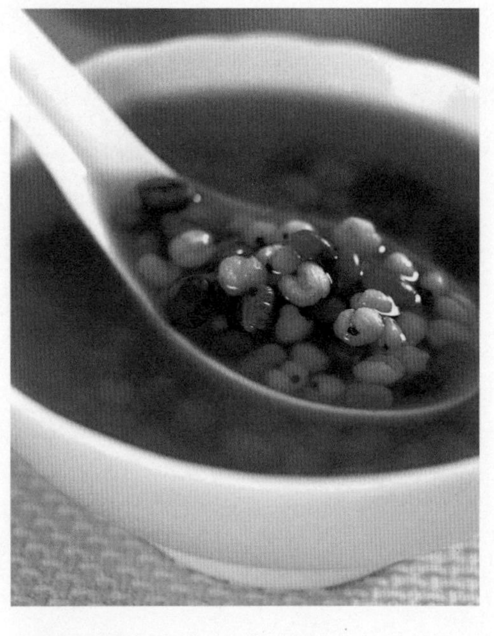

材料：红豆50克，薏米30克，白糖适量。

制作：

1. 红豆洗净，用清水浸泡20分钟；薏米放水中浸泡软化。
2. 红豆、薏米放入锅内，加适量水烧沸，转用小火煮至红豆开花。
3. 继续煮熟成粥，加白糖调味即可。

功效：本品具有清热解毒、利水除湿的功效，适合湿热型的急性肠炎患者。

性味归经：红豆性平，味甘、酸。归心、小肠经。

食疗机理：红豆具有利水除湿、和血排脓、消肿解毒的功效，主治水肿、脚气、黄疸、泻痢、便血、痈肿等病症，适合急性肠炎患者，可缓解其腹泻、腹痛等症状。红豆含蛋白质、脂肪较少，但富含碳水化合物，很适合于老年人食用。

兔肉 肉禽水产类

冬瓜薏米兔肉汤

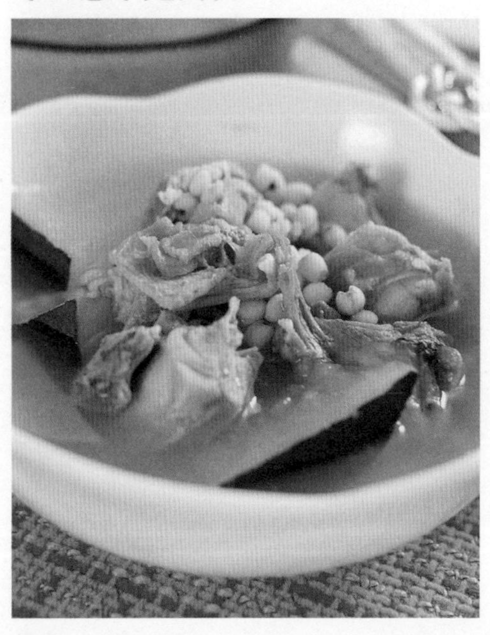

材料：兔肉250克，冬瓜500克，薏米30克，姜3片，盐适量。

制作：

1. 将冬瓜去瓤，洗净，切块；薏米洗净泡发；兔肉洗净，切块，去肥脂，用开水汆去血水。
2. 把姜片及以上全部用料一起放入锅内，加适量清水，大火煮沸后，改小火煲2小时，调入盐即可。

功效：本品具有解毒祛热、利水除湿的功效，适合湿热型的急性肠炎患者。

性味归经：兔肉性凉，味甘。归肝、脾、大肠经。

食疗机理：兔肉可滋阴凉血、益气润肤、解毒祛热，适合湿热型的急性肠炎患者。兔肉还含有丰富的卵磷脂，有抑制血小板凝聚和预防血栓形成的作用，还有保护血管壁、防止动脉硬化的功效。卵磷脂中的胆碱能提高记忆力，延缓衰老。

田螺 肉禽水产类

板蓝根蔻仁田螺汤

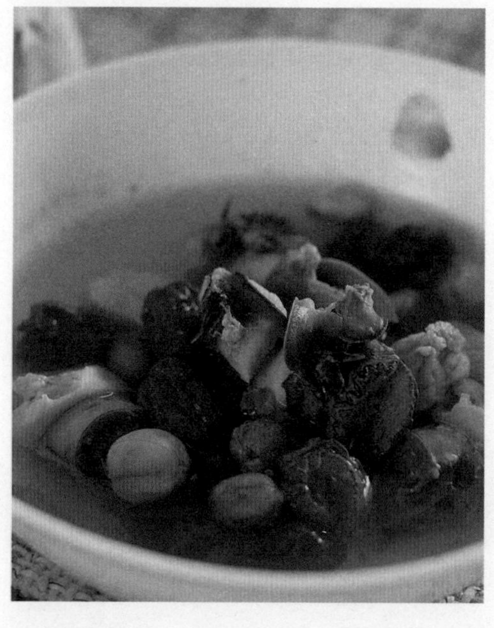

材料：板蓝根、车前子、红枣各15克，白蔻仁8克，田螺80克，猪瘦肉100克，姜、盐各适量。

制作：

❶ 将板蓝根、白蔻仁、车前子、红枣洗净；姜洗净切片。

❷ 将田螺用清水静养1~2天，漂去污泥，再汆烫，取出螺肉；将猪瘦肉洗净切块。

❸ 将所有材料（白蔻仁除外）放入瓦煲内，加水适量，大火煮沸后，改小火煲2小时，放入打碎的白蔻仁，再煮10分钟，加盐调味即可。

功效：本品具有清热解暑、利尿通淋的功效，适合湿热型的急性肠炎患者。

性味归经：田螺性寒，味甘。归脾、胃、肝、大肠经。

食疗机理：田螺具有清热止痢、解暑止渴、利尿通淋、醒酒、明目等功效，适合湿热型急性肠炎患者。田螺还可用于治疗细菌性痢疾、风湿性关节炎、肾炎水肿、疔疮肿痛、尿赤热痛、尿闭、痔疮、黄疸、佝偻病、脱肛、狐臭、胃痛、胃酸、小儿湿疹、妊娠水肿、妇女子宫下垂等多种疾病。

鲫鱼 肉禽水产类

胡萝卜淮山鲫鱼汤

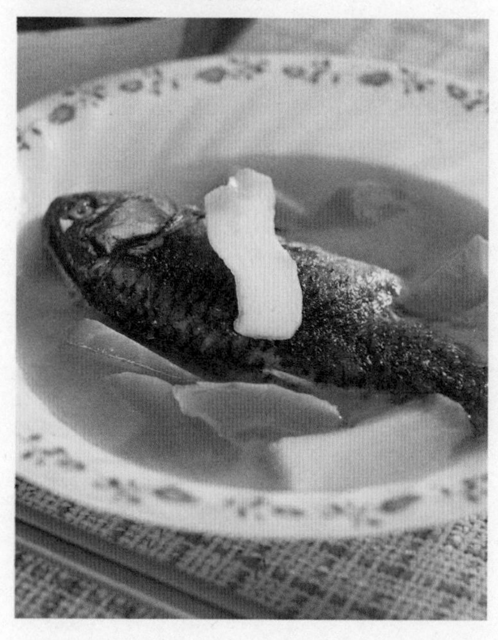

材料：鲫鱼1条（约300克），胡萝卜350克，淮山60克，食用油、盐、味精各适量。

制作：

❶ 鲫鱼洗净，去鳞、内脏；胡萝卜洗净，切片；淮山洗净。

❷ 锅置火上，放油烧热，下入鲫鱼煎至两面金黄。

❸ 将鲫鱼、胡萝卜块、淮山放入锅中，加适量水，大火煮开，转用小火煲20分钟，加盐、味精调味即可。

功效：本品具有清热解毒、利水消肿、增强免疫力的功效，适合湿热型的急性肠炎患者。

性味归经：鲫鱼性平，味甘。归脾、胃、大肠经。

食疗机理：鲫鱼具有益气健脾、清热解毒、利水消肿的功效，适合湿热型的急性肠炎患者。此外，它还可补阴血、通血脉、补体虚、通络下乳、祛风湿病痛。鲫鱼肉中富含蛋白质，且易被人体吸收，氨基酸含量也很高，所以对促进智力发育、降低胆固醇和血液黏稠度、预防心脑血管疾病等有较好的食疗作用。

马齿苋 蔬菜菌菇类

银鱼上汤马齿苋

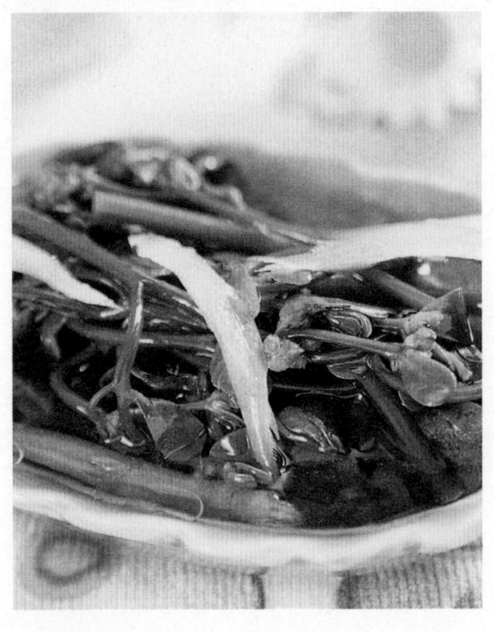

材料： 银鱼100克，马齿苋200克，食用油、盐、味精、上汤各适量。

制作：

1. 马齿苋洗净；银鱼洗净。
2. 将洗净的马齿苋下入沸水中稍汆后，捞出后装入碗中。
3. 将银鱼炒熟，加入上汤、盐、味精淋在马齿苋上即可。

功效： 本品具有清热解毒、利湿止泻的功效，适合湿热型的急性肠炎患者。

性味归经： 马齿苋性寒，味甘、酸。归心、肝、脾、大肠经。

食疗机理： 马齿苋具有清热解毒、消肿止痛的功效，适合湿热型的急性肠炎患者。马齿苋对肠道传染病，如肠炎、痢疾等，有独特的食疗作用。马齿苋还有消除尘毒、防止吞噬细胞变形和坏死、预防硅结节形成、预防硅肺病发生等功效。

土豆 蔬菜菌菇类

海带拌土豆丝

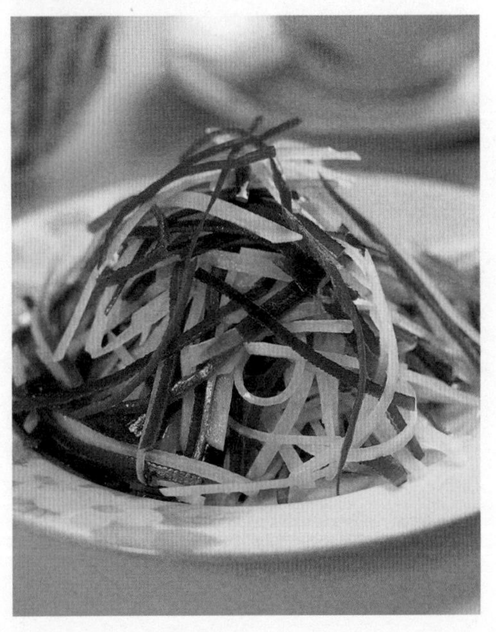

材料： 土豆500克，海带150克，蒜、葱、酱油、醋、盐、香油各适量。

制作：

1. 土豆洗净去皮，切成丝，入沸水焯烫，捞出放盘中。
2. 海带泡开洗净，切成细丝，用沸水稍焯，捞出沥水，放在土豆丝上。
3. 蒜洗净切末，葱洗净切丝，二者同酱油、醋、盐、香油调在一起，浇入土豆丝、海带丝中，拌匀即可食用。

功效： 本品具有泄热利水、健脾益气的功效，适合湿热型的急性肠炎患者。

性味归经： 土豆性平，味甘。归胃、大肠经。

食疗机理： 土豆具有和胃调中、健脾益气的功效，适合湿热型的急性肠炎患者，可在一定程度上缓解其症状。此外，土豆富含维生素、钾、纤维素等，可预防心脏病，并能增强机体免疫力。

冬瓜 蔬菜菌菇类

莲子扒冬瓜

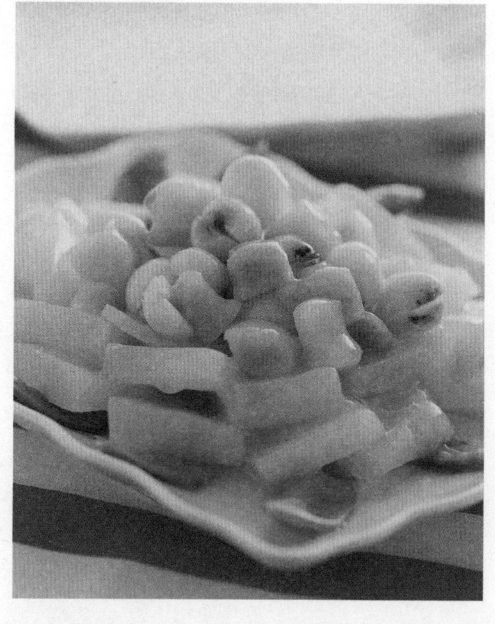

材料：冬瓜200克，莲子50克，扁豆50克，火腿肠1根，盐、食用油、鸡精各适量。

制作：

❶冬瓜去皮、去子洗净，切片；扁豆去头尾，洗净；莲子洗净备用；火腿肠切丁，备用。

❷锅入水烧开，放入扁豆氽熟后，捞出摆盘。

❸锅下油烧热，放入冬瓜、莲子、火腿肠滑炒片刻，加入盐、鸡精炒匀，加适量清水焖熟，起锅装盘即可。

功效：本品具有清热解毒、利湿止泻的功效，适合湿热型的急性肠炎患者。

性味归经：冬瓜性凉，味甘。归肺、大肠、小肠、膀胱经。

食疗机理：冬瓜具有清热解毒、利水消肿的功效，适合湿热型的急性肠炎患者。此外，冬瓜还有减肥美容、使皮肤光洁的功效，能减少体内脂肪，有利于减肥。另外，常吃冬瓜对慢性支气管炎、肺炎等感染性疾病有一定的辅助治疗作用。

丝瓜 蔬菜菌菇类

蒜蓉丝瓜

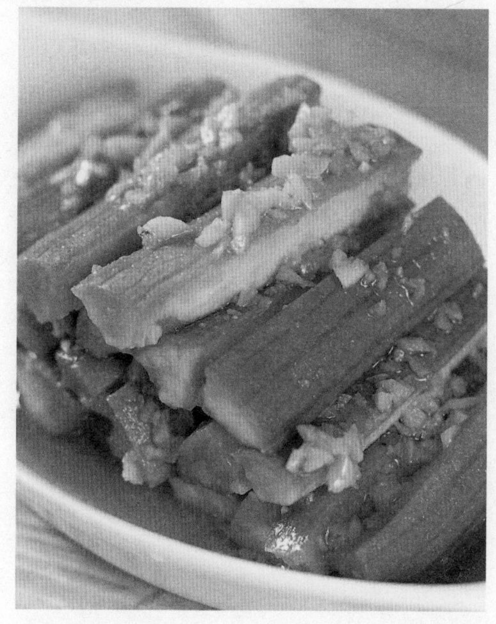

材料：丝瓜300克，蒜20克，食用油、盐、味精、生抽各适量。

制作：

❶丝瓜去皮后洗净，切成块状，排入盘中。

❷蒜去皮，剁成蓉，下油锅中爆香，再加盐、味精、生抽拌匀，舀出淋于丝瓜上。

❸将丝瓜入锅蒸5分钟即可。

功效：本品具有清热解毒、祛风利湿的功效，适合湿热型的急性肠炎患者。

性味归经：丝瓜性凉，味甘。归肝、胃经。

食疗机理：丝瓜具有清热解毒的功效，适合湿热型的急性肠炎患者。此外，丝瓜还有祛风化痰、润肌美容、通经络、行血脉、下乳汁、调理月经不顺等功效，还能用于辅助治疗热病身热烦渴、痰喘咳嗽、肠风痔漏、崩漏带下、血淋、痔疮痈肿、产妇乳汁不下等病症。

西葫芦 蔬菜菌菇类

清炒西葫芦

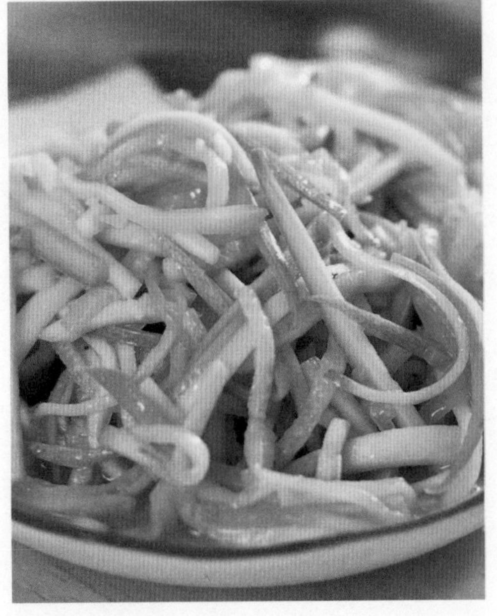

材料： 西葫芦500克，蒜5克，味精、盐、食用油、香油各适量。

制作：

❶ 西葫芦洗净切成丝；蒜去皮剁成末状。

❷ 锅上火，加油烧热，下入蒜末爆香。

❸ 再放西葫芦丝炒至断生，加味精、盐、香油炒匀，起锅装盘即成。

功效： 本品具有清热解毒、利尿渗湿的功效，适合湿热型的急性肠炎患者。

性味归经： 西葫芦性寒，味甘。归肺、胃、肾经。

食疗机理： 西葫芦具有清热利尿的功效，适合湿热型的急性肠炎患者。此外，西葫芦还有除烦止渴、润肺止咳、消肿散结的功效，对烦渴、糖尿病、水肿腹胀、疮毒，以及肾炎、肝硬化腹水等症具有良好的辅助治疗作用。西葫芦还能增强免疫力，发挥抗病毒的作用。

西蓝花 蔬菜菌菇类

玉带西蓝花

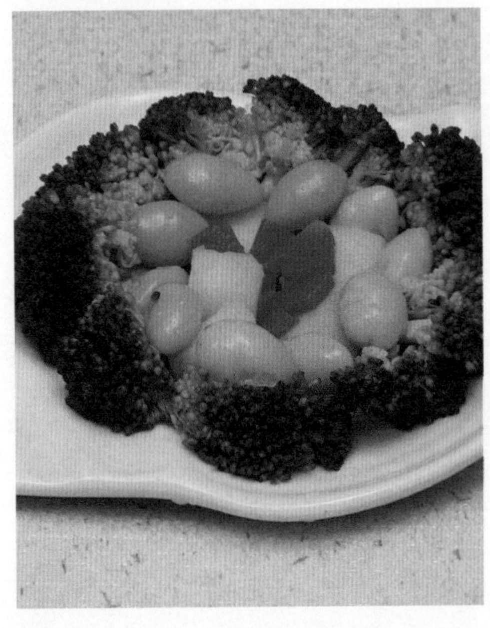

材料： 西蓝花300克，玉带子300克，白果75克，葱花、姜片、蒜片、盐、鸡精、糖、淀粉、食用油各适量。

制作：

❶ 将西蓝花、玉带子及白果洗净。

❷ 先将西蓝花入水汆烫；再把葱花、姜片、蒜片下热油锅爆香，加入玉带子、白果一起炒。

❸ 待熟后，加盐、鸡精、糖、淀粉调味，以西蓝花为盘边装饰即可。

功效： 本品具有清热凉血、收敛除湿的功效，适合湿热型的急性肠炎患者。

性味归经： 西蓝花性凉，味甘。归肝、肺经。

食疗机理： 西蓝花含有丰富的维生素C，适合急性肠炎患者食用。此外，西蓝花还具有爽喉、开音、润肺、止咳等功效。西蓝花是含有黄酮类化合物最多的食物之一，可以预防感染，阻止胆固醇氧化，防止血小板凝结成块，从而减少患心脏病和中风的危险。常吃西蓝花还可以增强肝脏的解毒能力。

白萝卜 蔬菜菌菇类

鸡蛋白萝卜丝

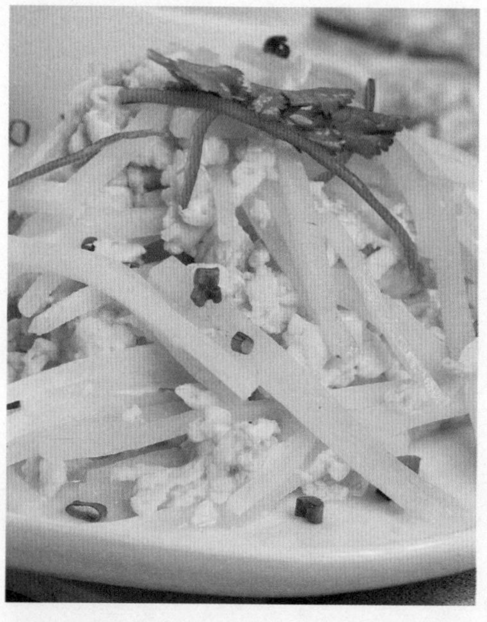

材料： 白萝卜300克，鸡蛋3个，葱花10克，食用油、盐、味精各适量。

制作：

1. 白萝卜洗净，去皮，切丝，加少许盐腌渍15分钟；鸡蛋磕入碗中，打散，再倒入少许温水、加少许盐打成蛋花。
2. 炒锅烧热，倒入油烧至七成热时，将白萝卜丝放入翻炒。
3. 待白萝卜丝将熟时，撒入葱花并马上淋入蛋花，炒散后放入味精调味即可。

功效： 本品具有清热利湿的功效，适合湿热型的急性肠炎患者。

性味归经： 白萝卜性凉，味辛、甘。归肺、胃经。

食疗机理： 白萝卜具有促进新陈代谢、清热的作用，适合湿热型的急性肠炎患者。此外，白萝卜还能增强食欲、助消化、化积滞、化痰，对食积腹胀、咳痰失音、吐血、消渴、痢疾、头痛、排尿不利等症有食疗作用。常吃白萝卜可降低血脂、软化血管、稳定血压，还可预防冠心病、动脉硬化、胆石症等疾病。

马蹄 蔬菜菌菇类

番茄酱马蹄

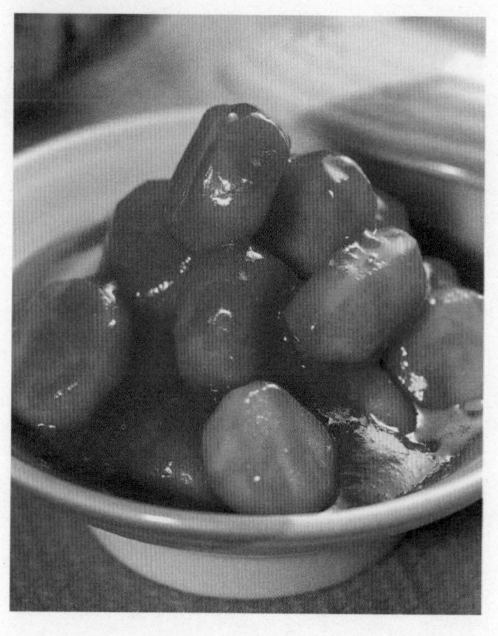

材料： 马蹄250克，番茄酱50克，食用油、白糖、鸡精各适量。

制作：

1. 将马蹄去皮洗净，用沸水焯一下备用。
2. 净锅上火加油，油热时，放入番茄酱、白糖翻炒，待颜色红亮时倒入马蹄。
3. 待马蹄裹匀番茄酱时，撒上鸡精即可。

功效： 本品具有清热解毒的功效，适合湿热型的急性肠炎患者。

性味归经： 马蹄性微凉，味甘。归肺、胃、大肠经。

食疗机理： 马蹄具有清热解毒的功效，适合湿热型急性肠炎患者，而且它含有一种抗菌成分，对于细菌感染引起的肠炎有一定的辅助疗效。此外，马蹄还具有凉血生津、利尿消肿、化湿祛痰、消食除胀的功效，对黄疸、痢疾、小儿麻痹、便秘等疾病有食疗作用，对降低血压有一定的效果。

大蒜 其他类

黑豆大蒜煮红糖

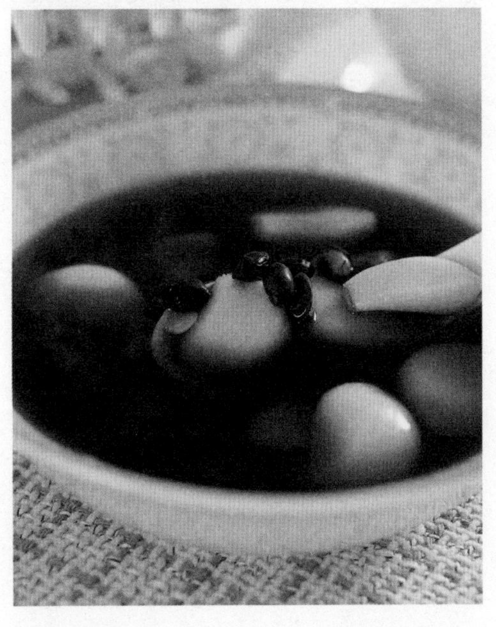

材料：黑豆100克，大蒜、红糖各30克。

制作：

1. 黑豆洗净；大蒜洗净，去皮。
2. 将炒锅放旺火上，加1000毫升水煮沸后，倒入黑豆、大蒜、红糖，用小火烧至黑豆熟即可。

功效：本品具有散寒利湿、固肠止泻的功效，适合寒湿型的急性肠炎患者。

性味归经：大蒜性温，味辛。归脾、胃、肺经。

食疗机理：大蒜具有良好的杀菌能力，对于细菌感染引起的急性肠炎有良好的治疗作用。此外，大蒜还含有大量对人体有益的活性成分，可防病健身，促进食欲，调节血脂、血压、血糖，预防心脏病，抗肿瘤，保护肝脏，增强生殖功能，保护胃黏膜，抗衰老，还可预防铅中毒等。

金橘 水果干果类

金橘红豆豆浆

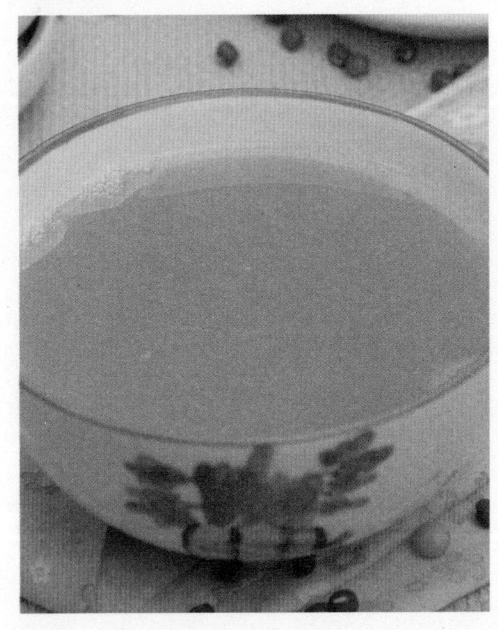

材料：红豆50克，金橘1个，冰糖适量。

制作：

1. 红豆加水浸泡4小时后捞出，洗净沥干；金橘去皮、去子撕碎。
2. 将红豆、金橘放入豆浆机中，加适量水搅打成豆浆，煮沸后滤出豆浆，加入冰糖拌匀即可。

功效：本品具有散寒利湿、补中益气的功效，适合寒湿型的急性肠炎患者。

性味归经：金橘性温，味辛、甘、酸。归肝、肺、脾、胃经。

食疗机理：金橘有理气、补中、散寒的作用，还可以增强机体的抗病能力，适合寒湿型的急性肠炎患者。此外，金橘还有生津消食、化痰利咽、醒酒的作用，是腹胀、咳嗽多痰、烦渴、咽喉肿痛者的食疗佳品。金橘对防止血管破裂、减少毛细血管脆性、减缓血管硬化有一定的辅助治疗作用。

苹果 水果干果类

苹果红糖饮

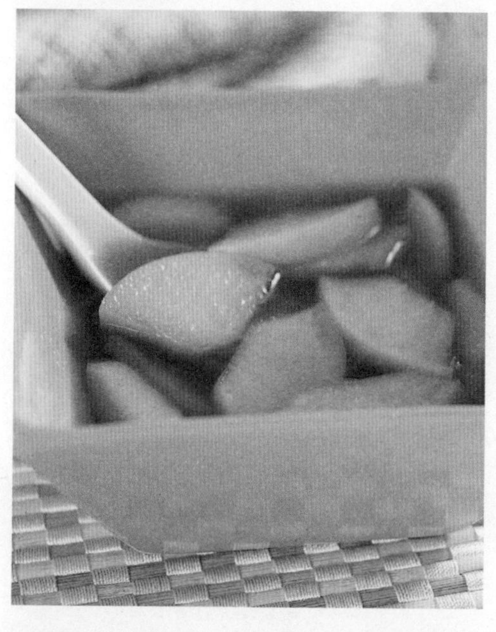

材料：鲜苹果1个，红糖适量。

制作：

❶ 将苹果洗净，去皮，切块备用。

❷ 将切好的苹果块放入碗内。

❸ 加入适量水，将碗移入锅内蒸熟，再加入红糖调味即可。

功效：本品具有散寒利湿、固肠止泻的功效，适合寒湿型的急性肠炎患者。

性味归经：苹果性凉，味甘、微酸。归脾、肺经。

食疗机理：苹果中含有的鞣酸和果胶有收敛作用，可缓解急性肠炎患者的腹泻症状。此外，苹果具有润肺、健胃、生津、止渴、止泻、消食、顺气、醒酒的功能，对于癌症有一定的食疗作用。苹果含有大量的纤维素，常吃可以使肠道内胆固醇减少，缩短排便时间，减少直肠癌的发生的概率。

山楂 水果干果类

菊花山楂饮

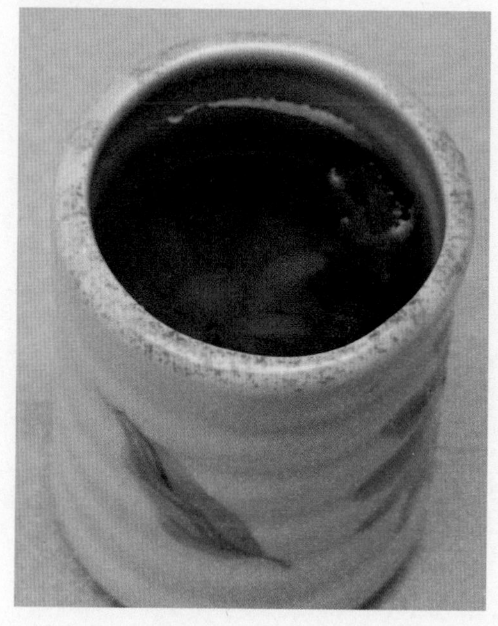

材料：红茶包1袋，菊花10克，山楂15克，白砂糖少许。

制作：

❶ 菊花、山楂用水洗净，沥干，备用。

❷ 烧锅洗净，倒入适量清水，烧开后，加入菊花、山楂，待水开后，转为小火，续煮10分钟。

❸ 加入红茶包，待红茶入味时，用滤网将茶汁里的药渣滤出，起锅前加入适量砂糖，搅拌均匀即可。

功效：本品具有消食导滞、涩肠止泻的功效，适合伤食型的急性肠炎患者。

性味归经：山楂性微温，味酸、甘。归肝、胃、大肠经。

食疗机理：山楂具有消食化积、理气散瘀、收敛止泻、杀菌等功效，适合细菌性感染引起的急性肠炎患者。山楂所含的大量维生素C和酸类物质，可促进胃液分泌，增加胃消化酶类，从而帮助消化。山楂还有活血化瘀的功效，有助于消除局部瘀血，对跌打损伤也有辅助疗效。

茯苓 中药类

茯苓冬瓜鲤鱼汤

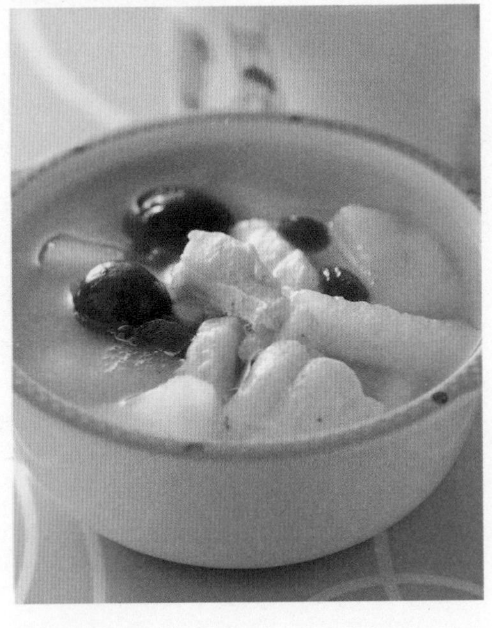

材料： 茯苓25克，红枣10颗，枸杞子15克，鲤鱼450克，冬瓜200克，姜3片，盐适量。

制作：

1. 茯苓、红枣、枸杞子分别洗净备用。
2. 鲤鱼洗净，去骨、刺，取鱼肉切片。
3. 冬瓜去皮洗净切块，和姜片、鱼骨、茯苓、红枣、枸杞子一起放入锅中，加水1500毫升，用小火煮至冬瓜熟透，放入鱼片，转大火煮沸，加盐调味即可。

功效： 本品具有清热解毒、利水渗湿的功效，适合湿热型的急性肠炎患者。

性味归经： 茯苓性平，味甘、淡。归心、肺、脾、肾经。

食疗机理： 茯苓具有渗湿利水、益脾和胃、宁心安神的功效，可治小便不利、水肿胀满、痰饮咳逆、呕哕、泄泻、遗精、淋浊、惊悸、健忘等症，适合急性肠炎患者。

藿香 中药类

藿香鲫鱼

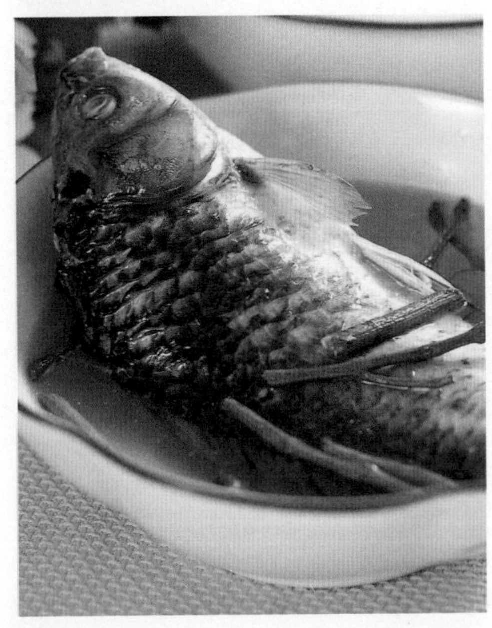

材料： 藿香10克，茯苓8克，白术8克，鲫鱼1条（500克左右），酱油、香油、盐各适量。

制作：

1. 鲫鱼宰杀剖好洗净；藿香、茯苓、白术洗净。
2. 将以上原料一块调好味，再放入炖锅内。
3. 清蒸至熟便可食用。

功效： 本品具有散寒利湿、补气益胃的功效，适合寒湿型的急性肠炎患者。

性味归经： 藿香性微温，味辛。归肺、脾、胃经。

食疗机理： 藿香具有利气、快膈、和中、辟秽、祛湿的功效，主治感冒暑湿、寒热、头痛、胸脘痞闷、呕吐泄泻、疟疾、痢疾、口臭等症，适合寒湿型的急性肠炎患者，可缓解其腹胀、腹痛、腹泻等症状。

芡实 中药类

芡实猪肚汤

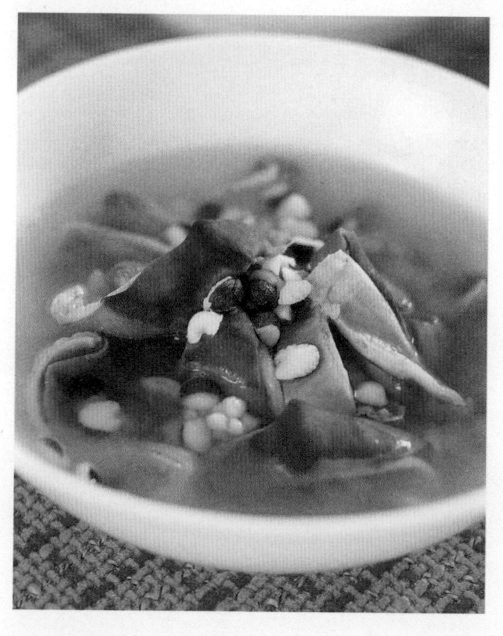

材料： 芡实100克，猪肚500克。

制作：

❶ 猪肚去筋膜，洗净，放入沸水中焯烫，捞出沥干水分，切块备用。

❷ 芡实用清水洗净，泡发后备用。

❸ 锅洗净，置于火上，将猪肚和芡实一起放入锅中，注入适量清水，煮至猪肚烂熟后即成。

功效： 本品具有健脾益气、补益虚损、涩肠止泻的功效，适合急性肠炎腹泻患者。

性味归经： 芡实性平，味甘、涩。归脾、肾经。

食疗机理： 芡实具有固肾涩精、补脾止泄的功效，可治遗精、淋浊、带下、小便不禁、大便泄泻等症，适合急性肠炎腹泻患者。芡实含碳水化合物极为丰富，极容易被人体吸收。夏天炎热季节，脾胃功能衰退，进入秋凉后功能尚差，可以及时食用本品，既能健脾益胃，又能补充营养。

秦皮 中药类

秦皮黄连芍药汤

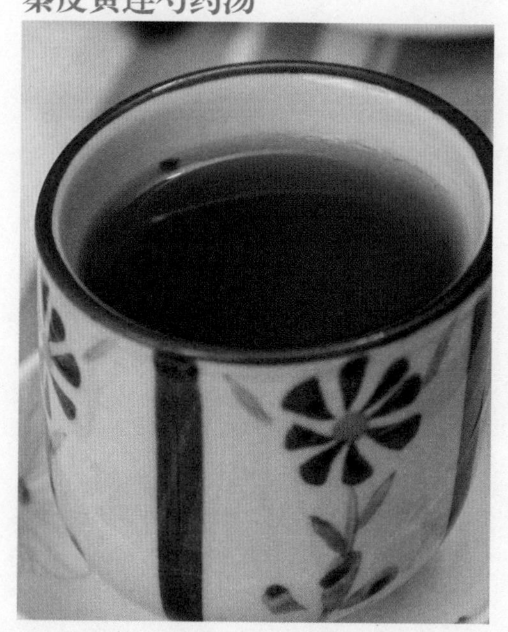

材料： 秦皮、黄连、赤芍各9克。

制作：

❶ 将秦皮、黄连、赤芍全部研为粗末，备用。

❷ 锅洗净，置于火上，将上面所制得的药末放入锅中，注入适量的清水，以中火煎汁。

❸ 取汁饮用即可。

功效： 本品具有清热解毒、利湿止痛的功效，适合湿热型的急性肠炎患者。

性味归经： 秦皮性寒，味苦。归肝、胆、大肠经。

食疗机理： 秦皮具有清热燥湿、平喘止咳、明目的功效，主治细菌性痢疾、肠炎、白带、慢性气管炎、目赤肿痛、迎风流泪、牛皮癣等症。现代药理学研究表明，秦皮还有消炎镇痛的作用，适合急性肠炎患者，可缓解腹痛症状及炎症。

黄柏 中药类

黄柏黄连生地饮

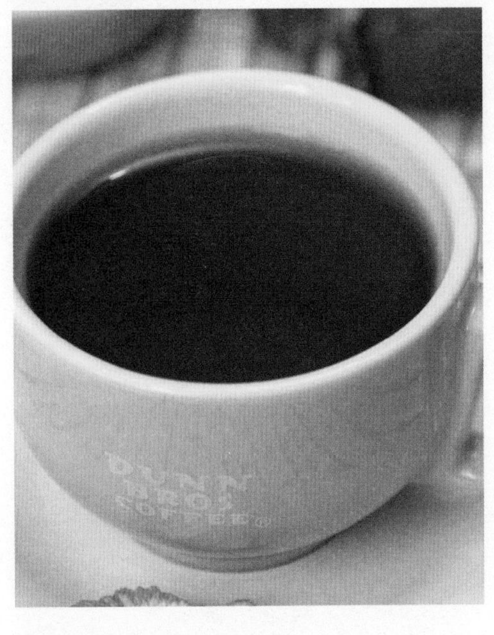

材料：黄柏、黄连、生地各10克。

制作：

❶ 将黄柏、黄连、生地全部研为粗末，备用。

❷ 锅洗净，置于火上，将上面所制得的药末放入锅中，注入适量的清水，以中火煎汁。

❸ 取汁饮用即可。

功效：本品具有清热泻火、解毒利湿的功效，适合湿热型的急性肠炎患者。

性味归经：黄柏性寒，味苦。归肾、膀胱经。

食疗机理：黄柏具有清热燥湿、泻火解毒的功效，可治热痢、泄泻，适合湿热型的急性肠炎患者。此外，黄柏还可以用于治疗消渴、黄疸、阳痿、梦遗、淋浊、痔疮、便血、赤白带下、骨蒸劳热、目赤肿痛、口舌生疮、疮疡肿毒等症。

板蓝根 中药类

板蓝根排毒茶

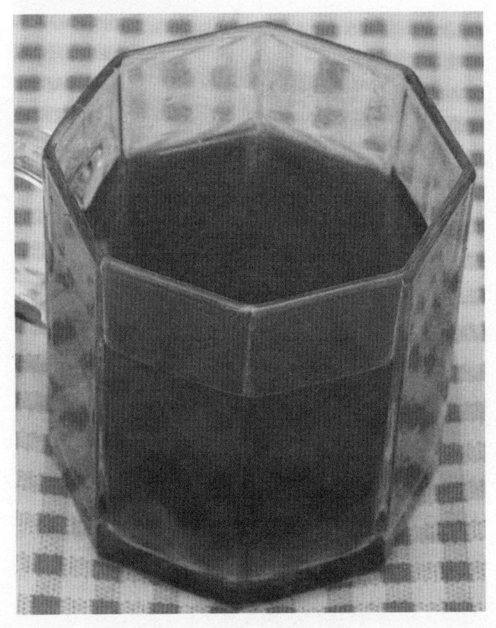

材料：小麦牧草粉2克，板蓝根5克，甘草5克，柠檬汁、蜂蜜各适量。

制作：

❶ 板蓝根、甘草洗净，沥干水，备用。

❷ 砂锅洗净，加水适量，放板蓝根和甘草，以大火煮沸转入小火，续煮入味，约30分钟。

❸ 再加入小麦牧草粉和适量水，煮约20分钟，去渣取汁待凉，加入柠檬汁、蜂蜜，拌匀即可饮用。

功效：本品具有清热凉血的功效，适合湿热型的急性肠炎患者。

性味归经：板蓝根性寒，味苦。归肝、胃经。

食疗机理：板蓝根具有清热解毒、凉血的功效，适合湿热型的急性肠炎患者，也可用于治疗流感、流脑、乙脑、肺炎、丹毒、热毒发斑、神昏吐衄、咽肿、痄腮、火眼、疮疹、舌绛紫暗、喉痹、烂喉丹痧、大头瘟、痈肿等症；可防治流行性乙型脑炎、急慢性肝炎、流行性腮腺炎、骨髓炎等。

厚朴 中药类

厚朴谷芽汁

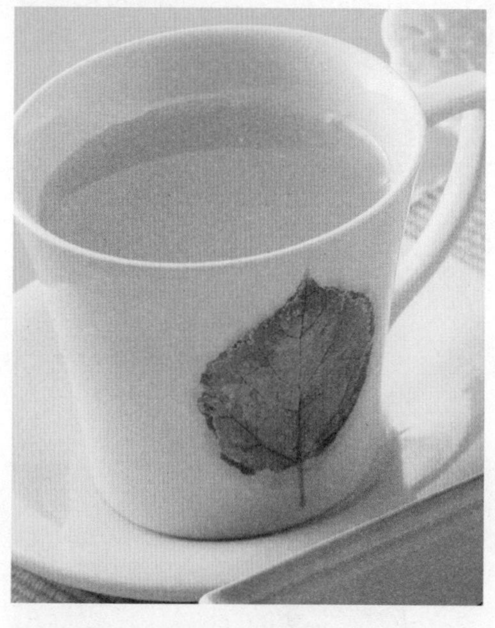

材料：葡萄柚2个，柠檬1个，谷芽10克，厚朴、天门冬各8克，蜂蜜适量。

制作：

❶ 谷芽、厚朴、天门冬放入锅中，加入100毫升清水，以小火煮沸，约1分钟后关火，滤取药汁降温备用。

❷ 葡萄柚和柠檬切半，利用榨汁机榨出果汁，倒入杯中。

❸ 加入蜂蜜、药汁搅拌均匀，即可饮用。

功效：本品具有温中散寒、补脾健胃的功效，适合寒湿型的急性肠炎患者。

性味归经：厚朴性温，味辛、苦。归脾、胃、大肠经。

食疗机理：厚朴具有温中下气、燥湿、消痰的功效，可用于治疗胸腹痞满、胀痛、反胃、呕吐、宿食不消、痰饮喘咳、寒湿泻痢等症，适合寒湿型的急性肠炎患者，可缓解其腹痛、腹胀、腹泻等肠胃不适症状。

柚子 水果干果类

沙田柚草莓汁

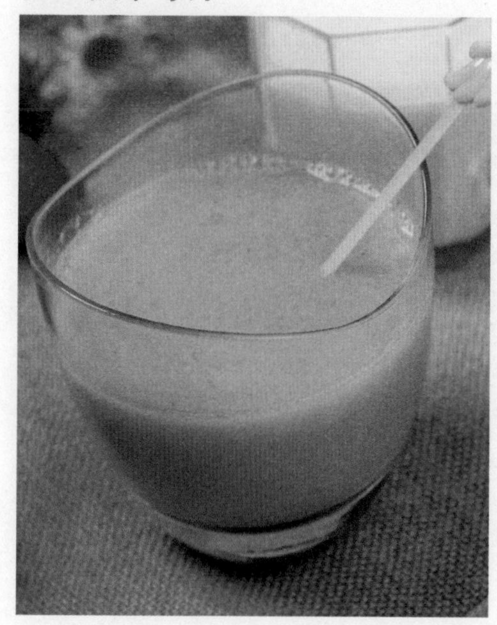

材料：沙田柚100克，草莓20克，酸奶200毫升。

制作：

❶ 将沙田柚洗净，去皮，切成小块备用。

❷ 草莓洗干净，去掉蒂，切成大小适当的小块。将所有材料放入搅拌机内搅打成汁即可。

功效：本品具有消食导滞、生津止渴的功效，适合伤食型的急性肠炎患者。

性味归经：柚子性寒，味甘、酸。归肺、脾经。

食疗机理：柚子具有健脾、下气、消食、增强机体抗病能力等作用，适合急性肠炎患者。柚子还有醒酒、化痰、生津止渴、增食欲、增强毛细血管韧性、降低血脂等功效，对高血压患者有补益作用。此外，柚子有独特的降血糖的功效，还可以美容。

急性肠炎患者
忌吃食物及忌吃原因

急性肠炎患者切记勿进食病死牲畜的肉和内脏，肉类、禽类、蛋类等要煮熟后方可食用。同时，忌烟酒以及辛辣刺激食物，如以下食物。

海参

忌吃关键词：
性寒、高蛋白、细菌或病毒。

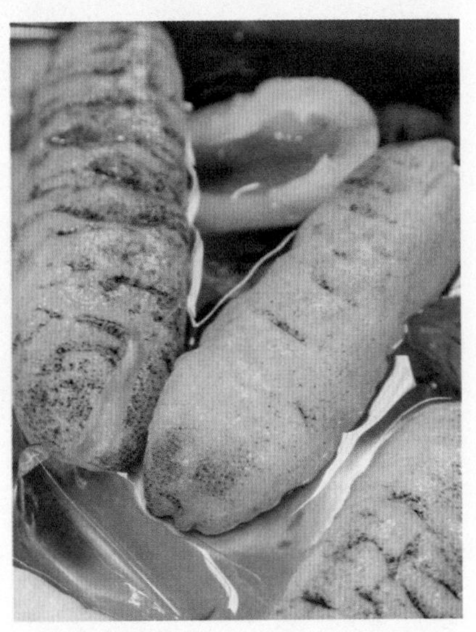

忌吃海参的原因

❶ 中医认为，海参性微寒、滑腻，凡患有急性肠炎、菌痢、感冒、咳痰、气喘，以及大便溏薄、出血兼有瘀滞及湿邪阻滞的患者应忌食，否则可加重其病情。

❷ 海参是少有的高蛋白、低胆固醇、低脂肪食物，每100克中含蛋白质16.5克，多食不利于消化吸收，反而加重了肠胃的负担。

❸ 有人喜欢生吃海参，但生海参可能带有细菌或病毒，易导致腹泻、急性肠炎。

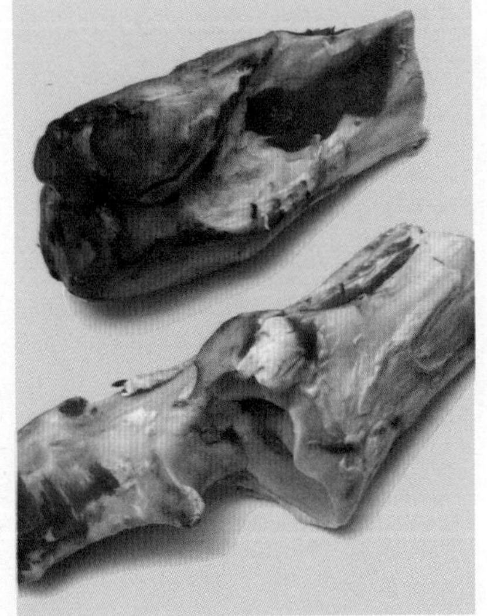

狗肉

忌吃关键词：
性温、难消化。

忌吃狗肉的原因

❶ 狗肉性温，温补性很强，有温补肾阳的功效，但是对于湿热型的急性肠炎患者并不适宜，可加重其湿热程度从而加剧病情，影响急性肠炎患者的病情恢复。

❷ 关于狗肉的食用禁忌，《本草纲目》有记载曰："热病后食之，杀人。"意思是患热性病的人食用狗肉，会严重影响病情，使病情恶化，而湿热型的急性肠炎属于热性病。

羊肉

忌吃关键词：
性热、加重腹泻。

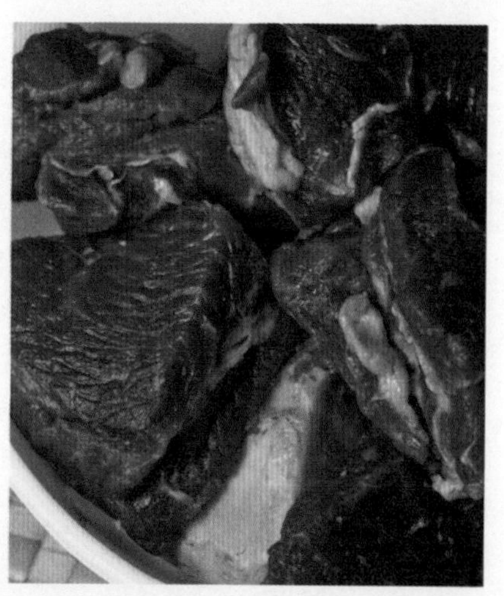

忌吃羊肉的原因

❶ 中医认为，羊肉性热，食用后可助热上火，湿热型的急性肠炎患者本已蓄积湿热在肠胃中，再食用性大热的羊肉，无疑是火上浇油，会影响急性肠炎患者的病情恢复。

❷《千金食治》中有告诫："暴下后不可食羊肉、髓及骨汁。"意指腹泻后的急性肠炎、痢疾等患者均不宜食用羊肉、动物的骨髓、骨头汤。

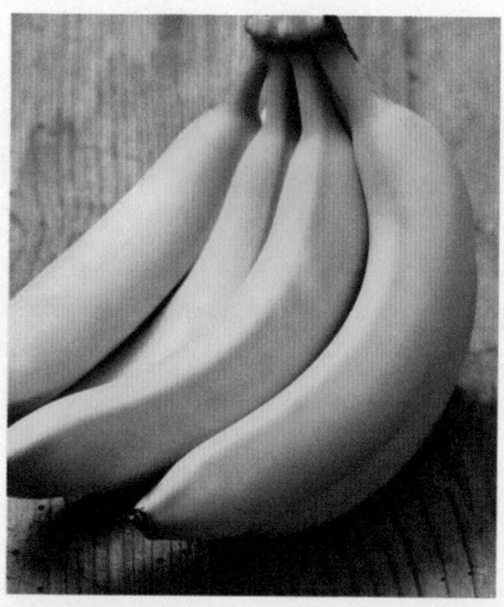

香蕉

忌吃关键词：
膳食纤维、微量元素。

忌吃香蕉的原因

❶ 香蕉含有丰富的膳食纤维，并且大部分不会被消化和吸收，这些不溶性的膳食纤维可增大粪便体积，使肠蠕动加快，从而加重了肠道的负担，加剧了急性肠炎患者腹痛、腹胀、腹泻的症状。

❷ 香蕉含有较多的镁、钾等元素，过食会造成体内的微量元素比例失调，从而产生肠胃功能紊乱、情绪波动等不良症状，不利于急性肠炎患者的病情恢复。

牛奶

忌吃关键词：
性寒、高脂肪、产气。

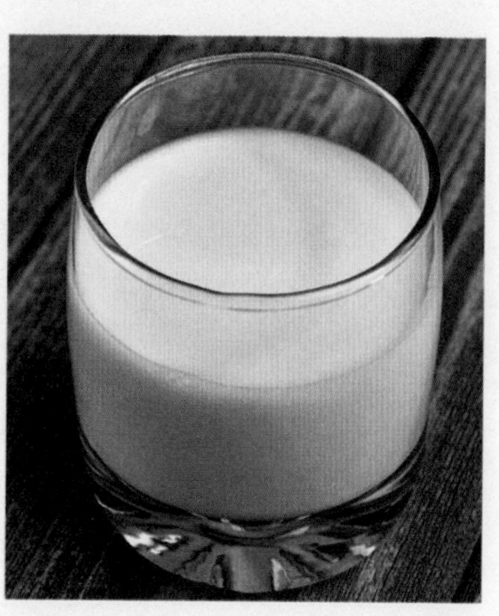

忌喝牛奶的原因

❶ 牛奶性微寒，而且含有较多的脂肪，每100克中约含有脂肪3.5克。脂肪有润滑肠道的作用，可加重肠道的负担，严重者还可以导致腹泻，对急性肠炎患者的病情恢复不利。

❷ 牛奶进入肠道之后，在大肠杆菌等的作用下，会发酵产生大量气体，从而引起腹痛、腹胀等症状，不利于急性肠炎患者的病情恢复。

蔗糖

忌吃关键词：
易产气。

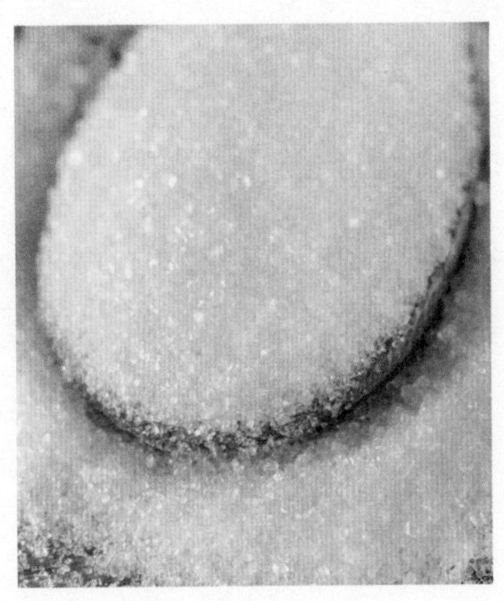

忌吃蔗糖的原因

❶ 急性肠炎患者在食用蔗糖后，蔗糖会在肠道内发酵产生大量的气体，从而引起腹胀、腹痛等症状，无疑是加重了急性肠炎患者的病情。

❷ 蔗糖容易导致一些健康问题，如蛀牙。口腔中的细菌可将蔗糖的成分转化为酸，从而侵蚀牙齿的牙釉质。急性肠炎患者身体较虚弱，免疫力和抗病能力下降，此时食用蔗糖无疑是雪上加霜。

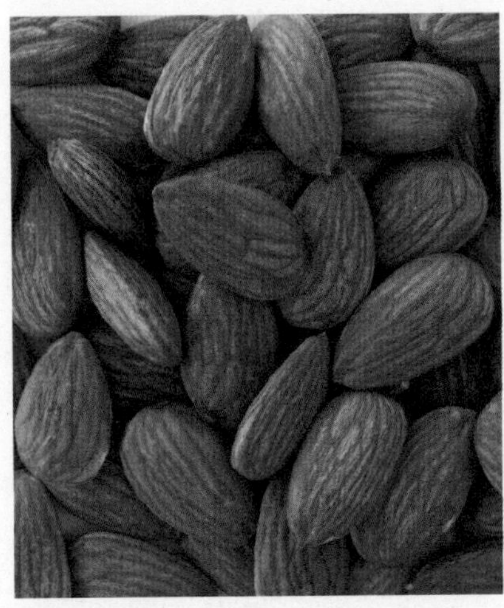

杏仁

忌吃关键词：
高脂肪、性温、氢氰酸。

忌吃杏仁的原因

❶ 杏仁中的脂肪含量极为丰富，每100克中含有脂肪45.4克。脂肪有滑肠润下的作用，可加重肠道的负担，甚至导致腹泻，对于急性肠炎患者的病情不利。

❷ 杏仁性温，多食会积温成热，湿热型的急性肠炎患者不宜食用。

❸ 杏仁中含有有毒物质氢氰酸，每100克杏仁可分解释放出氢氰酸100~250毫克，所以急性肠炎患者要慎食。

巧克力

忌吃关键词：
高脂肪、高糖。

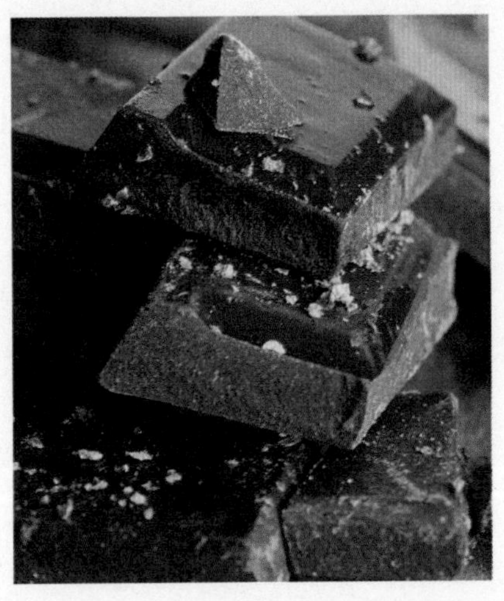

忌吃巧克力的原因

❶ 巧克力的脂肪含量虽然比杏仁稍低，但是含量也非常高，一般的巧克力每100克中含脂肪40.1克。脂肪可润滑肠道，不利于急性肠炎患者。

❷ 巧克力含糖量也很高，每100克中含有糖分51.9克，大量的糖分在肠内酵解，会产生大量的气体，从而引发腹胀、腹痛等症状。

姜

忌吃关键词：
性温、刺激性。

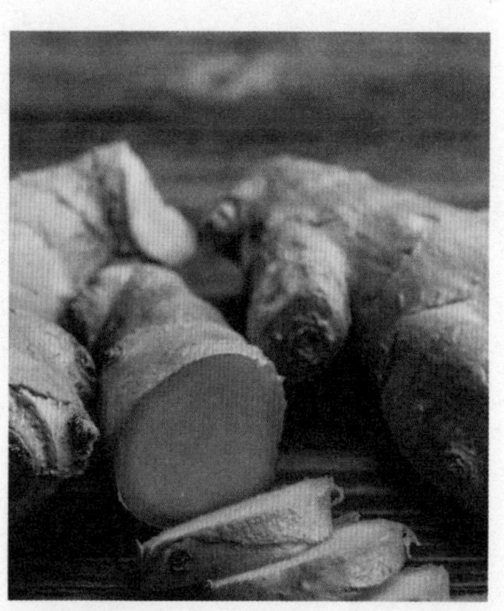

忌吃姜的原因

❶ 姜对于因吃寒凉食物过多而引起的腹胀、腹痛、腹泻、呕吐等有一定的食疗作用，但是因其性温，湿热型的急性肠炎患者食用后可使内热加重，从而加重急性肠炎的病情。

❷ 姜味辛，具有较强的刺激性，对消化道有刺激作用，可使肠张力、节律以及肠蠕动增加，导致肠胃功能紊乱，不利于急性肠炎的病情。

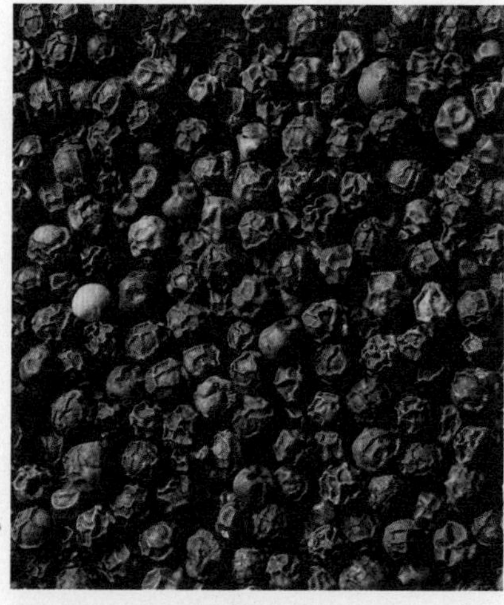

胡椒

忌吃关键词：
性热、辛辣刺激。

忌吃胡椒的原因

❶ 关于胡椒的食用禁忌，《本草纲目》中有记载“大辛热，纯阳之物，肠胃寒湿者宜之。热病人食之，动火伤气，阴受其害。”故湿热型的急性肠炎患者不宜食用胡椒。

❷ 中医认为，急性肠炎患者应忌食辛辣刺激性食物，而胡椒含有胡椒碱和胡椒脂碱等，具有一定的刺激性，因此急性肠炎患者不宜食用。

葱白

忌吃关键词：
性温、味辛。

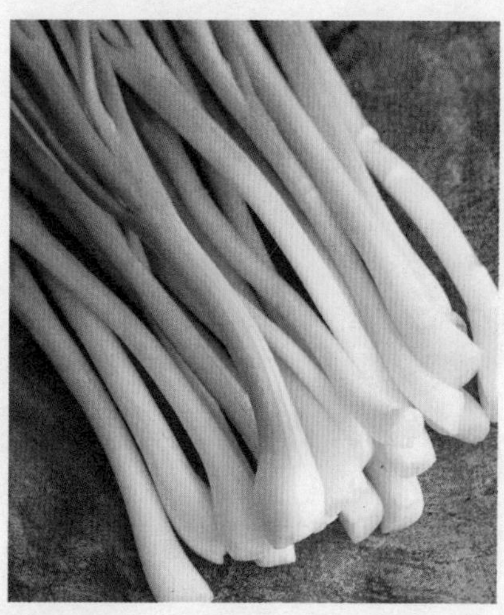

忌吃葱白的原因

❶ 葱白性温，味辛，急性肠炎多由于湿热引起，患者食用温热及辛辣刺激性的食物可加重病情，故不宜食用葱白。

❷ 关于葱白的食用禁忌，《食疗本草》中早有记载：“虚人患气者，多食发气。”而《履巉岩本草》也有告诫曰：“久食令人多忘，尤发痼疾。”

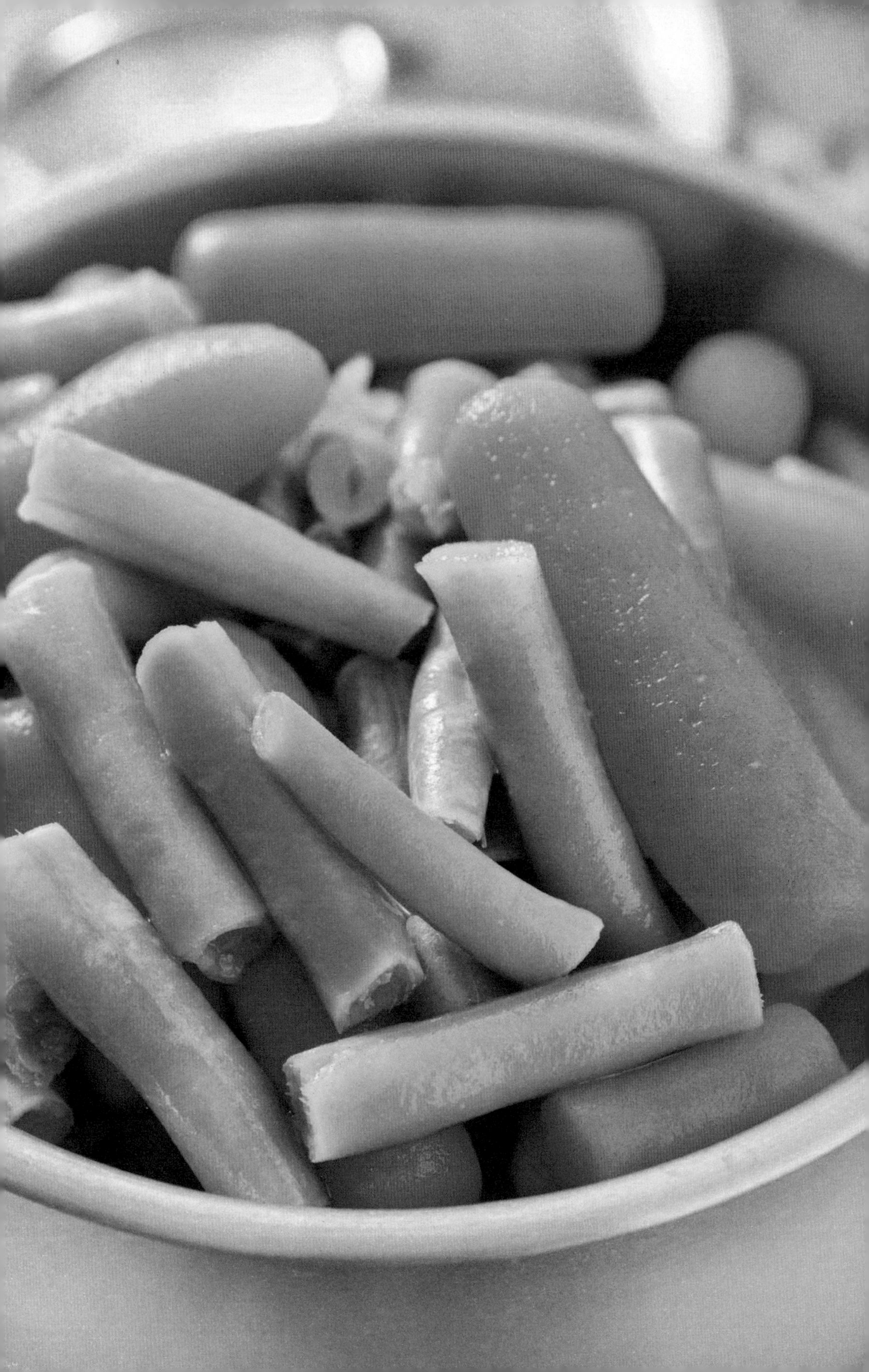

第十章

慢性肠炎吃什么？禁什么？

慢性肠炎临床表现为长期慢性或反复发作的腹痛、腹泻及消化不良等症。轻者每日排便 3~4 次，或腹泻便秘交替出现；重者可每 1~2 小时腹泻一次，甚至出现大便失禁。部分患者可有夜间腹泻和（或）餐后腹泻。直肠严重受累时，可出现里急后重感。粪质多呈糊状，混有大量黏液，常带脓血。

查体可见脐周或腹下部轻度压痛、肠鸣音亢进、脱肛。

慢性肠炎病程较长，迁延日久，每因饮食不当，劳倦过度而复发，常以脾虚证为主或病久及肾，出现五更泄泻，腰膝怕冷，是命门火衰，脾肾同病，治疗则脾肾同治。中医常分为脾胃气虚型、脾肾阳虚型、肝郁型及湿热型进行治疗。我们根据每个证型的病症特点，配合以科学的对症药膳，患者可结合自身的症状，选择相应的药膳进行调理，对疾病的治疗能起到积极的作用。

中医分型

脾胃气虚型

对症药材

·白术·山药·黄芪

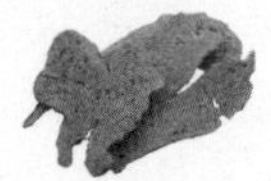

对症食材

·蚕豆·大米·扁豆·糯米·乌鸡·鲈鱼·猪肚

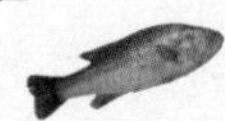

症状剖析

脾胃虚弱，清浊不分，致气机逆乱，湿滞内停，肠腑混浊而下，遂成本病。大便时稀时泻，水谷不化，稍食油腻食物大便次数就会增多，饮食减少，脘腹胀满不舒，面色萎黄，神疲乏力，倦怠懒言，舌淡苔白。

治疗原则 健脾化湿、涩肠止泻。

饮食禁忌 忌食寒凉生冷食物，忌食具有润肠通便效果的食物。

脾肾阳虚型

对症药材

·金樱子·补骨脂·肉豆蔻·芡实·莲子

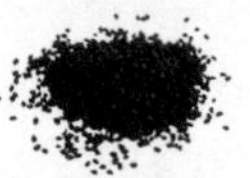

对症食材

·猪肠·板栗

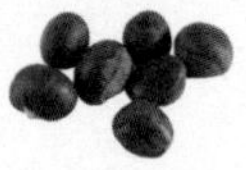

症状剖析

肾阳不足，脾阳得不到阳气的温煦，致脾肾阳虚，阴寒积盛，运化失常，久泻不止，疼痛缠绵，致发本病。五更时刻（黎明前）肚脐周围疼痛，肠鸣泄泻，泻后则舒，平素畏寒怕冷，手足冰凉，腰膝酸软，舌淡苔白。

治疗原则 温补脾阳、固肾止泻。

饮食禁忌 忌食寒凉生冷食物，忌食具有滑肠通便效果的食物。

肝郁型

对症药材

·柴胡·郁金·合欢皮

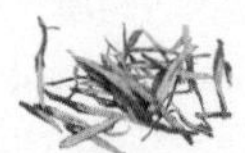

对症食材

·鹌鹑·南瓜·荔枝·柿子

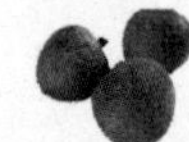

症状剖析

肝气郁结不舒，疏泄失常，导致脾失运化，故腹痛则泻。平素胸胁胀闷，嗳气食少，每次都因情绪紧张发生腹痛腹泻，口苦，舌色淡红。

治疗原则 疏肝解郁、涩肠止泻。

饮食禁忌 忌食辛辣刺激性食物，忌食易导致腹胀的食物。

湿热型

对症药材
·茯苓·冬瓜皮·板蓝根

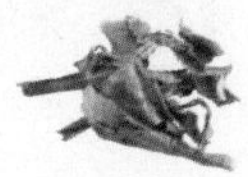

对症食材
·鳜鱼·薏米·蕨菜·大蒜
·石榴·乌梅

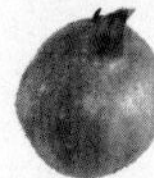

症状剖析

多由长期进食湿热性食物，导致脾胃湿热蕴积，引发腹泻。腹痛，便稀恶臭，排便次数增多，肛门灼热，舌质红，苔黄腻。

治疗原则 清热利湿、健脾止泻。

饮食禁忌 忌食辛辣刺激性食物，忌食肥甘厚味的食物。

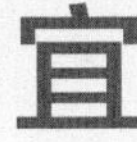

宜

✓ 宜选择容易消化的鱼、虾、蛋、豆类制品等，以免肠胃负担过重而影响病情。

✓ 伴有脱水现象的慢性肠炎患者，可适当喝一些淡盐水、米汤、米粥、菜汤等，以补充水、盐和维生素。

✓ 多食含有鞣酸果胶的食物，如苹果、石榴等，均有涩肠止泻的作用。

忌

× 忌食多纤维、高脂肪的食物，因为纤维素可促进肠胃蠕动从而导致腹泻症状加重，而脂肪有润滑肠道的作用，并且不容易消化，食用后会增加肠胃的负担。

× 慢性肠炎患者伴有腹胀、肠鸣音过强时，应忌吃蔗糖、土豆、红薯、白萝卜等会产气发酵的食物。

× 忌食具有润肠通便功效的药物，如杏仁、大黄等。忌海鲜及生冷不洁食物。

薏米	莲子	荔枝

民间秘方

❶ 取川芎、白茯苓、人参、白术、白芍、当归、桂枝各5克，粟米50克，分别用清水洗净，一起放入锅内，加入适量清水，先以大火煮沸，然后转小火煮30分钟，滤渣取汁代茶饮。每日1次，有消炎止泻的作用，适用于慢性肠炎患者。

❷ 取车前子30克，洗净后放入锅内，加水适量，待烧沸后转小火继续煎煮25分钟，滤渣取汁，加入25克白糖搅拌均匀即可。代茶饮用，有止痛止泻的作用，适用于慢性肠炎患者，可有效地缓解腹泻症状。

生活保健

- 预防慢性肠炎要把好“病从口入”这道关，注意饮食卫生、个人卫生和环境卫生，注意消灭蟑螂、苍蝇等。
- 慢性肠炎患者多为身体虚弱、抵抗力弱者，因此一方面更应该注意饮食卫生，另一方面要多加强锻炼，增强体质。
- 保持心情舒畅，长期的悲伤、紧张、恐惧等情绪可使神经功能紊乱，从而导致胃壁的血管痉挛性收缩，诱发胃炎、胃溃疡等病症。所以，慢性肠炎患者宜保持良好的心情，这对于病情的恢复非常有利。
- 处理慢性肠炎患者的排泄物的时候要特别小心，以免发生传染。

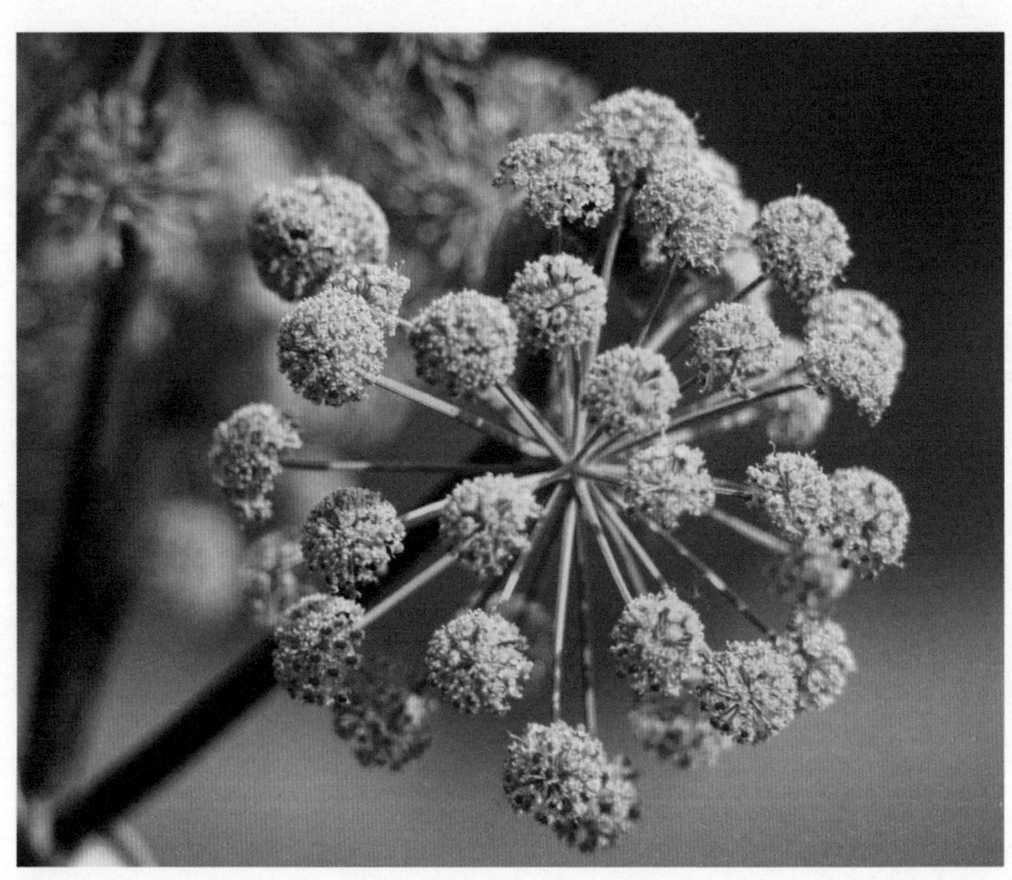

慢性肠炎患者
宜吃的食物及其简易食疗方

我们根据慢性肠炎的四种中医分型，贴心地为每一种证型的患者挑选了宜吃的食物，分析每一种食物的性味归经及其对每种证型的食疗功效，并推荐了合适的调养食疗方，详解其材料、做法，以及功效。食疗方的材料均简单易得，做法清晰明了，患者可根据自身症状判断自己属于哪一种证型，然后根据证型选择适合自己的食疗方法及菜例，于日常饮食中轻松达到调理的目的。

南瓜	石榴	鲫鱼

薏米 谷物粮豆类

猪腰淮山薏米粥

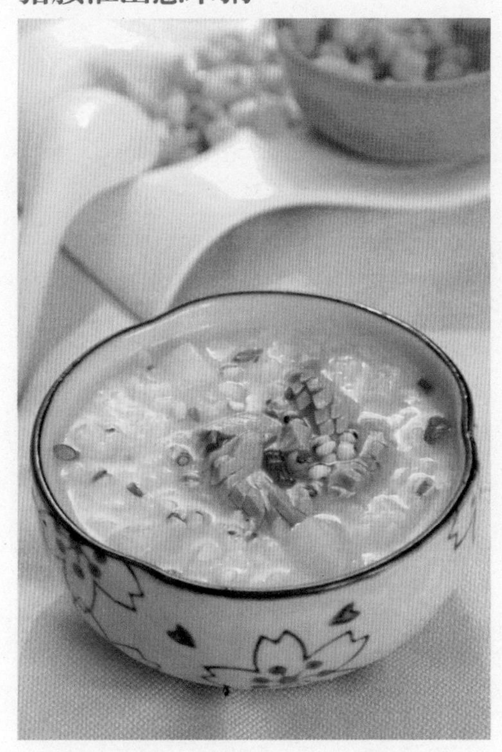

材料：猪腰100克，淮山80克，薏米50克，大米120克，盐、味精、香油、葱花各适量。

制作：

❶ 猪腰收拾干净，切花刀；淮山洗净，去皮，切块；薏米、大米淘净，泡好。

❷ 锅中注水，下入薏米、大米、淮山大火煮沸，再用中火煮半小时。

❸ 改小火，放入猪腰，至猪腰煮熟，加入盐、味精调味，淋香油，撒上葱花即可。

功效：本品具有健脾化湿、补脾益气的功效，适合脾胃气虚型的慢性肠炎患者。

性味归经：薏米性凉，味甘、淡。归脾、胃、肺经。

食疗机理：薏米具有利水渗湿、健脾止泻的功效，适合脾胃气虚型慢性肠炎腹泻患者。此外，薏米还有抗癌、解热、镇静、镇痛、抑制骨骼肌收缩、除痹、排脓、美容健肤等功效，对于治疗扁平疣等病症也有一定的食疗功效。薏米还有增强人体免疫功能、抗菌抗癌的作用。

鹌鹑 肉禽水产类

白果炒鹌鹑

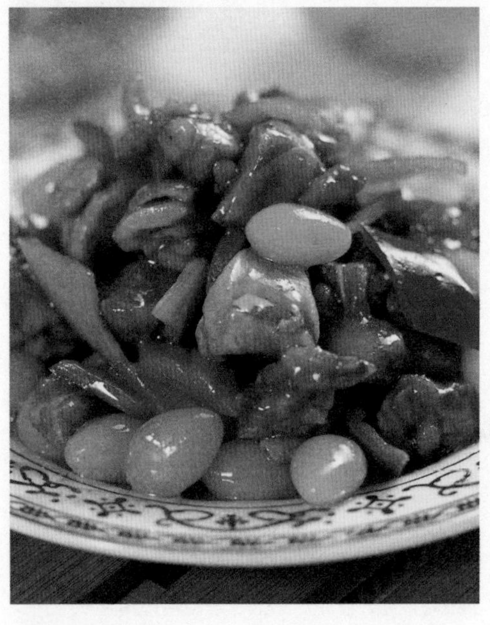

材料：白果50克，鹌鹑150克，蘑菇少许，水淀粉5毫升，青椒、红椒各80克，盐、白糖、香油、食用油、姜末、葱段各适量。

制作：

1. 鹌鹑取肉洗净切丁，用盐、水淀粉腌渍；青椒、红椒、蘑菇洗净，切丁；白果洗净，入笼锅蒸透。
2. 烧锅下油，加入姜末爆香，放入鹌鹑丁、蘑菇丁、白果、青椒丁、红椒丁，调入盐、白糖、葱段爆炒至香。
3. 用水淀粉勾芡，淋入香油即成。

功效：本品具有温补脾阳、固肾止泻的功效，适合脾肾阳虚型的慢性肠炎患者。

性味归经：鹌鹑性平，味甘。归大肠、脾、肺、肾经。

食疗机理：鹌鹑肉具有补五脏、益精血、温肾助阳之功效，适合脾肾阳虚型的慢性肠炎患者食用。此外，男子经常食用鹌鹑，可增强性功能，并增气力，壮筋骨。鹌鹑肉中含有维生素P等成分，常食有防治高血压及动脉硬化之功效。

鲈鱼 肉禽水产类

淮山炒鲈鱼

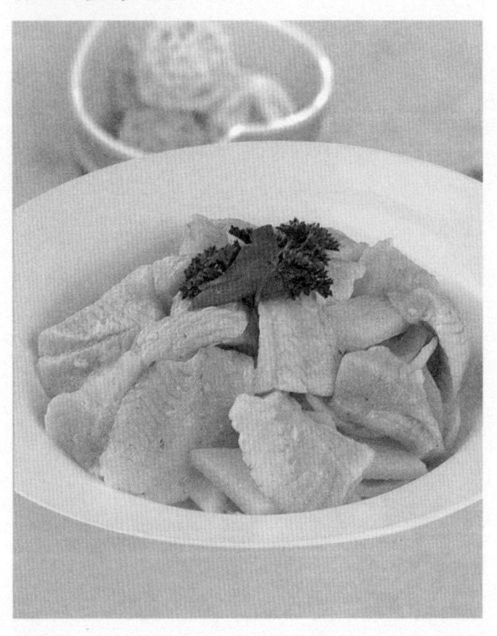

材料：鲈鱼、淮山各150克，食用油、盐、味精、料酒、香油各适量。

制作：

1. 鲈鱼收拾干净，切片；淮山去皮洗净，切片。
2. 油锅烧热，下鲈鱼滑熟，再下入淮山同炒。
3. 调入盐、味精、料酒炒匀，淋入香油即可。

功效：本品具有补气养血、健脾补气的功效，适合脾胃气虚型的慢性肠炎患者。

性味归经：鲈鱼性平，味甘、淡。归肝、脾、肾经。

食疗机理：鲈鱼具有健脾益肾、补气安胎、健身补血等功效，对慢性肠炎、慢性肾炎、习惯性流产、胎动不安、妊娠期水肿、产后乳汁缺乏、手术后伤口难愈合等症有一定的食疗作用。鲈鱼中含有丰富的蛋白质等营养成分，对儿童和中老年人的骨骼组织也有益。

鳜鱼 肉禽水产类

吉祥鳜鱼

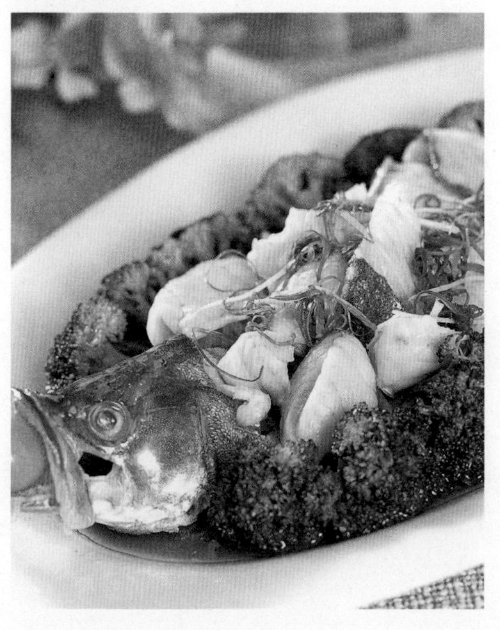

材料：鳜鱼1条，黄豆芽100克，西蓝花、盐、味精、酱油、淀粉各适量。

制作：

1. 鳜鱼收拾干净，切成片（保留头尾），以盐、淀粉上浆备用。
2. 黄豆芽择洗干净，焯水，装盘垫底；西蓝花掰成小朵，洗净，焯水备用；鳜鱼头、尾入蒸锅蒸熟，摆在豆芽上。
3. 鱼片下入沸水锅氽熟，倒在豆芽上，西蓝花围边，调入酱油、味精即可。

功效：本品具有健脾胃、补气血的功效，适合脾胃气虚型的慢性肠炎患者。

性味归经：鳜鱼性平，味甘。归脾、胃经。

食疗机理：鳜鱼肉质细嫩、厚实、少刺，营养丰富，具有补气血、健脾胃之功效，可强身健体、延缓衰老，适合脾胃气虚型的慢性肠炎患者。鳜鱼的肉和胆等还具有一定的药用价值，可以补充气血、益脾健胃等。常食鳜鱼，还可起到补五脏、益精血、健体的作用，为补益强壮的保健佳品。

鲫鱼 肉禽水产类

芡实鲫鱼汤

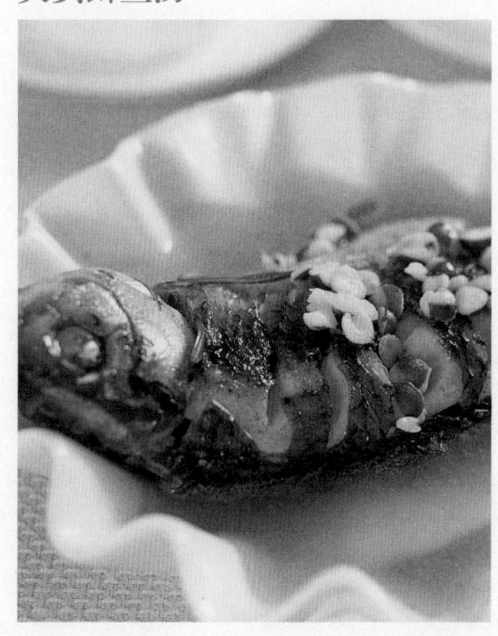

材料：芡实、淮山各15克，鲫鱼1条（约250克），食用油、盐、姜末各适量。

制作：

1. 鲫鱼去鳞、鳃及内脏，洗净，放盐、姜稍腌。
2. 锅内放适量食用油烧热，下入鲫鱼煎至淡黄色，然后与芡实、淮山同放入砂锅内。
3. 加适量清水，煲1小时，加盐调味即可。

功效：本品具有清热解毒、健脾益气、利水消肿的功效，适合湿热型、脾胃气虚型的慢性肠炎患者。

性味归经：鲫鱼性平，味甘。归脾、胃、大肠经。

食疗机理：鲫鱼具有补阴血、通血脉、补体虚、清热解毒、益气健脾、利水消肿的功效，适合各种证型的慢性肠炎患者。此外，鲫鱼肉中富含极高的蛋白质，而且易于被人体所吸收，氨基酸也很高，所以对促进智力发育、降低胆固醇和血液黏稠度、预防心脑血管疾病有一定的食疗作用。

乌鸡 肉禽水产类

黄芪乌鸡汤

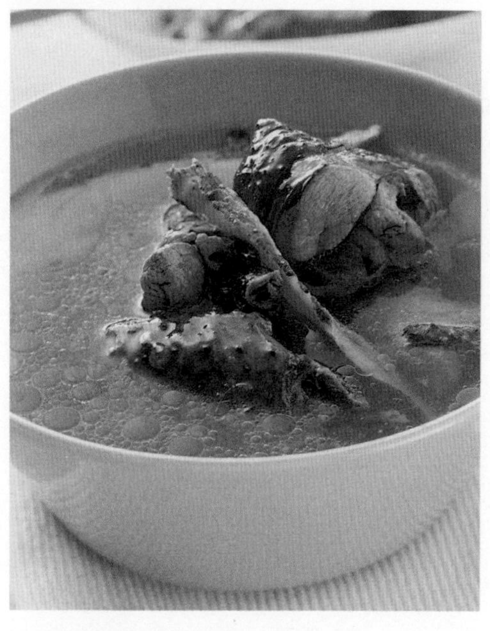

材料： 当归、黄芪各25克，乌鸡腿1只，盐适量。

制作：

1. 乌鸡腿洗净，剁块，放入沸水中汆烫，捞出洗净；当归、黄芪洗净。
2. 乌鸡腿和当归、黄芪一起放入锅中，加1800毫升水，以大火煮开，转小火续炖25分钟。
3. 加盐调味即成。

功效： 本品具有疏肝理气、滋阴补肾的功效，适合肝郁型的慢性肠炎患者。

性味归经： 乌鸡性平，味甘。归肝、肾经。

食疗机理： 乌鸡具有滋阴、补肾、养血、添精、益肝、退热、补虚作用，能调节人体免疫功能，抗衰老。乌鸡体内的黑色物质含铁、铜元素较高，对于病后、产后贫血者具有补血、促进康复的食疗作用，也可用于肝郁型慢性肠炎的食疗。

猪肠 肉禽水产类

猪肠莲子枸杞汤

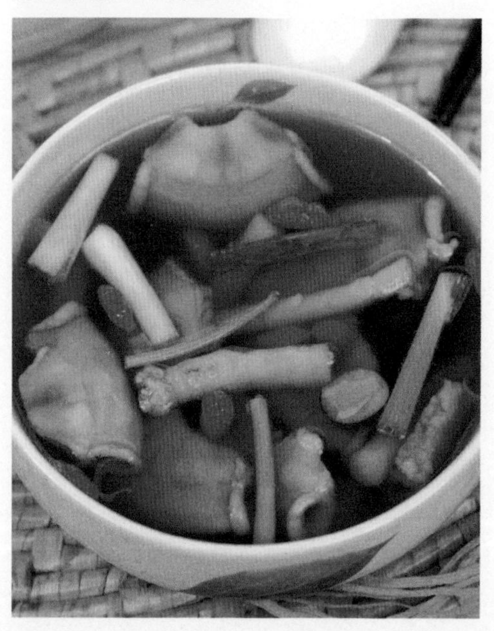

材料： 猪肠150克，鸡脚、红枣、枸杞子、党参、莲子、盐各适量，葱段5克。

制作：

1. 猪肠切段，洗净；鸡脚、红枣、枸杞子、党参均洗净；莲子去皮、去莲心，洗净。
2. 锅内注水烧开，下猪肠汆透，捞出。
3. 将猪肠、鸡脚、红枣、枸杞子、党参、莲子放入瓦煲，注入适量清水，大火烧开后改为小火炖煮2小时，加盐调味，撒上葱段即可。

功效： 本品具有清热解毒、健脾益气的功效，适合湿热型的慢性肠炎患者。

性味归经： 猪肠性微温，味甘。归大肠经。

食疗机理： 猪肠有润肠、祛风、解毒、止血的功效，能去下焦风热、止小便数，主治肠风便血、血痢、痔漏、脱肛等症。猪肠还有润燥、补虚、止渴之功效，可用于治疗虚弱口渴、脱肛、痔疮、便血、便秘等症，对于湿热型的慢性肠炎患者也有一定的食疗功效。

白术 中药类

白术内金红枣粥

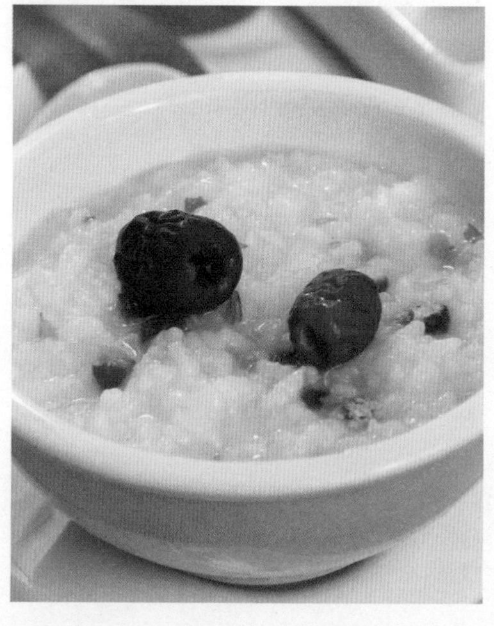

材料：大米100克，白术、鸡内金、白糖、红枣各适量。

制作：

1. 大米泡发洗净；红枣、白术均洗净；鸡内金洗净，加水煮好，取汁待用。
2. 锅置火上，加入适量清水，倒入煮好的汁，放入大米，以大火煮开。
3. 再加入白术、红枣煮至粥呈浓稠状，调入白糖拌匀即可。

功效：本品具有补中益气、健脾化湿的功效，适合脾胃气虚型的慢性肠炎患者。

性味归经：白术性温，味苦、甘。归脾、胃经。

食疗机理：白术具有健脾益气、燥湿利水、止汗、安胎的功效，适合脾胃气虚型的慢性肠炎患者。此外，白术还能调节免疫功能，具有明显的抗氧化作用，增强机体清除自由基的能力，以及减少自由基对机体的损伤的能力。

淮山 中药类

桂圆淮山红枣汤

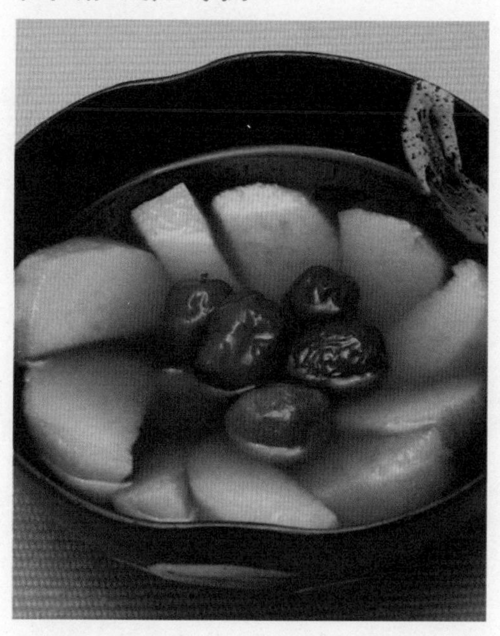

材料：桂圆肉100克，新鲜山药150克，红枣6颗，冰糖适量。

制作：

1. 淮山削皮洗净，切小块；红枣洗净，泡发，备用。
2. 煮锅加3碗水煮开，加入淮山煮沸，再下红枣，转小火慢熬。
3. 待淮山熟透、红枣松软时，将桂圆肉剥散加入。
4. 待桂圆的香甜味渗入汤中即可熄火，可依据个人口味加入冰糖调味。

功效：本品具有补脾益气、涩肠止泻的功效，适合脾胃气虚型的慢性肠炎患者。

性味归经：淮山性平，味甘。归肺、脾、肾经。

食疗机理：淮山具有补脾养胃、生津益肺、补肾涩精的功效，可用于脾虚食少、久泻不止等症，适合长期腹泻的慢性肠炎肾虚、脾虚患者。此外，淮山还可以用于治疗肺虚喘咳、肾虚遗精、带下、尿频、虚热消渴等症。

黄芪 中药类

黄芪豆芽牛肉汤

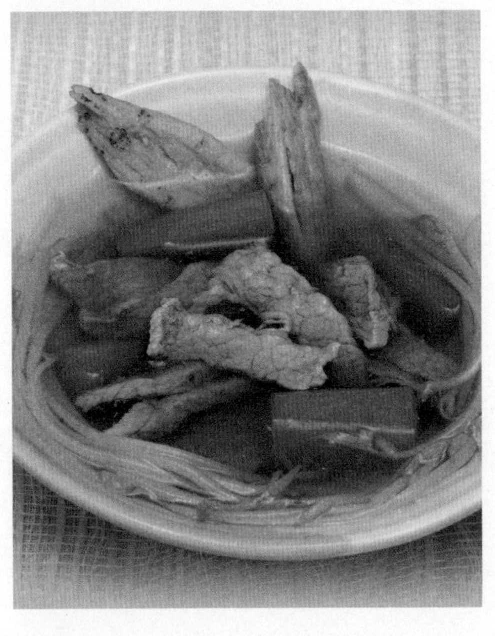

材料：牛肉600克，黄豆芽200克，黄芪15克，胡萝卜1根，盐适量。

制作：

❶ 牛肉洗净、切块，汆烫后捞起。

❷ 胡萝卜削皮、洗净、切块；黄豆芽掐去根须、冲净。

❸ 将以上备好的材料和黄芪同入锅中，加8碗水炖煮，大火煮沸后，转小火炖约50分钟，加盐调味即成。

功效：本品具有补气固表、健脾化湿的功效，适合脾胃气虚型的慢性肠炎患者。

性味归经：黄芪性温，味甘。归肺、脾、肝、肾经。

食疗机理：黄芪具有补气固表、利尿排毒、排脓敛疮、生肌的功效，可用于慢性衰弱，尤其表现有中气虚弱的患者，如脾胃气虚型的慢性肠炎。黄芪还可用于中气下陷所致的脱肛、子宫脱垂、内脏下垂、崩漏带下，以及表虚自汗及消渴（糖尿病）等症。

板蓝根 中药类

银花板蓝根汤

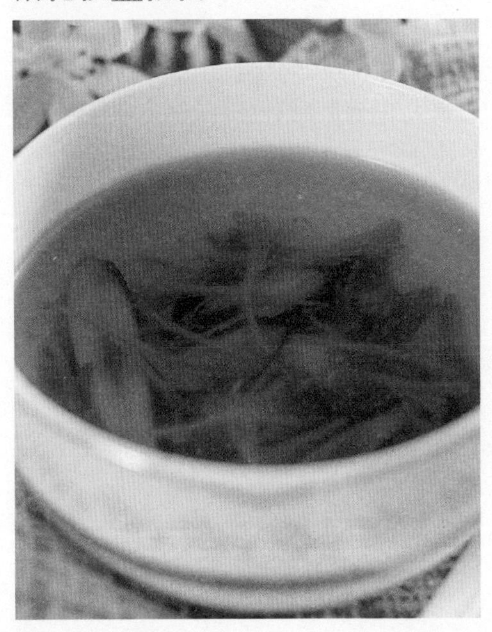

材料：金银花20克，板蓝根15克，冰糖适量。

制作：

❶ 将金银花、板蓝根分别用清水洗净，备用。

❷ 锅洗净，置于火上，将金银花、板蓝根一起放入锅中，注入适量清水，煎30分钟。

❸ 最后加入适量冰糖煮至溶化即可。

功效：本品具有清热凉血、化湿、止泻的功效，适合湿热型的慢性肠炎患者。

性味归经：板蓝根性寒，味苦。归肝、胃经。

食疗机理：板蓝根具有清热解毒、凉血的功效，适合湿热型的慢性肠炎患者。此外，板蓝根还可用于治疗流感、流脑、乙脑、肺炎、丹毒、热毒发斑、神昏吐衄、咽肿、痄腮、火眼、疮疹、舌绛紫暗、喉痹、烂喉丹痧、大头瘟、痈肿等症，以及防治流行性乙型脑炎、急慢性肝炎、流行性腮腺炎、骨髓炎等。

慢性肠炎患者忌吃食物及忌吃原因

慢性肠炎患者应忌吃高纤维、高脂肪，以及具有产气发酵、润肠通便、刺激性作用的食物。以下食物应绝对禁吃，患者应自觉遵守。

排骨

忌吃关键词：
高脂肪、滑肠。

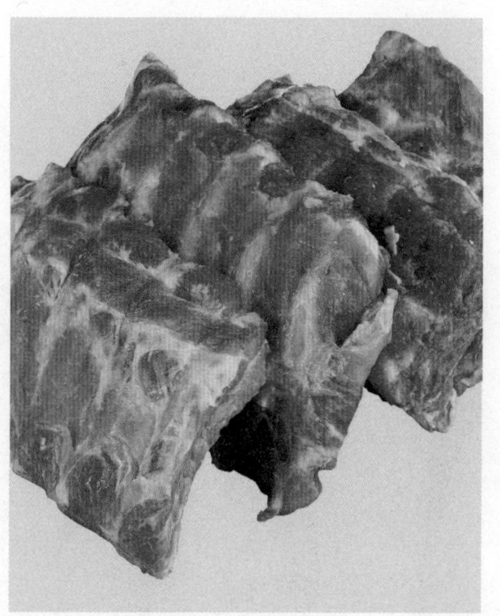

忌吃排骨的原因

❶ 排骨的脂肪含量很高，可达24.1%，脂肪较难消化，并且有润滑肠道的作用。慢性肠炎患者过多地摄入脂肪，一来增加了胃的消化负担，加重消化不良症状；二来还可能诱发腹泻或加重腹泻的症状。

❷ 临床经验表明，慢性肠炎患者在食用排骨等含动物脂肪较多的食物后，往往会出现排便次数增多的情况，所以应慎食。

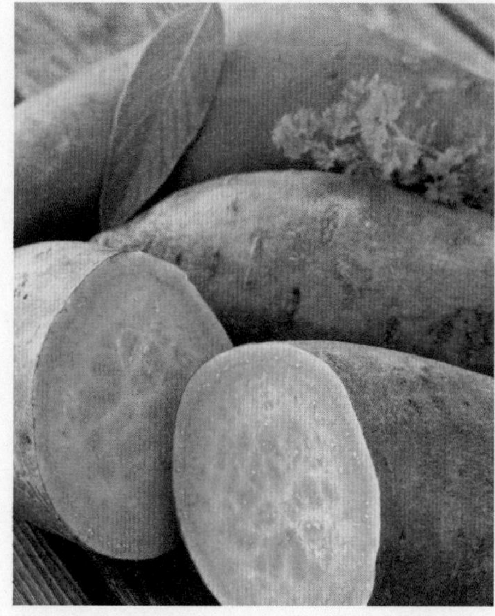

红薯

忌吃关键词：
纤维素、果胶、高糖、氧化酶。

忌吃红薯的原因

❶ 红薯含有大量的纤维素和果胶，这些物质不容易被消化吸收，可刺激消化液的分泌以及肠胃蠕动，会加重慢性肠炎患者腹泻症状。

❷ 红薯含的糖分很多，并且还含有一种叫氧化酶的成分。食用红薯后，人的肠胃道会产生大量的二氧化碳气体，引起腹胀、打嗝、放屁等症状，对慢性肠炎患者病情不利。

土豆

忌吃关键词：
膳食纤维、产气。

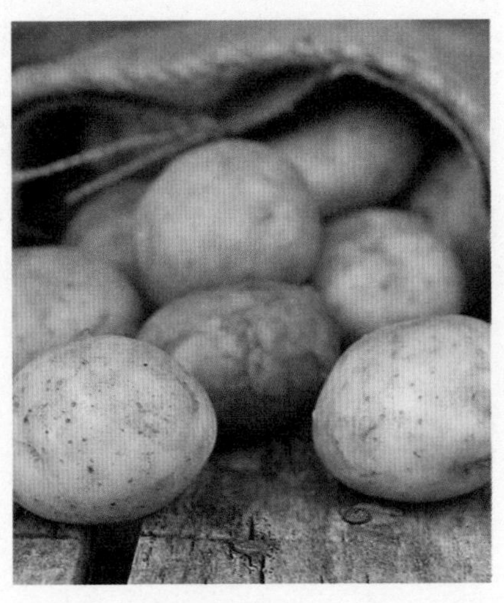

忌吃土豆的原因

❶ 土豆含有大量的膳食纤维，具有宽肠通便的作用，但是对于慢性肠炎患者尤其是伴有腹泻的患者来说，并不适宜。

❷ 土豆属于易产气的食物，其进入肠道后可酵解产生大量气体，从而引起腹胀、腹痛等症状，增加了慢性肠炎患者的痛苦。

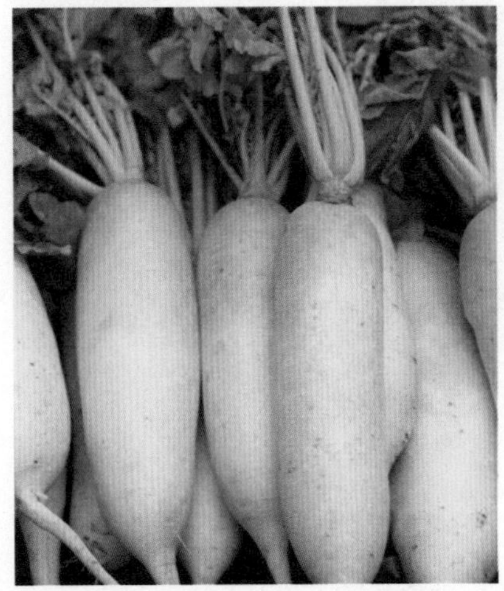

白萝卜

忌吃关键词：
芥子油、性凉。

忌吃白萝卜的原因

❶ 白萝卜含有一种芥子油，它是一种异硫氰酸酯化合物，味辣，有促进肠胃蠕动的作用，慢性肠炎患者尤其是伴有腹泻症状的患者，不宜食用。

❷ 中医认为，白萝卜性偏寒凉而利肠，脾虚泄泻者宜慎食或少食，故脾虚型的慢性肠炎患者应慎食白萝卜。

西瓜

忌吃关键词：
性寒、高水分。

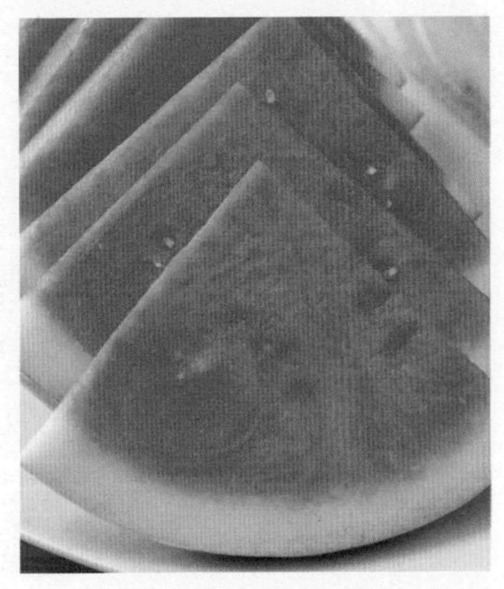

忌吃西瓜的原因

❶ 关于西瓜的食用禁忌，《本草纲目》有云：“西瓜、甜瓜，皆属生冷，世俗以为醍醐灌顶，甘露洒心，取其一时之快，不知其伤脾助湿之害也。”故脾虚型的慢性肠炎患者尤其不宜食用西瓜。

❷ 西瓜含有的水分较多，食用后会冲淡胃里的消化液，影响胃的消化功能，诱发或加重慢性肠炎患者的消化不良症状。

黄瓜

忌吃关键词：
性凉、低维生素。

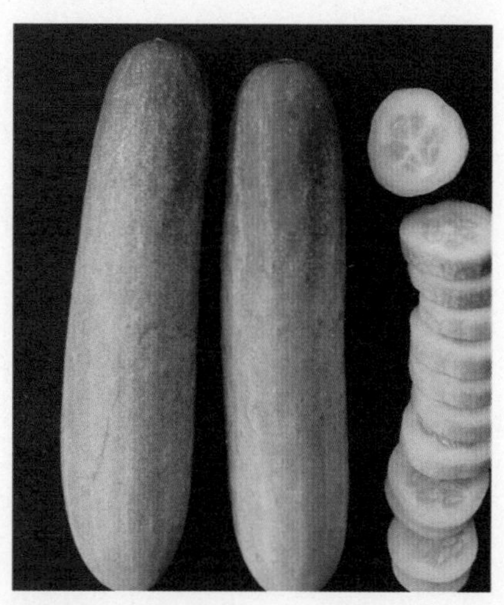

忌吃黄瓜的原因

❶ 黄瓜性凉，《滇南本草》中有记载曰：“动寒痰，胃冷者食之，腹痛吐泻。”故慢性肠炎患者不宜食用黄瓜，否则可损及脾阳、滋生湿邪、困阻脾胃的运化功能。

❷ 慢性肠炎患者应食用含维生素丰富的食物，而黄瓜的维生素含量相对较低，不适宜慢性肠炎患者。

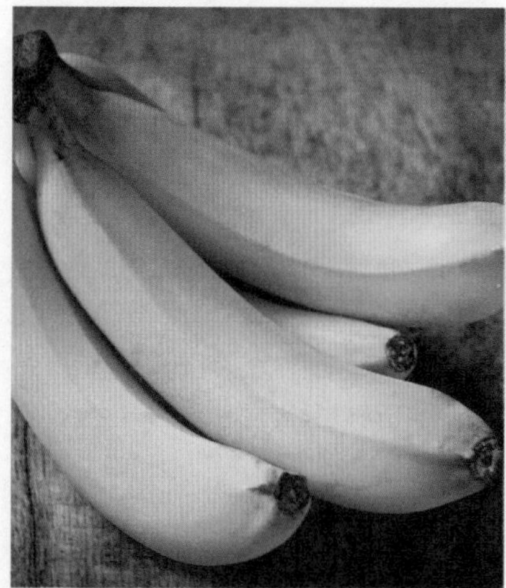

香蕉

忌吃关键词：
性寒、
微量元素比例失调。

忌吃香蕉的原因

❶ 香蕉性寒，食用后可损及脾阳，滋生湿邪，影响肠胃的功能。而慢性肠炎患者多脾虚，食用香蕉无疑是雪上加霜，可诱发或加重患者的腹泻、腹痛等症状。

❷ 香蕉含有丰富的镁、钾等元素，这些元素对于人体来说是有益的，但是若摄入过多，则会造成体内微量元素比例的失调，从而引起脾胃功能紊乱和情绪波动，这些对于慢性肠炎患者都十分不利。

桃子

忌吃关键词：
大分子物质、性温、
过敏。

忌吃桃子的原因

❶ 桃子含有大量的大分子物质，不容易消化。肠胃功能较弱的慢性肠炎患者食用桃子后，可增加肠胃的负担，加重消化不良、腹胀等症状。

❷ 桃子性温，多食易助热上火，湿热型的慢性肠炎患者应慎食。

❸ 对桃子过敏的慢性肠炎患者食用后，可出现嘴角发红、脱皮、瘙痒等过敏症状，严重者还可导致腹泻，不利于慢性肠炎患者的病情恢复。

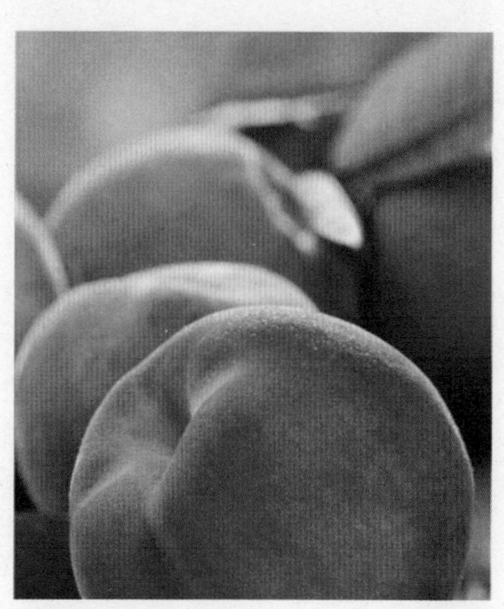

枇杷

忌吃关键词：
助湿生痰。

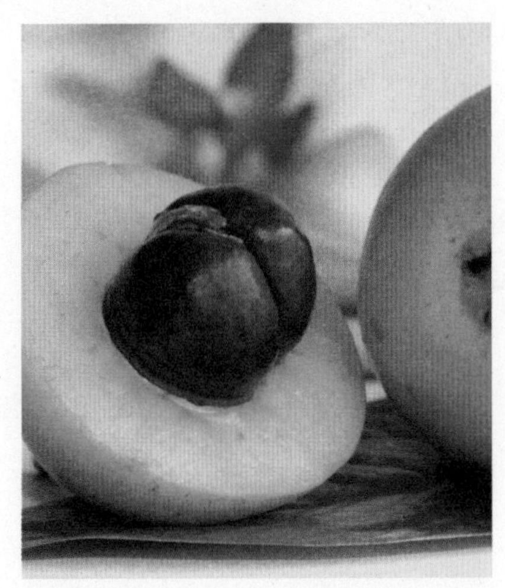

忌吃枇杷的原因

❶ 关于枇杷的食用禁忌，《随息居饮食谱》有记载云："多食助湿生痰，脾虚滑泄者忌之。"故脾虚型的慢性肠炎患者尤其要忌食枇杷。

❷《本经逢原》有记载曰："若带生味酸，力能助肝伐脾，食之令人中满泄泻。"意思是若食用不成熟的枇杷，可损伤脾胃，令人出现腹胀、腹泻等症状，对慢性肠炎患者不利。

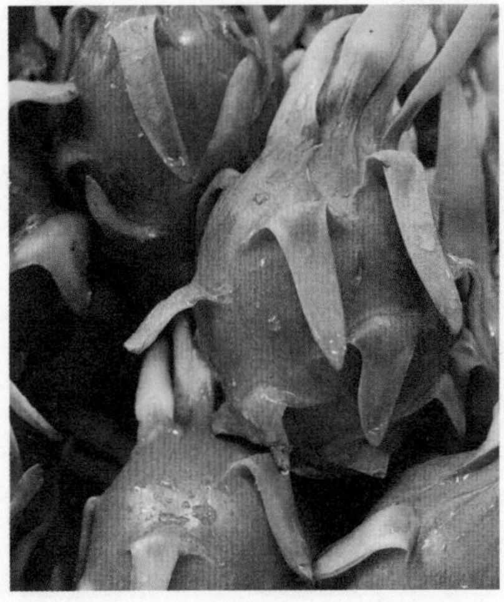

火龙果

忌吃关键词：
润滑肠道、性凉。

忌吃火龙果的原因

❶ 火龙果具有润滑肠道的作用，故慢性肠炎患者不宜食用，否则可诱发或加重其腹泻症状，不利于慢性肠炎患者病情的恢复。

❷ 火龙果性凉，多食会伤及脾阳，滋生湿邪，影响脾胃的正常功能，严重者还可以导致腹泻，对慢性肠炎患者不利。

杏仁

忌吃关键词：
高脂肪、高热量。

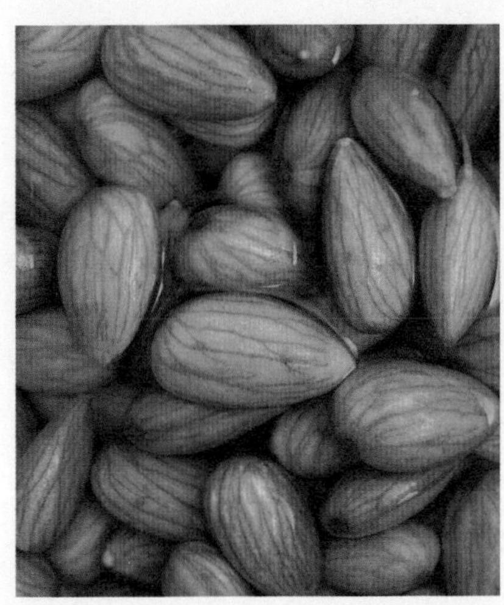

忌吃杏仁的原因

❶ 杏仁中含有大量的脂肪，每100克杏仁中含有脂肪45.4克。脂肪有润滑肠道的作用，可加重慢性肠炎患者的腹泻程度，或诱发其发生腹泻。

❷ 杏仁的热量很高，而且其中含有的脂肪较难消化。如此一来既增加了肠胃道的消化负担，加重了其消化不良的症状，二来也影响了其他营养物质的摄入。

牛奶

忌吃关键词：
高脂肪、乳糖。

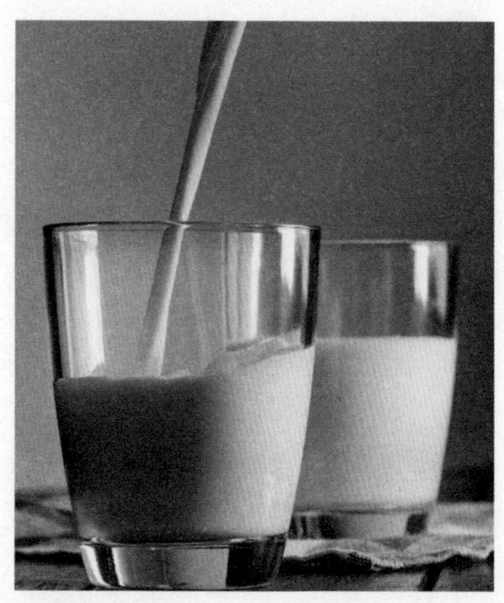

忌喝牛奶的原因

❶ 牛奶中含有较多的脂肪，含量可达3.5%以上。脂肪具有润滑肠道的作用，肠胃较弱的慢性肠炎患者饮用牛奶后可导致大便次数增多，甚至引起腹泻。

❷ 牛奶中含有较多乳糖，乳糖在进入肠道之后，会发酵产生大量的气体，从而引起腹胀、腹痛等症状，不利于慢性肠炎患者的病情恢复。

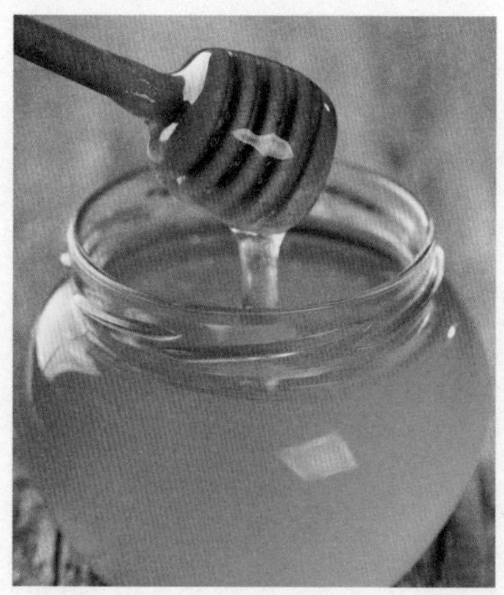

蜂蜜

忌吃关键词：
润肠通便、高糖。

忌吃蜂蜜的原因

❶ 蜂蜜具有润肠通便的作用，对于习惯性便秘等具有良好的功效，但是对于慢性肠炎尤其是伴随有腹泻症状的患者并不适宜，否则可加重其腹泻程度。

❷ 蜂蜜的主要成分是糖分，虽然其中主要是容易被消化吸收的葡萄糖和白糖，但是如果过量摄入，对于肠胃功能较为虚弱的慢性肠炎患者来说，可能因一时吸收不了而发生酵解，产生大量气体，从而引起腹胀、腹痛等症状。

豆浆

忌吃关键词：
大豆苷、低聚糖、高蛋白。

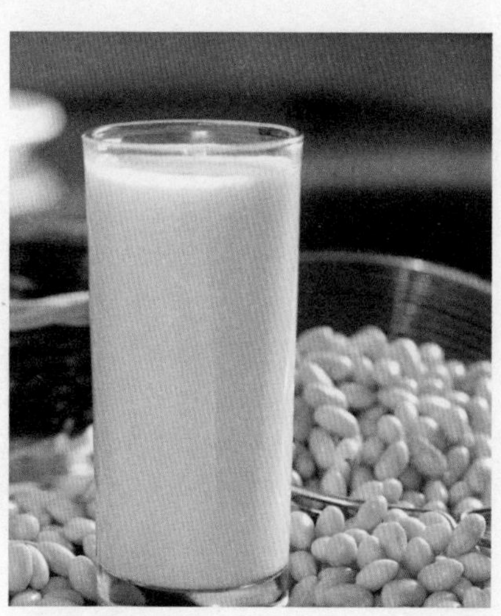

忌喝豆浆的原因

❶ 豆浆主要由大豆制成，其所含的大豆苷可使肠壁表面光滑、排便顺畅，所以慢性肠炎伴随有腹泻症状的患者要慎食。

❷ 豆浆中含有一定量的低聚糖，肠胃功能较差的慢性肠炎患者食用后，可以引起嗝气、肠鸣、腹胀等症状。

❸ 豆浆中含有丰富的植物蛋白，如饮用过多可引起蛋白质消化不良，导致腹胀、腹泻等症状。

烈酒

忌吃关键词：
刺激性。

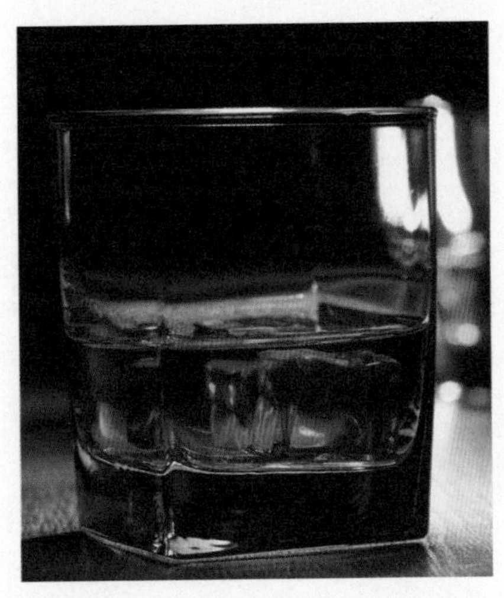

忌喝烈酒的原因

❶ 烈酒的刺激性很强，它可直接破坏肠胃黏膜，使肠胃黏膜的炎性病变加重，从而引发腹痛、腹胀、腹泻等相关症状。

❷ 中医认为，慢性肠炎的发生以先天之气不足、肝失疏泄、脾胃失和、气机升降逆乱为主。而烈酒可影响肝脾胃的功能，长期饮用还会使其发生严重的损害，造成严重的功能障碍。

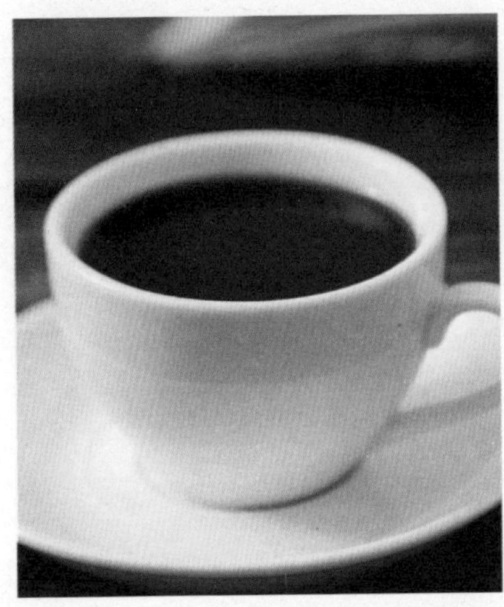

咖啡

忌吃关键词：
刺激性、咖啡因。

忌喝咖啡的原因

❶ 咖啡具有一定的刺激性，它可刺激肠壁，促进肠蠕动。慢性肠炎患者饮用咖啡后，可能诱使腹泻症状复发或使腹泻症状加重。

❷ 咖啡中含有咖啡因，它是一种中枢神经兴奋剂，有提神之功，而饮用过多或不正当地饮用，则会影响睡眠质量，造成失眠，恶劣的精神状态对于慢性肠炎患者的病情恢复不利。

辣椒

忌吃关键词：
辣椒素、大辛大热。

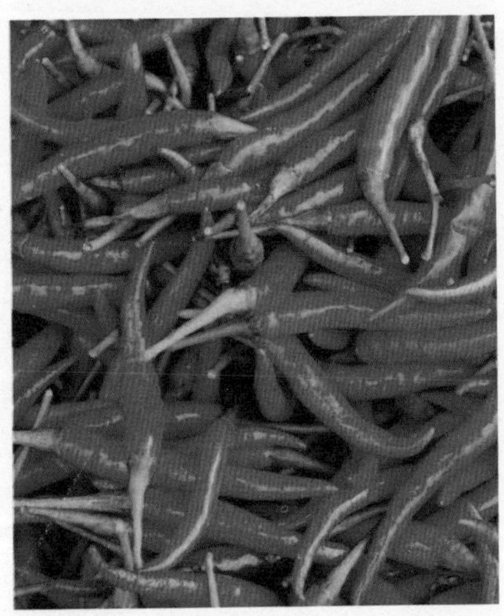

忌吃辣椒的原因

❶ 辣椒含有辣椒素等，具有强烈的刺激性，可刺激肠胃道黏膜，加剧肠道黏膜的充血水肿、炎症等情况，从而引发消化不良、腹痛、腹胀、腹泻等症状。

❷ 辣椒大辛大热，食用后可助热上火，湿热型的慢性肠炎患者食用辣椒后，可加重其腹痛、便稀恶臭、排便次数增多、肛门灼热等症状。